알츠하이머병 종식을 위한 프로그램

The End of Alzheimer's Program

알츠하이머병 종식을 위한 프로그램

—인지기능을 향상, 회복시킬 수 있는 최초의 프로토콜—

데일 브레드슨 지음

권승원 이지은 이한결 옮김

청홍

이 책을 줄리 그레고리와 3,000명 이상의 ApoE4.Info 회원에게 헌정한다.
이들은 건강을 위한 21세기 신접근방식을 수용하며,
전 세계적으로 알츠하이머병에 걸릴 위험이 높은 10억 명 이상의
인구에게 희망을 전하고 있다.

차 례

PART 3

핸드북 2: 추가 무기

endofalzheimersprogram.com에서 이 책의 모든 참고문헌을 열람할 수 있다.

서 문

미래로 향하는 모든 갈림길에서 과거를 유지하고자 하는
수천 명의 사람들이 그 진보적 정신에 반대한다.
—모리스 메테르링크

역사상 지금처럼 알츠하이머병 치료에 관해 환원론적 의학과 전체론적 의학 이분법으로 양극화되었던 적이 없었다.

환원론적 의학은 질병의 발생 과정을 최대한 이해하여 궁극적으로 적절한 치료 수단을 적용하기 위해서는 질병과 치료 수단 모두 가장 단순한 기전과 형태로 축약되어야 한다는 입장을 취한다. 많은 사람들이 16세기 프랑스 철학자 르네 데카르트가 이 패러다임을 성문화한 것으로 생각하고 있다. 데카르트는 세계에 대해 개별 구성요소의 탐색을 통해 전체를 이해할 수 있는 시계 장치에 불과하다고 설명했다. 역사적으로 그리고 현재의 의과학은 이 접근방식의 영향으로 획기적인 발전을 이루었다.

단일렌즈현미경을 사용하여 동물체(미생물)를 관찰한 안토니 반 레벤후크(Antonie Philips van Leeuwenhoek)나 인간게놈의 염기서열 분석(鹽基序列分析)처럼 서양의학은 생명체의 구성 요소를 점점 더 깊이 들여다보면서 치료가 어려운 질병의 발생기전을 해결할 지식 기반을 제공해왔다.

확실히 현미경 사용은 치료기술의 놀라운 발전에 직접적인 역할을 한 병태생리학의 발전으로 이어졌다. 그러나 각 부분과 질병의 발병기전을 파고드는데 집중한 근시안적 철학은 어쩔 수 없이 단일 치료법을 검증하여 승인하는 방식의 프로세스를 만들어냈다. 간단히 말해, 환원론을 수용한 의학은 한 가지 대상 질환을 해결하기 위해 한 가지 마법 총알을 개발해 내려 노력하는 단일 요법 이데올로기를 지지해온 것이다.

하버드대학 의사인 앤드류 안 박사는 환원론적 의학의 한계를 탐구하는 논문에서 다음과 같이 언급했다.

> 환원론은 의과학에 만연해 있고, 우리가 질병을 진단, 치료 및 예방하는 방식에 영향을 미친다. 이것이 현대의학의 엄청난 성과를 이뤄냈지만 환원론에도 분명 한계가 있으며, 이를 보완하기 위한 대안을 모색해야 한다.

확실히 현재 유행하고 있는 이 질병의 원인을 밝히기 위한 심층 분석이 수십 년 동안 진행되었으며, 수억 달러의 자금이 지원되었다. 환원론적 접근을 적용하면 현재 550만 미국인이 고통을 겪고 있는 이 질병을 만들어내는 유력한 기전 역시 밝혀져 있다. 그러나 슬프게도 단일 또는 복합 약물요법은 알츠하이머병의 냉혹한 진행경과를 변화시키는데, 어떤 영향도 미치지 못하고 있다.

제약업계의 끈질긴 노력의 결과, 몇몇 약제가 미국에서 그리고 전 세계적으로 알츠하이머병을 "치료"한다는 콘셉트로 판매되고 있다. 하지만 이 약제들은 알츠하이머병 증상에 최소한의 영향을 미칠 수는 있지만, 궁극적인 결과를 개선하는 데는 아무런 이득도 제공하지 못하고 있는 것으로 알려져 있다. 미할 슈나이더-베어리 박사가 최근 신경학(Neurology) 저널의 사설(editorial)에서 밝혔듯, "알츠하이머병의 치료법을 찾기 위한 과학적 노력에도 불구하고, 현재 오직 5개 약제만이 시판되고 있으며, 증상에 대한 효과는 매우 제한된 비율의 환자에서만 나타나고 있고, 전체적인 질병의 경과를 바꾸지는 못하고 있다."

보다 최근에는 미국의학협회저널(The Journal of the American Medical Association)에 게재된 한 보고서에 의해 이러한 약제의 효능 부족에 대한 우려가 더 커졌다. 이 보고서에서는 현재 알츠하이머병에 일반적으로 처방되고 약제의 효능이 부족할 뿐만 아니라, 이러한 약제의 사용이 인지기능저하를 오히려 가속화하는데 관련이 있다고 언급했다.

환원론과 달리, 전체론은 한 그루의 나무에 초점을 맞추기보다 숲을 탐험하는데 더 가치를 둔다. 환원론과 마찬가지로 건강과 질병에 관한 전체론적 접근 역시 깊은 과학적 탐색을 통한 발견을 절대적으로 수용한다. 환원론과의 근본적인 차이점은 과학적 탐구의 결과를 실제 질병을 치료할 때 어떻게 활용하는지에 있다.

환원론에서는 하나의 한방에 해결할 해결책(homerun solution)을 찾는 반면, 전체론에서는 긍정적인 영향을 제공할 수 있는 모든 옵션의 사용을 고려한다.

다음 페이지에서부터 바로 확인할 수 있는데, 알츠하이머병을 성공적으로 치료할 수 있는 접근방법이 처음으로 개발되었다. 브레드슨 박사가 개발한 이 프로토콜은 전체론적 접근에 해당한다. 이 프로그램은 알츠하이머병의 원인과 관련된 다양한 분야에 걸친 연구결과를 통합적으로 활용한다. 지금까지 발표된 여러 과학적 연구결과를 통해 언뜻 보기에는 관련이 없어 보이는 광범위한 요인이 궁극적으로 알츠하이머병 발병에 기여하고 있음이 밝혀졌다. 이렇게 알츠하이머병은 여러 요인의 융합된 결과로 나타나기 때문에 치료할 때도 다양한 수단을 활용할 필요가 있다.

"정신병의 정의는 같은 일을 반복하면서도 다른 결과를 기대하는 것"이라는 정의가 있었다. 비록 지금도 이 문구가 맞다고 여기는 경우가 드물지만, 그동안 계속 실패해 왔으면서도 단일 약물요법을 알츠하이머병 치료에 응용하며 좋은 결과를 기대하는 것은 정상이 아님이 분명하다. 이제는 알츠하이머병의 종식을 위해 브레드슨 박사의 도전이 널리 알려지길 기대해본다.

플로리다 네이플스에서
《그레인 브레인Grain Brain》 저자
데이비드 펄머터

역자서문

"왜 저에게 이런 일이 일어났나요?"
"혹시 잠을 많이 못자서인가요?"
"아니면 뭔가를 잘못 먹어서일까요?"

치매나 파킨슨병 같은 퇴행뇌질환 환자를 진료하다 보면 자주 접하게 되는 질문이다. 이 질문을 하는 환자들이 궁금한 것은 바로 "날 이렇게 만든 범인이 누군가요?"이다. 치매라는 만성 퇴행뇌질환은 매우 다양한 기여요인이 융합되어 발생하는 질환이지만, 이 질환을 앓고 있는 환자들은 자신을 이렇게 힘들게 만든 범인 한 명을 꼭 잡아내길 원한다. 평소 뇌질환 진료를 하고 그 치료를 위한 연구를 하는 입장에서 환자들의 마음처럼 범인이 딱 한 명이었으면 좋겠지만, 실상은 그렇지 않다.

뇌질환, 특히 퇴행뇌질환은 다양한 요인들이 하나의 연합을 이루어 오랜 세월에 걸쳐 우리 몸속에 구축한 진용 탓에 발현된다. 그렇기 때문에 그 해결책 역시 한두 가지 약물이 될 수 없으며, 이미 고통을 겪고 계신 환자분들에게는 못할 말이지만 그동안 유지해 온 삶의 방식 전체를 한 번쯤 되돌아보는 과정을 거쳐야만 문제 해결의 실마리가 나오게 된다.

알츠하이머병에는 그동안 도네페질, 갈란타민, 메만틴, 리바스티그민 등이 사용되어 왔지만, 그나마도 제한적인 증상 완화를 기대할 수 있었을 뿐, 치매의 진행은 막지 못했다. 전 세계가 코로나 팬데믹에 빠져있을 때, 2021년 모두를 기쁘게 할 소식이 들려왔다. 바로 '아두카누맙'이라는 아밀로이드−베타 제거 능력을 갖춘 최초의 알츠하이머병에 대한 표적 항체의약품의 미국 식약처(FDA) 사용승인 소식이 들려온 것이다. 하지만 사용승인이 이루어진 직후부터 논란이 더욱 커졌다.

전문가들이 바라보기에 평상 시 같았으면 이 정도의 임상시험 결과로 승인이 났을 리 없다고 판단했기 때문이다. 미국 FDA 심사 시, 임상시험 결과를 검토한 11명의 위원 전원이 이 약제가 치매에 효과가 없다고 결론을 냈지만, 지속적 치매치료제 개발을 위해 제약회사에 준 일종의 '인센티브'라는 평가가 이어졌다. 심지어 2022년 3월 미국신경과학회는 이 논란의 중심에 선 최초의 표적 항체의약품의 실효성 및 안전성이 불분명하다며 장기간 기대효과에 대해서는 판단을 보류하겠다는 입장을 발표했다.

결국, 환자뿐 아니라 환원론적 의학 사상에 입각해 단일 약물요법을 개발하려던, 다시 말해 한 명의 범인을 찾아 그 범인만 해결하면 모든 문제가 해결될 것이라 생각해 온 의학자들의 노력이 아직은 빛을 볼 수 있는 수준이 아님을 재확인하게 된 것이다.

언제가 그 범인 연합체의 핵심 수장을 잡아낼 수 있는 단일 약물 요법이 개발될 수도 있다. 하지만, 그 개발을 기다리는 이 시간에도 전 세계적으로 수천 명의 치매환자와 그 가족이 고통을 겪고 있다. 언제 개발될지 모르는 치료법을 바라만 보고 있을 수는 없다. 치매를 예방하고 치료하기 위해 지금 당장 할 수 있는 일을 해야만 한다. 그래야 우리 개개인 그리고 우리 사회가 고령사회 치매라는 큰 적 앞에 살아남을 수 있다.

브레드슨 박사가 개발한 리코드(ReCODE) 프로토콜은 알츠하이머병을 일으킬 수 있는 것으로 알려진 다양한 기여요인을 파악하여 동시에 다양한 요인에 대한 해결을 진행해가는 프로토콜로 각 환자가 노출된 요인에 따라 개별화된 프로토콜을 적용하는 것이 주요 특징이다. 이를 통해 많은 경도인지장애 및 치매환자가 도움을 받고 있고, 그 결과 미국뿐 아니라 유럽, 일본 등 전 세계 주요 국가에서 각광을 받고 있다.

우리나라에서도 2018년 리코드 프로토콜의 개요에 해당하는 《알츠하이머의 종말(토네이도 刊)》이 번역 출간되어 큰 인기를 누렸다. 이 책은 《알츠하이머의 종말》에 소개된 리코드 프로토콜의 구체적인 실천 방안이 소개되어 있다. 전작이 총론이라면 이번 편은 각론에 해당한다. 총론을 읽어보시고 이 프로토콜에 관심을 갖게 된 일반인 독자라면 이 책을 통해 나의 인지기능 유지를 위해 일상생활에서는 무엇을 챙겨야 하고, 내 담당의에게는 어떤 점을 요청해야 하는지 알 수 있을 것이다. 인지기능저하를 보이는 환자를 진료하는 의료진이라면 평상시 진료에서 놓치고 있던 (단일 약물요법에만 의존하여…) 점을 파악하고, 구체적으로 인지기능감소를 호소하는 환자에게 어떤 검사와 처방을 낼 수 있을지 고민할 수 있는 기회를 제공할 것으로 기대한다.

이 책은 경희대학교한방병원 순환신경내과 출신 한방내과전문의 3인이 의기투합하여 번역을 진행했다. 낮에는 임상현장에서 진료하고 밤에는 책을 번역하느라 작업에 많은 시간이 걸렸고, 아이러니하게도 브레드슨 박사가 강조한 충분한 수면을 취하지 못했다. 힘든 여건 속에서도 부족한 선배의 서툰 지휘에 따라 열심히 번역해 준 공역자 이지은 원장과 이한결 선생에게 감사의 인사를 전한다. 이 번역팀을 한방내과전문의로서 키워주시고 이끌어주신 은사 경희대학교한방병원 조기호, 문상관, 정우상 교수님께도 꼭 감사의 말씀을 드리고 싶다. 마지막으로 좋은 책을 번역하여 출간할 수 있는 기회를 열어주신 청홍출판사 최봉규 대표님께 감사의 말씀드린다.

이 책이 치매라는 거대한 파도 앞에 갈 길을 잃고 있는 많은 환자와 그 가족, 의학자들에게 조금이나마 도움이 되길 바란다.

서울 회기동에서

대표역자 **권승원**

PART 1

알츠하이머병 최후의 세대?

제 1 장

새로운 백신

아는 것만으로는 충분하지 않다. 우린 적용할 수 있어야만 한다.
하고 싶은 것만으로는 충분하지 않다. 우린 해내야만 한다.

—레오나르도 다빈치

알츠하이머병은 희귀질환이어야만(그리고 또 희귀질환이 되어야만) 한다. 소아마비를 기억하는가? 매독을 기억하는가? 나병은? 모두 한 때 크나 큰 재앙이었다. 알츠하이머병은 이 질환들과 공통점이 있다. 요즘 소아마비, 매독, 나병을 겪는 사람이 얼마나 되는가? 하지만 소아마비라는 단어가 우리 어머니 세대를 포함한 여러 사람의 마음에 두려움을 불러 일으켰던 때도 있었다. 1950년대 당시, 나는 미취학 아동이었는데, 건강하던 사람이 갑자기 그리고 순식간에 마비되어 버리고는 했다. 그중 일부는 사망했고, 또 일부는 심각한 장애를 가지고 살았으며, 철제 호흡보조기가 널리 사용됐다. 내 어머니는 전문가들이 소아마비가 파리를 통해 전파된다고 이야기했으며, 그 때문에 어린 아이로서 결코 쉬운 일은 아니었지만, 놀이터에서 뛰어놀 때나 숲속을 뛰어다닐 때 파리를 피해 다녀야만 했다.

　다행스럽게도 소아마비는 백신으로 완벽히 예방이 가능한 것으로 밝혀졌다. 지금 우리에게는 알츠하이머병을 예방하기 위한 백신이 필요하다. 하지만 알츠하이머병으로 대표되는 새로운 유형의 21세기 질환의 백신은 소아마비 같은 질환의 백신과는 다르다. 더 이상 "주사하는 방식(injection)"이 아니기 때문이다. [unjection: unjection이라는 용어는 화이자(Pfizer)에서 상표등록을 한 용어이다.] 이 백신은 인지기능저하에 기여하는 당신의 게놈, 미생물 군집, 대사체, 엑스포좀 같은 모든 중요 지표를 토대로 구성한 개별적 프로그램이다. 이 프로그램은 컴퓨터 기반 알고리즘을 통해 알츠하이머병의 타입과 관련된 정보를 제공하며, 이를 통해 예방 또는 회복을 위한 이상적 프로그램을 도출해 낼 수 있다. 알츠하이머병에 또 타입이 있어? 이렇게 질문할 수 있는데, 맞다. 알츠하이머병에는 다양한 타입이 있는데, 효과적인 예방법과 치료법을 활용하려면, 이 타입을 파악하는 것이 중요하다. 우선 미국인의 절반 이상이 가지고 있는 인슐린 저항성(insulin resistance)을 보유하고 있다면, 알츠하이머병 위험도가 상승하게 된다. 하지만 이것은 회복될 수 있다. 만약 당신 몸에 그동안 인식하지 못했던 만성 염증이 있다면, (수백만 명의 미국인이 여기 해당한다.) 이 역시 알츠하이머병 위험도를 상승시킨다. 하지만 이 역시 미리 파악하여 완화할 수 있다. 아연 부족상태(세계적으로 1조 명 정도가 여기 해당) 또는 비타민 D 부족 상태여도 인지기능저하 위험도가 상승하는데, 이 역시도 해결할 수 있다. 진드기에 물려 바베시아(Babesia)나 보렐리아(Borrelia), 에를리키아(Ehrlichia)에 잠재

감염 상태이거나 헤르페스 바이러스(Herpes simplex)나 HHV-6 같은 바이러스 감염 상태일 때도, 진균독소(몇몇 곰팡이에서 생성되는 독소)에 대한 무의식 중 노출이 있어도 인지기능저하 위험도가 상승하는데, 이것도 치료할 수 있다. 그리고 가장 중요한 것! 만약 당신이 유전적으로 알츠하이머병에 취약하더라도(7천5백만 명 이상의 미국인이 여기에 해당), 이 프로그램을 활용하면 알츠하이머병을 피할 수 있고 해결할 수 있다. 이와 관련된 경험을 우리는 지난 수 년간 반복적으로 발표해왔다.

맞다. 바로 이 21세기형 알츠하이머병 "백신"은 주사바늘, 티메로살, 수은, 길랑-바레(마비) 발생 우려가 없으면서도 어떤 측면에서는 구식 백신보다 효과적이다. 과거 천연두 예방 접종을 위한 글로벌 프로젝트가 있었던 것처럼, 이 21세기형 "백신"을 활용한 인지기능저하 예방과 회복을 위한 새로운 글로벌 프로젝트가 필요하다. 이야말로 오늘날 우리 생명을 위협하고 있는 알츠하이머병, 파킨슨병, 황반변성, 심혈관질환, 고혈압, 2형 당뇨, 암 등의 복잡한 만성질환을 근절할 수 있는 방법이다. 사실 이 질환들은 오늘날 우리의 건강을 가장 위협하는 아주 흔한 질환이지만, 이 프로그램을 이용한다면 모두 희귀질환이 될 수 (희귀질환으로 만들 수) 있다.

니나는 "알츠하이머병 예방을 위해" 나를 찾아왔다. 할머니는 60대에 치매에 걸렸고, 어머니는 55세에 말을 할 때 적절한 단어를 찾는 능력을 잃었으며, 팁 계산 같은 간단한 계산능력도 사라졌다. 그녀는 점점 악화되어 갔고 결국 알츠하이머병으로 진단받았다. 니나는 되도록 이 병을 피하고 싶어 했다. 이전에 상담한 전문가는 그녀에게 "알츠하이머병을 예방, 회복 또는 지연시킬 수 있는 방법은 없다"는 표준과 같은 조언을 했다. 니나는 7천5백만 미국인이 가지고 있는 아주 일반적인 알츠하이머병 위험 유전자 ApoE4를 가지고 있었다. 그녀는 ApoE4 유전자를 어머니와 할머니에게서 물려받았을 가능성이 있으며, 이것은 아마도 그 가족 치매 발병의 주요 유전적 인자였을 것이다. 또한 니나는 경계수치 정도에 해당하는 낮은 비타민 B_{12}와 낮은 비타민 D 수치를 보이고 있었다.

니나는 겨우 48세였고 스스로 느낀 인지기능 문제는 없었다. 그녀는 스스로 "걱정이 많은" 사람 중 하나라고 생각했다. 하지만 니나는 MoCA (Montreal Cognitive Assessment의 약자) 검사에서 낮은 점수를 받았다. MoCA는 기억력, 조직력, 계산력, 언어능력 등 다양한 유형의 뇌 기능을 평가하는 선별 검사이다. 우리 대부분은 MoCA 검사에서 총점 30점 중 28~30점 사이의 점수를 받지만, 니나는 23점에 그쳤다. 이는 이미 알츠하이머병 발병 이전 상태인 경도인지장애(Mild Cognitive Impairment, MCI)를 앓고 있음을 의미한다. 추가 신경심리검사를 통해 MCI로 진단되었다. 이미 불행히도 그녀는 어머니와 할머니가 겪었던 치매로 가는 길에 들어선 상태였다.

그녀는 우리 연구팀이 개발한 리코드(ReCODE, 인지기능저하의 회복을 위한 [for Reversal of Cognitive Decline]) 프로토콜을 시작했고 몇 개월 후 큰 변화를 느꼈다. 그녀는 "제가 나아지기 전까지, 그동안 제 생각에 얼마나 많은 문제점들이 있었는지 전혀 몰랐습니다"라고 했다. MoCA 점수는 30점 만점을 받았고, 이후 그 호전은 계속 유지되었다. 이메일을 통해 이렇게 말했다. "이 프로그램에 참여할 수 있는 기회를 주셔서 감사합니다. 이 프로그램은 제게 생명의 은인이었습니다. 너무도 감사드립니다."

이 사례를 보고 "네, 니나가 좋아졌네요. 하지만 그녀는 당시 인지기능저하의 비교적 초기 단계였습니다. 만약 그녀가 말기 알츠하이머병에 걸렸다면 다르지 않았을까요?"

자! 지금부터 클라우디아의 사례를 소개하겠다.

　　클라우디아는 78세 여성으로 인지기능저하가 진행되어 중증 알츠하이머병으로 진단받았다. 그녀의 MoCA 점수는 0점이었다. 그녀는 가끔 "예 또는 아니오"를 제외하고는 말을 할 수 없었다. 자전거를 탈 수 없고, 옷을 입을 수도 없고, 스스로를 돌볼 수도 없었다. 몸 상태에 대한 평가를 시행한 뒤, 그녀만의 인지기능저하 유발인자 조절을 위해 개별적으로 짜여 진 프로토콜 수행을 시작했다. 평가 결과, 곰팡이로 인해 생성된 진균독소를 포함하여 이전에는 확인되지 않았던 여러 인자를 확인할 수 있었다. 그녀는 당뇨는 아니었지만, 인슐린 저항성도 보였다. 이후 그녀는 생체독소 노출 환자 치료 전문가인　매리 케이 로스(Mary Kay Ross)에게 치료를 받았다. 클라우디아는 생체독소에 대한 노출을 제거했고, 해독을 최적화했으며, 식단을 조정하고, 다양한 시냅스 지원(synaptic support)을 시작하면서 증상에 기복이 생기기 시작했다. 하지만 그 후 4개월 간 그녀는 말할 수 있는 능력을 되찾고, 다시 이메일을 보내기 시작했으며, 스스로 기본적인 옷을 입을 수 있었고, 자전거를 타며, 남편과 춤을 추는 등 증상이 호전되기 시작했다.

　　그녀의 남편은 이런 편지를 보냈다. "오늘 저녁 산책을 다녀왔는데, 클라우디아는 주변을 관찰할 수 있도록 데려 나와 준 제게 감사를 표했습니다. 석양으로 분홍빛이 도는 구름을 포함해 여러 풍경을 가리켜 표현했습니다. 이후 함께 앉아서 이야기를 나눴고, 제가 블로그 게시물을 하나하나 읽어주며 프로토콜의 각 단계에서 어떤 일을 하는지 설명했습니다. 그러자 '아무래도 나는 괜찮아질 것 같고, 다시 이 모든 것을 즐길 수 있을 것 같다'고 말했습니다."

클라우디아는 전형적인 사례보다는 예외적인 경우이다. 일반적으로 프로토콜을 일찍 시작할수록 긍정적인 결과를 얻을 가능성이 높아지고 반응도 더욱 완전하다. 그럼에도 불구하고 클라우디아의 사례에서 알 수 있듯 일부 환자는 프로토콜 적용이 매우 늦었더라도 눈에 띄게 개선된다. 더욱이 이러한 개선은 아주 조그마한 개선이라도 몇 년 전까지 상상할 수도 없었고, 표준적인 단일 약물 접근방식

(single-drug approach)만을 추구하는 많은 사람들은 여전히 상상할 수도 없는 일이다.

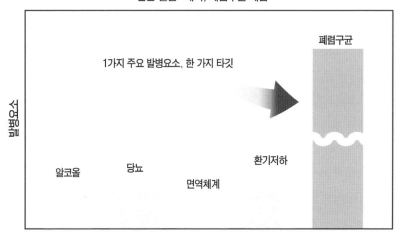

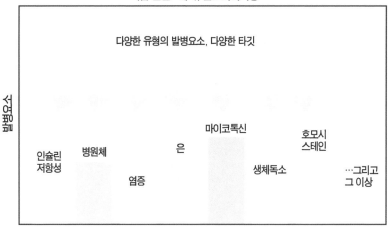

폐렴구균 폐렴 같은 단순 질환 vs 알츠하이머병 같은 복합 질환 단순 질환에는 많은 발병 요소가 있을 수 있지만, 한 요소가 훨씬 우세하게 작용하므로 페니실린 같은 단일 약물로 대개 치료가 가능하다. 반면, 복합 질환에는 일반적으로 많은 발병요소가 있으며, 한 요소가 명확히 지배적으로 작용하지 않기 때문에 정밀의학 프로토콜(precision protocol)을 사용하여 여러 발병요소를 검출해내고 함께 해결하는 것이 가장 효과적인 접근 방식이다.

　　다시 니나로 돌아가보자. 니나는 알츠하이머병 형성에 기여하는 생화학적 매개변수(biochemical parameter)를 분석하고 해결하는 개인 맞춤형 정밀의학 프로그램인 21세기형 알츠하이머병 "백신"을 계속 사용하고 있다. 이 21세기형 "백신"은 예방뿐 아니라 20세기의 주사제가 하지 못했던 조기 회복 효과도 있다. 하지만 그것이 전부는 아니다. 예방과 회복뿐 아니라 모든 연령대의 인지기능을 향상시킨다. 40대, 80대, 심지어는 20대이든 여기서 설명할 프로토콜을 사용하면 인지기능이 향상되고 집중력과 작업수행능력이 최적화되며, 기억력이 향상되고 언어능력까지도 향상될 것이다.

　　니나의 사례는 중요한 교훈 하나를 보여준다. 인지기능저하는 대개 아무도 모르게 몰래 다가온다. 실제로 20세기 후반의 아인슈타인으로 불리는 노벨상 수상자 리처드 파인만(Richard Feynman)은 인지기능저하를 경험했는데, 그 사유가 경막하혈종(뇌를 압박하는 혈전)이었다. 혈종이 제거되고 그의 총명함이 돌아왔을 때, 그는 자신의 인지기능손상과 관련된 통찰력이 부족했다고 말했다. 이렇게 이 복잡한 만성질환은 보아뱀 같다. 수년에 걸쳐 우리를 사로잡고 있더라도 압박감을 느끼지 못한다…우리를 돌돌 감고 있으면서, 나이가 들었음을 느끼게 하거나 어디에 주차를 했는지 잊어버리게도 만든다. 하지만 우리는 그 순간 "누구나 다 그렇지 않나?"라고 생각하고는 한다. 의사들조차도 너무 늦게까지 또는 병이 말기로 진행될 때까지 그 보아뱀의 압박을 제대로 보지 못한다. 하지만 여기 좋은 소식이 있다. 최근 수년에 걸쳐 우리는 이 복잡한 만성 질환의 아킬레스건을 볼 수 있게 되었다. 그 결과, 예방을 위한 충분한 시간을 얻을 수 있게 되었다. 보아뱀은 아킬레스건이 없다고? 맞다. 알겠다. 핵심을 말하겠다. 우리는 이 질환들을 조기에 발견하여 정복할 수 있다. 우리는 이것을 그냥 보고만 있지 않으면 된다.

그러나 불행히도 아직 아무 변화도 일어나고 있지 않다.

아니 뭐라고?! 우리는 1조 달러에 달하는 전 세계 건강문제를 해결하고 수백만 명의 생명을 구하며 절대적인 치매에 대한 공포를 예방하고 수많은 가족을 온전하게 유지하며 요양원에 가지 않게 할 수 있고 전 세계 건강을 향상시킬 수 있지만, 그 보아뱀이 감아 만들어 내고 있는 코일을 느끼고, 그것을 해결하는데 신경 쓰지 않고 있다. 그렇다보니 보아뱀은 수년 간 우리 주위를 조여 가고 있는 것이다. 어떻게 이럴 수 있을까? 비극적이지만, 여기에는 여러 이유가 있다. 한 의료서비스 제공 경영진은 이렇게 말했다. "왜 경쟁사를 도와야 합니까? 대부분의 환자는 한 플랜에 가입하게 되면 꽤나 오랜 기간 동안 다른 건강 플랜에는 가입하지 않습니다. 따라서 예방책을 도입하면 우리는 단순히 우리의 경쟁자를 돕는 꼴이 됩니다. 그렇기 때문에 그 누구도 그렇게 하려고 하지 않습니다." 누군가가 이 탐욕스러운 남의 불행을 먹고 사는 사람에게 당신의 적은 다른 의료회사가 아니라 질병이라는 것을 말해야만 한다. 값비싼 코너 사무실에 앉아서 몇 푼 더 벌기 위해 수천 가족에게 불필요한 고통을 초래할 수 있는 결정을 내린다고 상상해 보자. 아마 우리 대부분이 그런 일을 할 수는 없을 것이라 생각한다.

그러나 이것이 알츠하이머병이 우리에게 잠입하게 되는 유일한 이유는 아니다. 7분으로 제한된 의사면담 시간, 필수 주요 검사에 대한 보상 부족, 수익 증대를 위한 검사 최소화, 새로운 의학 원리에 대한 교육 부족까지… 이 모두가 중요한 알츠하이머병 발병의 기여인자이다. 미국에서 가장 존경받는 의과대학 중 한 곳의 리더가 내게 이렇게 말했다. "우리는 의대생들에게 이러한 새로운 접근법을 가르치고 싶지만, 모든 의사가 인정할 때까지 그렇게 할 수는 없습니다." 또한 아이러니하게도 이 새로운 접근법은 모든 의과대학에서 가르쳐 질 때까지, 의사들에게 절대 받아들여지지 않을 것이다. 아주 자기모순적 상황인 것이다. 이렇게 실리콘 밸리가 우리를 22세기로 이끌고 있는 동안, 의료계는 다시 19세기로 돌아가고 있다….

　몇 년 전 새터데이 나이트 라이브(Saturday Night Live)에서 아주 우스운 촌극을 했다. 유에스항공(USAir)의 최고경영자가 계속되는 사고에 대해 "USAir – 우리는 모든 사고에서 뭔가를 배운다!"라고 한 것을 풍자한 것인데, 항공사가 충돌 방지에 초점을 맞추지 않고 사고 후 교훈 학습에 초점을 맞추고 있는 터무니없는 상황을 이야기한 것이었다. 하지만 이 사고방식은 의료서비스 현장에서 흔히 이루어지고 있는 접근방식과 정확히 일치하기도 한다. 우리는 현재 다른 복잡한 만성 질환뿐 아니라 인지기능저하를 예방하고 되돌릴 수 있는 능력을 가지고 있으므로, 우리 스스로의 인지기능을 유지하고 다른 무엇보다도 메디케어(Medicare, 역자 주: 미국에서 시행되고 있는 노인의료보험제도)의 파산을 막기 위해서라도 이 프로토콜을 치료의 표준으로 받아들여야만 한다.

　만약 의사들이 인지기능저하를 예측하고 예방하기 위한 적절한 검사를 수행하지 못하고, 이를 예방하기 위한 중요한 조치를 취하지 않는다면, 현재 살아있는 미국인 중 약 4,500만 명인 우리 중 다수가 계속해서 알츠하이머병으로 발전할 것이며, 불행히도 이미 이 질환은 세 번째 주요 사망 원인이 되어버렸다.[1] 늦게나마 증상을 느끼게 되면 일반 환자들은 그제서야 의사에게 평가를 요청할 것이다. 그러면 의사들은 "알츠하이머병입니다"라고 할 것이다. 이것은 마치 자동차가 제대로 작동하지 않아 정비사에게 맡기면 정비사가 "아, 차가 왜 이러는지 정확히 알고는 있습니다. 매우 흔한 일이에요. 이러 현상을 자동차 부작동 증후군(car-not-working syndrome)이라고 합니다. 오래된 차에서 잘 발생하는 경향이 있습니다. 알려진 원인도 치

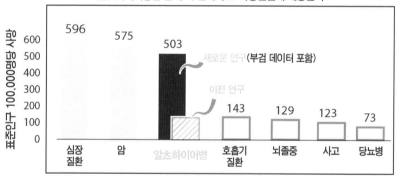

알츠하이머병은 현재 세 번째 주요 사망원인에 해당한다…

Sources: CDC, American Academy of Neurology

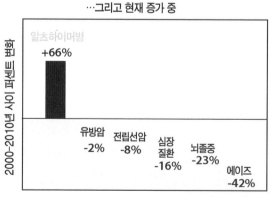

…그리고 현재 증가 중

Source: alz.org

알츠하이머병은 현재 미국에서 세 번째 주요 사망원인이다. 또한 심장질환, 뇌졸중 같은 질환은 감소하고 있는 반면 알츠하이머병은 증가하고 있다.

료법도 없습니다. 안타깝지만 당신의 차는 곧 죽을 것입니다"라고 이야기하는 것과 같다. 진단 이후 의사에게 문제의 근본 원인을 알아낼 수 있는 검사를 해 볼 수 있는지 물어보면 "아니요, 그런 검사는 필요 없습니다. 이미 되돌릴 수 없어요"라고 대답할 것이다. 이것이 우리 모두가 50세가 되면 대장내시경을 받아야 한다는 것을 알고 있는 것처럼, 45세가 되면(또는 그 이후에는 가능한 한 빨리) "인지내시경(cognoscopy)"을 받아야 한다고 권장하는 이유이다. 혈액검사와 간단한 온라인 인지기능평가만 시행하더라도 인지기능감소를 예방하기 위해 무엇을 해야 할지 알 수 있다. 그렇게 해야만, 알츠하이머병을 희귀병으로 만들 수 있다.

자! 이제 알츠하이머병이 실제로 어떤 것인지 살펴보자. 지금부터 알츠하이머병을 어떻게 이해할 지, 왜 그렇게 흔한지, 무엇이 가장 중요한지, 어떻게 예방하고 인지기능저하를 실제로 회복시키고 개선을 지속할 수 있는지, 그리고 지금까지 수백 명의 환자에게 이 프

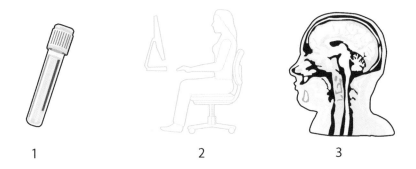

1　　　　　　　　2　　　　　　　　3

"인지내시경(cognoscopy)"에는 알츠하이머병 위험도를 보여줄 수 있는 일련의 혈액검사가 포함되어 있다. 이외 약 30분 정도 소요되는 간단한 온라인 인지기능 평가도 포함된다. 이외 용적측정기능(volumetric)이 있는 MRI도 시행할 수 있다(MRI는 증상이 없을 경우, 선택 사항이지만 이미 인지기능저하 증상이 있는 사람에게는 권장된다).

로토콜을 어떻게 적용한 것인지 다룰 것이다.[2] 이 내용은 우리 연구실 동료들과 내가 30년 동안 연구한 결과이다. 2011년 우리는 당시까지의 연구결과를 바탕으로 알츠하이머병에 대한 최초의 포괄적 임상

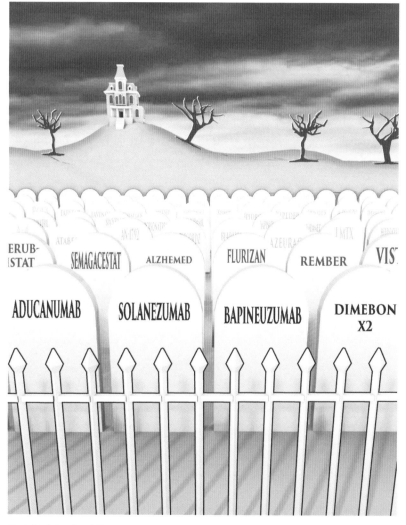

왕좌의 게임. 알츠하이머병이나 기타 복합 만성질환에 대한 단일 요법(단일 약물)은 400회 이상 반복적으로 실패를 거듭해 왔다. 설령 "성공"했어도 인지기능을 지속적으로 향상시키거나 이미 일어난 인지기능저하를 변화시킬 수 없었다.

시험을 제안했다. 이는 그동안 반복적으로 실패해 왔던 단일 약물을
활용한 단일 요법 대신 질병의 근본 원인을 해결하기 위한 수십 가지
발병요인을 평가하고, 그 요인을 표적화해야 함을 주장한 것이었다.
불행히도 기관생명윤리위원회(Institutional Review Board, IRB)는 이
시험이 너무 복잡하고, 단일 약물 또는 치료법만 평가하는 일반적인
표준기준에 부합하지 않는다고 판단하여 시험승인을 거부했다. 물론
우리 팀은 알츠하이머병이 단순한 단일 변수질환이 아니므로 표준화
된 단일 약물치료가 적합하지 않다고 응답했다. 하지만 불행히도, 소
귀에 경 읽기였다.

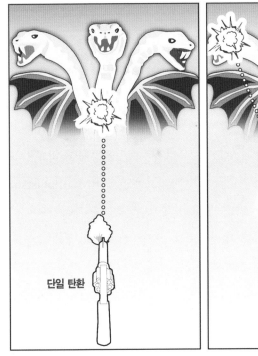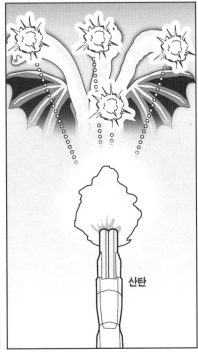

"단일 탄환"을 활용한 접근방식은 실패했지만, "산탄"을 활용한 접근방식은 인지기능저하를
회복시키는 데 처음으로 성공했다.

왜 수년간 우리 연구실 연구결과는 그러한 비정형적 접근이 필요하다고 가리켰을까? 우리의 발견이 인지기능저하(그리고 더 나아가 다른 퇴행신경질환 그리고 대부분의 만성 복합질환)를 예방하고 회복시킬 수 있는 진정한 패러다임 전환을 제안했기 때문이다. "단일 탄환"이 아니라 "산탄"이 필요함을 강조한 것이다.

그럼 이 프로토콜이 어떻게 효과를 낼 수 있을까? 알츠하이머병 발병에 대해서는 수많은 이론이 있다. 활성산소나 칼슘, 알루미늄, 수은, 아밀로이드, 타우 또는 프리온 또는 뇌의 당뇨("3형 당뇨"), 세포막 손상, 미토콘드리아(세포의 에너지 센터) 손상 또는 뇌 노화 등이 발병기전으로 제안되었지만 수십억 달러를 들인 임상시험 및 약물개발에도 불구하고 효과적인 치료법으로 이어지는 단일 이론은 없는 것이 현실이다.

대조적으로 우리가 발견한 프로토콜은 알츠하이머병을 예방하고 치료하는 방법에 해당한다. 알츠하이머병 발병의 핵심에는 뇌 세포에서 튀어나온 아밀로이드 전구체 단백질(amyloid precursor protein)인 APP라는 스위치가 있다. APP는 우리가 처한 환경에 따라 두 가지 상반된 방식으로 작용한다. 마치 마이브레인스탄(MyBrainistan) 국가의 대통령이 된 것과 같다. 상황이 좋으면 국고가 가득 차며 전쟁도 없고 급격한 인플레이션도 없으며 처리해야 할 심각한 오염도 없는 상황이 된다. 이렇게 되면 당신은 그 국가의 기반 시설을 구축하고 유지하기에 좋은 시간이라고 판단하게 된다. 따라서 적절한 명령을 내면 새로운 건물이 건설되고, 그 과정에서 새로운 상호작용이 발생하며 국가 네트워크가 더 튼튼해진다. 이것은 바로 당신이 최적의 영양소, 호르몬, 성장인자를 갖추고 있으며(즉, 국고가 가득 차 있을 때), 병원체나 관련 염증이 없고(즉, 진행 중인 전쟁이 없을 때), 인슐린 저항성이 없으며(즉, 급격한 인플레이션이 없을 때), 독소에 대한 주요 노출이 없는 순간(즉, 주요 오염 없을 때)에 뇌에서 순간 순간 일어나는 일이다. 따라서 APP는 성장 신호를 보내고, 알파 부위라고 하는 특정 부위에서 프로테아제라는 분자 가위로 절단되어 두 개의 성장 및 유지 부분(펩티드라고 함)인 sAPPα(가용성 APP 알파 부위에서 절단된 단편)와 αCTF(알파 부위 절단에서 나온 카르복시 말단 단편, 즉 APP 단백질의 뒷부분)로 나눠진다. 그 결과 시냅토블라스틱 신호(synaptoblastic signal, "발아(germinate)" 또는 "생성(produce)"을 뜻하는 그리스어에서 유래)가 발생한다. 즉, 기억과 전반적인 인지기능에 필요한 바로 그 시냅스(연결)를 뇌에서 만들게 되는 것이다.

　이제 마이브레인스탄의 대통령으로 맞이한 두 번째 임기에 상황이 변한다고 상상해 보자. 국고가 더 이상 가득 차 있지 않아, 더 이상 인프라를 구축하고 고칠 수 없다. 침략자들이 국경을 넘어와 국경 여기저기 폭탄을 배치하여 쳐들어오는 적을 제거해야 한다. 호황기에 있던 인플레이션 탓에 국고에서 성장 자금을 조달하는 데 더 많은 자금이 필요하다. 취약한 기반 시설 탓에 더욱 심각한 오염이 초래되므로 이 오염을 또 해결해야 한다. 이것이 바로 알츠하이머병이 있을 때 뇌에 일어나는 일이다. 알츠하이머병에 해당하는 인지기능저하가 나타나면 우리 몸 안에서는 다음과 같은 변화가 일어난다. 영양소, 호르몬 및 영양요인의 지원 부족으로 크기 축소의 필요해진다. 미생물과 염증성 조각은 알츠하이머병과 관련이 있는 아밀로이드와 싸우게 된다.[3] 마치 국경에 설치해 둔 폭탄처럼 작용하는 것이다. 인슐린 저항성이 생기는데, 이는 분비된 인슐린이 뉴런을 살아있게 하는 데 그다지 효과적이지 않음을 의미한다(인슐린은 일반적으로 뇌 세포를 위한 강력한 지원 분자이며, 실제로 실험에서 뇌 세포를 키울 때 인슐린은 세포의 건강과 활력유지에 필수적이다). 수은 같은 독소는 아밀로이드에 결합되어 버린다. 이러한 손상을 처리하기 위해 APP는 상황이 좋을 때 발생하는 알파 부위가 아닌 베타, 감마 및 카스파제 부위 총 세 부위에서 절단되어 다음과 같이 4개의 단편을 생성한다. sAPPβ(베타 부위에서 절단된 가용성 APP), Aβ(알츠하이머병과 관련된 아밀로이드 펩티드), Jcasp(단백질 말단 근처인 카스파제 부위에서 절단된 막 옆 조각) 및 C31(최종 31개 단백질의 아미노산). 예상했겠지만, 이 4개의 단편, 즉 "4명의 기수"(묵시록의 4명의 기수와 유사)는 성장 대신 축소의 신호를 낸다. 결국 시냅토클라스틱 신호(synaptoclastic signal, "파괴"를 의미하는 그리스어에서 유래)가 일어나, 시냅스를 제거하게 된다.

이제 마이브레인스탄으로 한 번 더 돌아가서 방금 대통령으로 3선에 성공했다고 상상해보자(그렇다! 마이브레인스탄에서는 3선을 할 수 있다!). 그러나 이번에는 나라가 북마이브레인스탄과 남마이브레인스탄으로 분단되었다. 당신은 이 둘 중 하나의 대통령이 될 수 있다. 어느 쪽이 좋을까? 북마이브레인스탄은 방어(및 공격)에 자원을 투입하기로 결정한 호전적인 국가인 반면, 남브레인스탄은 연구 개발에 자원을 집중하고 있다. 각각에는 장점과 단점이 있다. 이것이 바로 유전이 알츠하이머병 발병 위험에 영향을 미치는 방식이다. 위험도를 높여주는 수십 개의 유전자가 있지만 가장 흔한 유전 위험은 아포지단백 E(apolipoprotein E, 줄여서 ApoE)라는 가장 뚜렷한 유

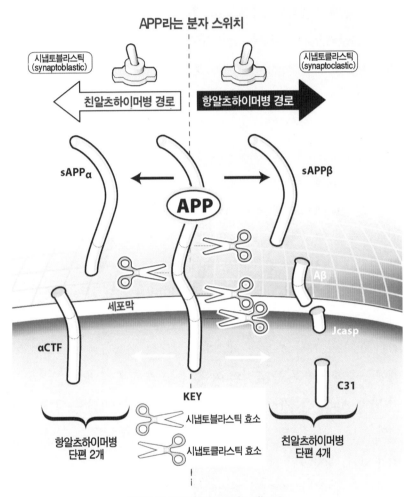

APP라는 분자 스위치

...시냅스를 구축(시냅토블라스틱) 또는
후퇴(시냅토클라스틱) 시키는 "단편"(신호 펩티드)를 만들어낸다.

APP(아밀로이드 전구체 단백질[amyloid precursor protein])는 시냅스의 성장과 유지를 일
으키는 단편 2개(펩티드)를 생성하거나 시냅스 손실과 뉴런 후퇴를 일으키는 단편 4개(펩티
드)를 생성시킬 수 있는 분자 스위치이다.

전자를 통해 발생한다. 이것은 한 쌍(두 개)으로 존재하는데, 하나는 어머니로부터, 다른 하나는 아버지로부터 받은 것이다. 정리하면, 고위험버전 ApoE인 ApoE4 사본이 없거나 한 개 또는 두 개를 가지고 있을 수 있는 것이다. 우리 대부분인 약 3/4(거의 2억 4천만 명의 미국인)이 이것을 갖고 있지 않으며(대부분은 ApoE3/3로 ApoE3가 2개 그리고 ApoE4는 0개) 알츠하이머병의 평생 위험도가 약 9%이다. 하지만 약 1/4(7천5백만 명 이상)이 ApoE4 1개 이상을 가지고 있으며, 이 경우 알츠하이머병 평생 위험을 약 30% 정도 보유하게 된다. 마지막으로 극소수(약 2% 또는 7백만 명 미만의 미국인)가 한 쌍(2개)을 가지고 있으며 그 결과 평생 위험이 매우 높기 때문에(50% 이상) 알츠하이머병에 걸릴 가능성이 알츠하이머병을 피할 가능성 보다 높다. 이 책의 파트 2(PART 2)에서는 ApoE4 2개를 가지고 있으면서 심각한 인지기능저하 증상을 겪었지만, 너무나 아름답게 회복되어 이 책에 귀중한 기여를 한 줄리의 이야기를 직접 들을 수 있다.

만약 ApoE4를 가지고 있다면, 북마이브레인스탄의 통치자가 되어야 한다. 자원을 방어에 투입하여 침략자에 저항할 수 있게 만들어야 한다. ApoE4를 가지고 있는 사람은 기생충과 기타 감염에 대한 저항력이 강하므로 열악한 환경에서 유리하다. 사실, 이 ApoE4 관련 저항력은 우리의 고대 조상인 초기 인류가 나무에서 내려와 사바나를 따라 걸으면서 발에 구멍이 나더라도 생명을 위협하는 감염을 막을 수 있었던 주요 요인 중 하나였던 것으로 알려져 있다. 이것은 ApoE4가 유인원의 원시 ApoE라는 사실과도 잘 맞아 떨어진다. 우리의 조상들은 ApoE3가 처음 등장했을 때, 그러니까 불과 220,000년 전(즉, 인류 진화의 96%) 전까지 모두 ApoE4/4였다. 하지만 날고기를 먹고 상처를 견디는 데는 좋지만 수년에 걸쳐 우리 몸에 피해를 줄 수 있는 활발한 염증반응이 발달한 결과, 알츠하이머병이나 심혈관질환 같은 염증 관련 질환의 위험성이 증가했다.

ApoE4가 없다면, 남마이브레인스탄의 통치자가 되면 된다. 연구개발에 자원을 투입하는 것이다(즉, 염증감소, 신진대사 효율향상, 수명연장). ApoE4를 가지고 있지 않은 사람은 기생충 같은 포식자의 침입에 더 취약하지만, 이를 피할 수만 있다면 염증 수준이 낮아 알츠하이머병 및 심혈관질환 위험성이 낮아지고 평균수명을 몇 년은 더 연장시킬 수 있다.

이제 우리가 알츠하이머병이라고 부르는 질환이 실상은 미생물 및 기타 염증, 인슐린 저항성, 독소 및 영양소, 호르몬 및 성장인자의 지원상실 같은 다양한 공격에 대한 보호 반응이라는 것을 알 수 있겠다. 한마디로 보호를 위한 다운사이징 프로그램인 것이다. 다시 말해, 알츠하이머병은 후퇴 중인 뇌이다. 초토화된 상태에서 후퇴 중이다. 더불어 후퇴하는 동안 부수적인 손상을 또 겪고 있다. 하지만 시냅토블라스틱 신호와 시냅토클라스틱 신호의 불균형에 영향을 주는 바로 그 인자들을 찾아내고 교정함으로써 인지기능저하를 예방하거나 회복시킬 수 있다. 실제로 우리는 최근 알츠하이머병에 걸린 환자와 알츠하이머병 이전 환자를 포함한 100명의 환자를 소개한 논문을 발표했다. 이들 모두 문서를 통해 확인 가능한 정량화된 개선을 보였다.[4] 인지기능이 개선되었을 뿐 아니라 일부 환자는 정량적 뇌파(EEG, 이 검사는 일반적으로 치매에서 전형적으로 감소하는 뇌파의 속도를 측정할 수 있다) 또는 체적 MRI(다양한 뇌 영역의 수축을 감지) 상 호전을 나타냈다. 비록 프로토콜을 수행한 모든 사람에

서 호전이 나타났다고 할 수는 없지만, 이 논문에서 우리는 이 개인
별로 표적화된 실용적 접근방식을 사용하여 전례 없는 그리고 지속
가능한 개선이 나타날 수 있음을 확인했다.

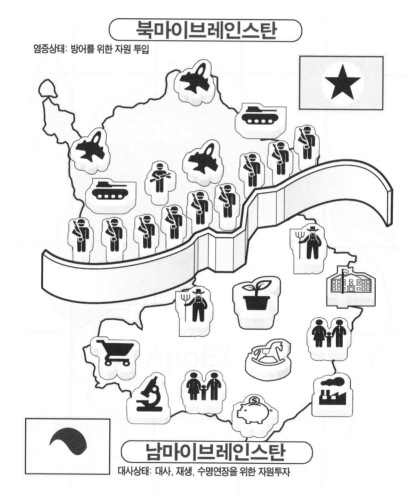

북마이브레인스탄 vs 남마이브레인스탄. 북마이브레인스탄은 방어와 공격에 자원을 투자한
다. 이 점이 ApoE4를 가지고 있는 사람들에게 유리하다. 반면, 남마이브레인스탄은 연구와
개발에 투자한다. 이 점은 ApoE4를 가지고 있지 않은 사람들에게 유리하다.

이러한 개념을 우리 각자가 수행할 수 있는 계획으로 정확히 변환할 수 있는 방법은 무엇일까? 바로 이 책이 그 내용을 담고 있다. 의사, 건강 코치 또는 기타 건강 전문가와 함께 선택하든, 아니면 혼자 선택하든, 인지기능향상을 위한 자신만의 맞춤형 프로그램을 적용하는데 필요한 모든 세부사항을 이 한 권의 책에 담았다.

이전 책 《알츠하이머의 종말(The End of Alzheimer's)》에서는 리코드(ReCODE) 프로토콜 개발로 이어진 과학적 연구를 설명했고, 그 첫 번째 버전과 그 성공에 대해 설명했다. 2012년 첫 환자가 이 프로토콜을 시작한 이후 8년 이상의 기간 동안 우리는 접근방식과 모든 구성 요소를 최적화하는 데 필요한 것이 무엇일지에 대한 많은 교훈을 얻었다. 우리는 10개국과 미국 전역에서 1,500명 이상의 의사를 교육했다. 그리고 이 책은 31개 언어로 출판되었다. 또한 40,000개 이상의 질문과 의견을 받았다. 가장 일반적인 질문 중 하나는 프로토콜에 대한 추가 세부정보와 업데이트를 제공해 달라는 것이었다. 따라서 이 책은 우리 각자에게 인지기능회복을 위한 최상의 기회를 제공하고, 전 세계 치매 부담을 줄이며, 아직 치매를 앓고 있지 않은 사람의 전반적인 인지기능향상을 목표로 프로토콜의 세부사항, 관련 웹사이트, 참고자료, 장애물에 대한 해결 방법 및 새로운 정보로 구성되어 있다.

자! 이제 기본부터 시작하겠다. 이미 인지기능감소를 경험했거나 위험에 처해 있어서 그 목표가 인지기능을 향상시키는 것이라면, 시냅토블라스틱 신호와 관련된 모든 인자를 늘리고 시냅토클라스틱 신호에 관한 인자를 줄여야 할 것이다. 아마도 여러분은 이를 위해 각각의 잠재적 인자가 무엇인지 알고 싶을 것이다.

- **지속적인 염증이 있는가?** 이것은 확인하기 쉽다. hs-CRP를 통해 알 수 있다. A/G 비율(알부민 대 글로불린 비율)에서도 관련 정보를 얻을 수 있다. 만약 염증이 있다면, 그 원인을 알고 싶을 것이다. 염증의 원인을 제거함으로써 최상의 결과를 얻을 수 있을 것이기 때문에 이것은 매우 중요하다. 여기서 주의할 점이 있다. 우리 중 일부는 관절염이나 염증성 장질환 같이 눈에 띄는 염증 증상이 있지만, 대부분의 사람들은 인지기능저하나 심장마비 또는 뇌졸중이 발생할 때까지 아무런 증상이 없다. 만성염증의 가장 흔한 원인 중 하나가 장누수(leaky gut)이다. 박테리아, 박테리아 조각, 기타 미생물, 불완전하게 소화된 식품 분자 및 기타 분자가 누출되어 혈류로 들어가 염증 반응을 유발한다. 또 다른 흔한 원인은 대사증후군이다. 대사증후군은 고혈압, 높은 콜레스테롤, 높은 혈당 수치(당뇨병 또는 전당뇨), 염증이 복합적으로 존재하는 것으로 설탕 또는 기타 단순 탄수화물이 풍부한 식단과 관련이 있다.[5] 마지막은 열악한 구강상태, 예를 들어 치주염(치아 주변 염증) 또는 치은염(잇몸 염증)이 있는 상태이다.

- **인슐린 저항성이 있는가?** 이 또한 확인은 쉽다. 공복 인슐린 수치를 알고 싶다면, 당화혈색소(HbA1c)와 공복 혈당을 통해 몇 가지 보완 정보를 얻을 수 있다. 가족 중 당뇨가 있는 경우, 가장 민감한 최종검사인 경구 내당능 검사(oral glucose tolerance test, OGTT)를 추가할 수 있다.

- **영양소, 호르몬, 영양인자(성장인자)가 최적의 수준에 해당하는가?** 비타민 B_{12}, 비타민 D, 호모시스테인, free T3 같은 간단

한 혈액검사로 이들 대부분을 판단할 수 있다. 이는 모두 45세 이상의 사람에게 권장하는 "인지내시경(cognoscopy)"의 일부이다. 아직 많은 영양요인의 뇌내 수준을 평가하는데 도움이 될만한 임상 테스트는 없지만, 이를 개선시킬 수 있는 방법이 있다. 마지막으로 야간에 산소와 포도당이 너무 낮아지지 않는지 확인하고, 산소측정기(oxymeter)로 혈중산소농도를 확인하고 포도당 모니터로 혈중 포도당 농도를 확인하는 것도 매우 도움이 된다.

표 1에는 다양한 영양소, 호르몬 및 독소의 목표 수준을 정리해 두었다. 담당의사는 여러분 각자의 임상증상과 결괏값에 따라 추가 검사를 진행할 수도 있다.

표 1. 인지기능과 관련되는 생화학 및 생리학적 검사결과 값의 목표 수치

	중요 검사	목표 수치	비 고
염증, 보호, 혈관	hs-CRP	<0.9mg/dL	전신염증
	공복 insulin 공복 glucose 당화혈색소(HbA1c) HOMA-IR	3.0-5.0μIU/mL* 70-90mg/dL 4.0-5.3% <1.2	당독성 및 인슐린 저항성 지표
	체질량지수(Body mass index, BMI)	18.5-25	체중(kg)/신장$(m)^2$
	허리-엉덩이 둘레비(여성) 허리-엉덩이 둘레비(남성)	<0.85 <0.9	
	호모시스테인 (homocysteine)	≤7μmol/L	메틸화, 염증 및 해독상태를 반영
	비타민 B$_6$ 비타민 B$_9$ (엽산) 비타민 B$_{12}$ 비타민 C 비타민 D 비타민 E	25-50mcg/L(PP) 10-25ng/mL 500-1500pg/mL 1.3-2.5mg/dL 50-80ng/mL 12-20mg/L	메틸화를 향상시키며, 호모시스테인을 감소시킴

	중요 검사	목표 수치	비 고
	오메가-6/ 오메가-3 비	1:1~4:1 (< 0.5:1은 출혈 경 향과 관련될 수 있 으므로 주의가 필 요)	염증 대 항염증 오메가 지방의 비율
	오메가-3 지수	≥10%(ApoE4+) 8-10%(ApoE4-)	항염증 오메가-3 지방 비율
	AA-EPA 비 (arachidonic acid to eicosapentaenoic acid ratio)	⟨3:1	항염증 EPA에 대한 염증성 AA의 비율
	A/G 비 (albumin to globulin ratio) 알부민	≥1.8:1 4.5-5.4g/dL	염증, 간 건강 및 아밀로이드 제거의 지표
	LDL-P 저밀도 LDL 콜레스테롤 산화 LDL 콜레스테롤	700-1200nM <28mg/dL <60ng/mL	LDL-P는 LDL 입자수
	총 콜레스테롤 HDL 콜레스테롤 중성지방(Triglyceride, TG) TG-HDL 비	150-200mg/dL >50mg/dL <150mg/dL <1.1	
	코엔자임큐텐(CoQ10)	1.1-2.2mcg/mL	콜레스테롤 수준에 영향을 받음
	글루타치온	>250mcg/mL (>814 μM)	항산화제이자 해독제
	장누수, 혈액뇌장벽 누수, 글루텐 민감도, 자가항체	음성	
미네랄	RBC-마그네슘	5.2-6.5mg/dL	혈청 마그네슘보다 의미가 있음
	구리(Copper) 아연(Zinc)	90-110mcg/dL 90-110mcg/dL	
	셀레늄(Selenium)	110-150ng/mL	
	칼륨(Potassium)	4.5-5.5mEg/L	
영양지원	비타민 D	50~80ng/mL	(25OH-D3)
	에스트라디올 프로게스테론	50-250pg/mL 1-20ng/dL(P)	여성: 연령 의존

중요 검사	목표 수치	비 고
프레그네놀론 코티솔(AM) DHEA-S(여성) DHEA-S(남성)	100-250ng/dL 10-18mcg/dL 100-380mcg/dL 150-500mcg/dL	연령 의존
테스토스테론 자유 테스토스테론	500-1000ng/dL 18-26pg/ml	남성: 연령 의존
유리 T3 유리 T4 리버스 T3 갑상선자극호르몬(TSH) 유리 T3-리버스 T3 비 Anti-thyroglobuin antibodies(TgAb) Anti-TPO	3.2-4.2pg/mL 1.3-1.8ng/dL <20ng/dL <2.0mIU/L >0.02:1 음성 음성	mIU/L=μIU/mL

	중요 검사	목표 수치	비 고
독성관련	수은 납 비소 카드뮴	<5mcg/L <2mcg/dL <7mcg/L <2.5mcg/dL	중금속
	수은(Mercury) 삼종검사	<50th percentile	머리카락, 혈액, 소변
	유기 독소(소변)	음성	벤젠, 톨루엔 등
	글리포세이트(소변)	<1.0mcg/g creatinine	제초제
	구리-아연 비	0.8-1.2:1	높을수록 치매와 관련있음
	C4a TGF-β1 MMP-9 MSH	<2830ng/mL <2380pg/mL 85-332ng/mL 35-81pg/mL	염증반응과 관련됨
	요로 진균독소	음성	흡입, 섭취 및 감염 인자를 포함한 수치일 수 있음
	BUN 크레아티닌(Creatinine)	<20mg/dL <1.0mg/dL	신장기능 반영
	AST ALT	<25U/L <25U/L	간손상 반영
	VCS(visual contrast sensitivity)	성공	생체독소 노출과 관련이 있을 시 실패
	ERMI test HERTSMI 2 test	<2 <11	건물의 곰팡이지수 가장 유독한 곰팡이의 지수

	중요 검사	목표 수치	비 고
병원체 관련	CD57	60-360cells/μL	라임병에서 감소
	MARCoNS	음성	
	진드기 매개 병원체에 대한 항체	음성	보렐리아, 바베시아, 바르토넬라, 에를리키아, 아나플라즈마
	헤르페스 가족 바이러스에 대한 항체	음성	HSV-1, HSV-2, HHV-6, VZV, EBV, CMV
신경생리검사	정량적 뇌파(EEG) 상 피크 알파 주파수(peak alpha frequency)	8.9-11Hz	인지기능저하와 함께 감소, 진행상태를 파악하는데 유용
	유발 반응 검사의 P300b	<450ms	인지기능저하와 함께 지연, 진행상태를 파악하는데 유용
기타검사	MoCA(Montreal Cognitive Assessment)	28-30	
	야간 산소포화도(SpO₂)	96-98%	높은 고도에 살 경우 영향 받을 수 있음
	AHI(apnea-hypopnea index)	<5회/시간	>5는 수면무호흡을 의미
	구강 DNA	병원체 음성	P. gingivalis, T. denticola 등
	분변 분석	병원체 또는 미생물 군집 붕괴 없음	
	ImmuKnow(CD4 기능, ATP 생성으로 표시됨)	≥525ng/mL	후천면역체계 세포성 면역의 보조세포(helper cell) 기능을 의미

약어정리: AA, arachidonic acid; AHI, apnea-hypopnea index; ALT, alanine aminotransferase; AST, aspartate aminotransferase; BMI, body mass index; BUN, blood urea nitrogen; C4a, complement split product 4a; CD57, cluster of differentiation 57; CMV, cytomegalovirus; CoQ10, coenzyme Q10 (ubiquinone); DHEA-S, dehydroepiandrosterone sulfate; DNA, deoxyribonucleic acid; EBV, Epstein-Barr virus; EEG, electroencephalogram; EPA, eicosapentaenoic acid; ERMI, Environmental Protection Agency relative mold index; HERTSMI-2, Health Effects Roster of Type-Specific Formers of Mycotoxins and Inflammagens - 2nd Version; HHV-6, Human herpesvirus 6 (A and B); HOMA-IR, homeostatic model assessment of insulin resistance; hs-CRP, high-sensitivity C-reactive protein; HSV-1, Herpes simplex virus 1; HSV-2, Herpes simplex virus 2; LDL, low-density lipoprotein; MARCoNS, multiple antibiotic-resistant coagulase negative Staphylococcus; MMP-9, matrix metalloproteinase-9; MoCA, Montreal cognitive assessment; MSH, alpha-melanocyte stimulating hormone; P300b, positive wave at 300 milliseconds (event- related potential).

component B; PP, pyridoxal phosphate; RBC, red blood cell; SpO2, peripheral capillary oxygen saturation; T3, triiodothyronine; T4, thyroxine; TG, triglycerides; TGF-β1, transforming growth factor beta-1; TPO, thyroid peroxidase; TSH, thyroid- stimulating hormone; VZV, varicella zoster virus.
*공복 혈당이 90mg/dL 미만인 인슐린에 민감한 사람의 경우, 공복 인슐린 〈3.0 역시 정상 범위이다.

- **특정 병원체를 가지고 있는가?** 알츠하이머병의 아밀로이드를 생성하여 뇌가 반응하도록 하는 미생물을 가지고 있는가? 보렐리아(borrelia, 라임병 스피로헤타) 같은 스피로헤타(나선형 박테리아, 매독을 일으키는 유기체의 친척), 헤르페스(특히 HSV-1 또는 HHV-6A) 같은 바이러스, 바베시아(Babesia, 말라리아 기생충의 친척, 우리 중 대부분이 진드기에 물려 감염됨) 같은 기생충, 포르피로모나스 진지발리스(Porphyromonas gingivalis, 열악한 구강상태 관련) 같은 박테리아 또는 기타 병원체가 여기 해당한다. 현재로써는 이를 간단히 알아낼 수 있는 방법은 없지만, 특정 사람에서는 이 병원체가 뇌의 아밀로이드 플라크 속에 숨어 있으므로, 혈액검사를 통해 이러한 미생물에 노출되었는지 확인할 수 있다. 이를 통해 우리는 가장 강력한 위험인자가 무엇인지 판단해 볼 수 있다.

- **면역력이 억제되어 있는가?** 면역체계가 제대로 작동하지 않으면 앞에서 설명한 바이러스, 곰팡이, 박테리아, 기생충 및 스피로헤타 같은 매우 전염성이 강한 병원체가 체내에서 생존하며 뇌에 접근할 수 있다. 예상했겠지만, 그러면 뇌는 알츠하이머병과 관련되는 아밀로이드를 만들어 스스로를 보호한다. 따라서 면역체계가 최적의 상태인지 파악해 두는 것이 도움이 된다. 이는 면역 글로불린, ImmuKnow 테스트 및 림프구 하위 집합 같은 몇 가지 간단한 혈액 검사를 통해 알 수 있다.

롤라는 58세 여성으로 지난 6년간 정리, 계산, 단어 찾기, 읽기 능력이 점진적으로 사라졌다. 이 모든 것이 우울증에서 시작되었다. MoCA 점수는 0이었다. MRI 상 뇌의 전반적인 위축이 확인되어 알츠하이머병으로 진단되었다. 그녀는 ApoE4 음성이었다. 면역체계의 중요기능(세포성 면역의 보조세포)을 평가할 수 있는 ImmuKnow 테스트상 206ng/ml(정상은 >525)으로 현저한 비정상이었고, 소변에서는 면역체계를 억제할 수 있는 세 가지 곰팡이 독소(오크라톡신 A(ochratoxin A), 제랄레논(zearalenone) 및 미코페놀산(mycophenolic acid))이 검출되었다.

■ **독소에 노출되었는가?** 수은이나 진균독소(곰팡이 생성 독소) 같은 독소에 노출되었는가? 이들은 혈액 및 소변 검사로 쉽게 식별할 수 있으며, 이 독소를 제거하면 인지기능향상에 매우 도움이 될 수 있다.

이어서 제2장에서는 이러한 다양한 기여요인을 목표로 삼는 방법을 설명할 것이다. 그리고 제3장에서는 지난 수년간 리코드(ReCODE)를 현장에서 활용하면서 얻은 중요한 교훈을 소개하겠다.

제 2 장

불편한 탐정

> 평범함은 자신의 이익을 보호하려는
> 단 하나의 노력에 탁월하다.
> —알에프 로브

유명한 농구 선수로 2008년 네이스미스 명예의 전당에 헌액되었으며, 감독으로도 이름을 떨친 팻 라일리는 선수들에게 경기가 시작될 때 다음과 같은 태도를 가질 것을 추천했다.

"내 머리는 지금 물 아래에 있다. 이기지 못한다면 다시는 숨을 쉴 수 없다."

이것은 진실된 동기 부여가 필요함을 강조한 것인데, 이야말로 우리가 알츠하이머병을 비롯한 치료할 수 없는 말기질환으로 다뤄지는 다양한 퇴행신경질환 전체에 대해 가져야 할 태도이다. 이 질환들에 대해 이렇게 사회적 비상사태로써 접근하지 않는다면, 우리는 곧 1,300만 명의 치매에 걸린 미국인을 만나게 될 것이다. 그리고 2050

년까지 그들의 가정은 파괴될 것이며, 메디케어는 파산하고, 전 세계적으로 수십조 달러의 사회적 비용이 들게 될 것이다. 그러나 현재 우리는 "치료의 표준"으로 알츠하이머병의 원인이나 기여인자를 찾아 치료하는 방식이 아닌 한두 가지 약물에 집중하고 있다. 또한 개인별 표적치료 프로그램이나 다면적 치료법에 관한 임상시험은 거부하면서, 이미 오랜 세월 비효율적인 것으로 알려진 접근방법을 반복하고 있다. 혁신은 어디로 가버린 것일까? 이 사태를 해결할 영감은 도대체 어디에 있을까? 아마도 지금 우리에겐 팻 라일리의 말이 필요한 것 같다.

따라서 제1장에서 설명한 검사결과를 의사에게 가져갔을 때, 이 상소견을 의심하지 않더라도 걱정하지 말자. 의사에게 이러한 검사를 받을 수 있냐고 물었을 때, 의사가 모든 것을 아는 듯한 미소나 경멸의 표정을 지으며 당신을 무시해도 놀라지 말자. "전문가들은 자

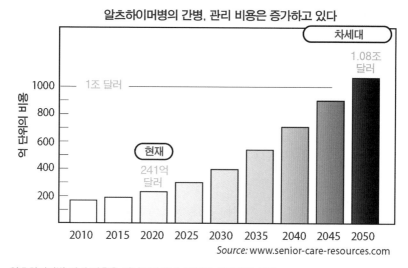

알츠하이머병의 간병, 관리 비용은 증가하고 있다

차세대

1.08조 달러

1조 달러

현재

241억 달러

Source: www.senior-care-resources.com

알츠하이머병 관련 비용은 어마어마하며, 지금도 증가하고 있다.

신의 분야에서 새로운 것을 그다지 듣고 싶어 하지 않는 사람이다"
라는 것을 잊지 말자. 지금부터 살펴보려 하는 인지기능저하에 대한
이 개별적 맞춤 접근방식은 21세기의 새로운 접근방식으로 아직 대
다수의 의사가 활용하고 있지 않다. 한 신경과 전문의는 "나는 이 검
사를 어떻게 해석해야 할지 몰라서 시행하지 않을 것이다"라고 했
다. 또 다른 의사는 "이 검사로는 알츠하이머병 여부를 알 수 없다"
고 말하기도 한다. 맞다! 이 검사들은 인지기능저하(또는 저하위험)
가 발생한 이유, 즉 기여요인이 무엇인지를 알려주는 것이다. 알츠
하이머병이 맞는지를 확인하는 것은 알츠하이머병을 피하거나 되돌
리는 데 별 도움이 되지 않는다. 알츠하이머병이 발생한 이유를 찾
는 것이 중요하다. 이미 알츠하이머병에 걸린 상황이거나 MCI(mild
cognitive impairment, 경도인지장애, 알츠하이머병의 전조상태) 또는
SCI(subjective cognitive impairment, MCI보다 선행하는 주관적인지
장애)를 앓고 있는 대부분의 사람들은 10~25가지의 기여요소가 있
는 것으로 밝혀져 있으며, 이들은 앞서 설명한 검사를 통해 확인할
수 있다. 또한 각각의 기여요소는 치료를 통해 해결할 수 있다.

　여기에서는 치료 및 예방 계획을 요약할 것이고, 그 뒤에 이어질
핸드북 파트에 다양한 세부사항을 설명하겠다. 아이디어는 간단하
다. 지금까지 의사들은 알츠하이머병의 원인을 제대로 알지 못한 채
수천 년 동안 치매치료를 시도해왔다. 하지만 이제 역사상 처음으로
우리는 그 근본적인 기전을 실제로 치료할 수 있는 것이다. 물론 아
유르베다 의사가 수천 년 전 치매를 치료할 때 이 치매를 알츠하이머
병이라고 부르지는 않았다. 알로이스 알츠하이머(Alois Alzheimer) 박
사가 그 유명한 논문을 발표한 것은 1906~1907년이 되어서였다. 그

러나 아유르베다 의사들은 치매를 명확하게 설명해 왔고 이를 치료하려고 시도했었다.

그 묘사를 살펴보면, 우리가 지금 알츠하이머병이라고 부르는 가장 흔한 형태의 치매에 해당한다.

20년 전, 우리 실험실에서 진행된 연구를 통해 앞서 설명했던 APP 스위치에 대해 알게 되었다: 이 스위치를 알츠하이머병 쪽으로 전환(시냅토클라스틱)시키는 요인을 살펴보면서, 우리는 여기에 다양한 요인의 그룹이 있음을 발견했다. 따라서 실제로 다양한 유형의 알츠하이머병이 있다.

이 유형은 이미 제1장에서 소개했던 바로 그 테스트의 분류와 정확히 일치한다.

■ **1형 알츠하이머병은 염증성 또는 열성(hot)**으로, 염증이 지속되면서 알츠하이머병의 위험이 증가한다. 사실 염증반응의 주요 매개체 중 하나는 NFκB(nuclear factor kappa−light−chain enhancer of activated B cells)이며, 이는 APP에서 아밀로이드를 생성하는 분자 가위의 생산을 증가시킨다. 따라서 실제로 염증과 알츠하이머병의 직접적인 연결고리가 실제 존재하는 것이다.

■ **2형 알츠하이머병은 위축성 또는 한성(cold)**으로, 영양소, 호르몬 또는 영양인자[NGF(nerve growth factor) 같은 세포성장인자]가 최적의 수준이 아닐 경우, 알츠하이머병의 위험이 증가한다. 간단히 말해, 뇌에서 500조(500,000,000,000,000) 시냅

스 연결을 유지하는데, 필요한 충분한 지원이 없는 상황인 것이다. 다행스럽게도 이 영양소, 호르몬 및 영양인자를 최적화하면 기억력과 전반적인 인지기능을 최적화할 수 있는 기회가 생기게 된다.

■ **1.5형 알츠하이머병은 당독성 또는 단맛**과 관련이 있기 때문에 혈당 수치가 높거나 공복 인슐린 수치가 높으면 알츠하이머병 위험이 증가한다. 이 유형을 1.5형이라고 부르는 이유는 1형과 2형의 특징이 모두 있기 때문이다. 만성 염증(1형)은 포도당이 실제로 빨판상어가 상어에 붙어 있는 것처럼 여러 단백질에 부착되어 이 단백질에 염증반응을 일으키기 때문에 발생한다(예를 들어, 당화혈색소(HbA1c)가 있다. 당화혈색소란 당이 들러붙어 있는 헤모글로빈을 의미한다). 영양지원감소(2형)는 뇌 세포의 중요한 성장인자인 인슐린 수치가 만성적으로 높아져, 세포가 인슐린에 대한 감수성을 상실하게 하기 때문에 발생하게 된다.

새미는 진행성 기억소실을 앓고 있는 68세 남성이다. 검사결과, 그는 일, 월 또는 연도를 제대로 답하지 못했다. MoCA 점수는 30점 만점에 12점에 불과했고(알츠하이머병 평균은 16.2점으로 이미 일반적인 알츠하이머병보다 더 진행된 상태), MRI에서 뇌 위축(수축)이 확인되었다. 체질량지수(BMI, 남성의 경우 19~25가 정상)는 31.7로 비만상태였다. 그의 공복 인슐린 수치는 14로 높았으며, 공복 혈당은 102로 높았고, 당화혈색소는 5.8로 높아 그가 당뇨 전단계임을 보여주었다. 염증 및 독성지표는 모두 음성이었다. 이 결과를 종합하여 1.5형 알츠하이머병(당독성)으로 진단했다.

- **3형 알츠하이머병은 독성과 관련이 있다.** 수은, 톨루엔 또는 진균독소(스타키보트리스〈Stachybotrys〉나 푸른곰팡이〈Penicillium〉 같은 곰팡이로 인해 생성되는 독소) 같은 독소에 노출되면 알츠하이머병 위험이 증가한다. 우리는 이미 해산물과 치과용 아말감의 수은부터 대기 오염, 파라핀 양초의 벤젠, 물이 오염된 가정에서 자라나는 검은 곰팡이에서 나오는 트리코테센 등 수백 가지의 독소에 노출되어 살기 때문에 우리 모두는 이러한 위험에 놓여있다. 따라서 관리의 핵심은 노출을 최소화하고, 이미 노출된 독소를 식별하며 그 독소의 배설과 대사를 증가시키는 것이다.

- **4형 알츠하이머병은 혈관성**이기 때문에 심혈관질환이 있는 경우, 알츠하이머병에 걸릴 위험이 높아진다. 실제로, 혈관누출 (vascular leakiness)은 알츠하이머병에서 볼 수 있는 가장 초기의 변화 중 하나이다.

- **5형 알츠하이머병은 외상성**으로 교통사고나 넘어짐 또는 스포츠 중 반복되는 경미한 머리 부상으로 인한 두부외상의 병력이 있는 경우, 알츠하이머병의 위험이 증가한다.

이렇게 다양한 유형의 알츠하이머병과 각각의 원인을 통해 우리 모두가 알츠하이머병에 걸릴 가능성이 있음을 알 수 있고, 이런 맥락에서 실제로 알츠하이머병이 흔한 질병인 이유를 알 수 있다. 우리가 노출되고 있는 수많은 독소, 가공 식품, 미국표준식단(standard American diet, SAD)의 고탄수화물 및 건강에 해로운 지방 함량, 많은 사람들이 가지고 있는 장누수(leaky gut), 지질 이상("사실" 콜레스테롤 자체는 실제로 문제가 아니다.) 등을 살펴보면, 우리 대부분은 알츠하이머병에 걸릴 가능성이 높다. 다행스럽게도 거의 모든 사람들이 이 기여인자를 파악만 하면 이 문제를 피하거나 인지기능을 되돌릴 수 있다. 이를 위해 우리는 질병 진행의 근본적인 원인을 해결해야 한다. 이것은 집 지붕의 36개 구멍을 하나하나 막는 것이나 마찬가지이다. 앞서 설명한 하위 유형별로 대처해 나가면 된다. 이 작업은 조기에 수행하면 할수록 더 쉽다. 치료의 전반적인 목표는 제거(remove), 회복(resilience), 재건(rebuilind)으로 요약할 수 있다. 인지기능저하 발생에 기여하는 인자에 대한 노출 제거, 최적의 건강지원을 통한 회복력 증진, 마지막으로 신경망 재건까지 진행하는 것이다. 구체적인 방법은 다음과 같다.

- **첫째, 인슐린 저항성을 해결하자.** 즉, 우리는 인슐린에 민감해져야 한다. 인슐린은 췌장에서 만들어지는 호르몬으로 여러 역할이 있다. 주요 역할은 신진대사이다. 그 수용체에 결합하여 포도당 유입과 지방 저장을 유도하여 혈액 내 포도당을 감소시킨다. 또한 인슐린은 뉴런의 핵심 성장인자이기 때문에 민감도를 잃는 것은 매우 중요한 문제일 수 있다.

  알츠하이머병에 걸린 거의 모든 사람이 실제로 인슐린에 대한 감수성을 잃으며, 적어도 뇌 안에서는 저항성을 보인다.[1] 미국인 8천만 명이 인슐린 저항성을 가지고 있다. 미국표준식단을 섭취한 대부분의 사람들이 그랬던 것처럼, 인슐린이 수년 동안 증가해 있으면 신호전달경로의 분자 구성이 바뀌고 인산화 패턴이 변경되어 버린다. 이것은 우리가 항상 매우 어두운 선글라스를 끼고 있을 정도로 강한 햇빛 아래에서 몇 년 동안 살고 있는 것과 같다. 만약 빛이 갑자기 어두워지면 아무것도 볼 수가 없다. 실제로 인슐린 저항성을 보이는 세포는 더 이상 정상수준의 인슐린에 적절하게 반응하지 않는다. 결국 더 이상 뉴런이 생존과 상호작용에 필요한 제대로 된 지원을 받지 못하게 된다.

이 인슐린 저항성은 2형 당뇨에서 발생하는 것과 동일한 현상이므로 알츠하이머병과 당뇨는 친척관계이다. 실제로 일각에서는 알츠하이머병을 "3형 당뇨"[2]으로 부를 것을 제안했지만, 인지기능저하의 여타 요인(병원체, 독소 등)을 통해 알 수 있듯 그렇게 간단히 같다고 할 수만은 없다.

인슐린 감수성 회복은 케토플렉스(KetoFLEX) 12/3 식단과 생활습관교정(제4장에서 자세히 설명)을 함께 진행하면서, 아연(인슐린 분비 및 효과의 여러 단계에 관여) 같은 주요 영양소의 최적화, 규칙적인 운동, 스트레스 감소, 수면 무호흡증 치료(만약 있다면), 베르베린(berberine), 계피(cinnamon), 알파리포산(alpha-lipoic acid) 또는 크롬 피콜리네이트(chromium picolinate) 같은 보충제 복용을 통해 달성할 수 있다.

인슐린 감수성과 혈당 수치에 대한 최상의 결과를 내기 위해 수행 중인 다양한 단계를 최적화하는 데 도움이 되는 편리한 방법이 있다. 이를 연속 혈당 모니터링(continuous glucose monitoring, CGM)이라고 한다. 2주 동안 지속적으로 혈당을 모니터링하는 상완부용 웨어러블 패치인 프리스타일 리브레

(FreeStyle Libre)를 사용하게 되면, 무엇이 혈당을 급등(spike)시키는지 무엇이 너무 낮은(dip) 혈당(저혈당)을 유발하는지 파악할 수 있다. 급등(spike)과 저하(dip) 모두 인지기능저하에 영향을 미칠 수 있으므로 이를 완화하는 것이 효과적이다.

- **둘째, 케톤증을 달성하자.** 케톤증을 달성한다는 것은 지방을 태운다는 의미이다. 알츠하이머병은 "L 패턴"으로 뇌에서 포도당을 활용하는 능력이 감소하는 것과 관련되어 있는데, 특히 측두엽(관자놀이를 따라 수평으로 놓여 있는 뇌부위)과 두정엽(귀 뒤에서 수직으로 놓여 있는 부위)에 영향을 미친다. 많은 사람들에서 바로 위에서 설명한 인슐린 저항성에 의해 유발되는 이러한 감소된 포도당의 이용은 인지기능감소 발현 이전부터 10년 이상 지속되는 것으로 알려져 있다. 케톤은 이 에너지 격차를 해소할 수 있으며, 인지기능저하를 개선할 수 있는 것으로 보고되어 있다.[3] 케톤을 활용하는 능력과 앞서 언급했던 인슐린 감수성을 결합하게 되면 그야말로 치매에 대항할 수 있는 강력한 무기를 손에 넣게 된다. 케톤 또는 포도당을 모두 태울 수 있는 능력 곧 대사유연성(metabolic flexibility)을 갖추게 되는 것이다. 우리는 많은 환자들을 대상으로 프로토콜 적용을 해 본 뒤, 베타-하이드록시부티레이트(beta-hydroxybutyrate, BHB)가 1.0~4.0mmol 범위 내일 때 케톤증이 가장 잘 발생함을 발견했던 것이다. 다만 아직 아무 증상도 느끼고 있지 않다면, 0.5~1.0 mmol 정도의 범위만 되어도 충분하다.

이론적으로는 케톤증에 들어가는 것이 매우 간단하지만(핸드북 파트 세부사항 참조), 알츠하이머병과 알츠하이머병 전단계에 매우 만연한 인슐린 저항성은 지방대사를 억제하여 우리가 필요로 하는 케톤 생성을 방해하기 때문에 실제로는 쉽지 않다. 또한 동시에 설탕에 대한 갈망을 지속시켜 대사성 치매 사이클을 가속화한다.

이 사이클을 끝내기 위해 다음 세 가지 접근방식을 활용하는 것이 좋겠다. 첫째, 식물성 식품, 섬유질이 풍부하고 탄수화물이 적은 식단, 건강한 지방을 많이 함유된 식단을 섭취하고 둘째, 적어도 12시간 동안 밤새 금식, 마지막으로 규칙적인 운동을 유지하는 것이다. 이렇게 하면 여러분의 신체는 지방을 분해하여 케톤으로 전환하는 반응을 하게 된다. 많은 사람들은 케톤증에 빠지는 것만으로도 정신이 맑아지고, 기억력이 향상되며, 주의력과 집중력이 향상되고, 더 많은 에너지를 얻을 수 있다고 느낀다.

케톤증의 장점을 누리기 위해서는 두 가지를 고려해야만 한다. 첫째, 어떻게 도달할 것인가이며, 둘째는 언제 도달할 것인가이다. 먼저 어떻게 도달한 것인지부터 살펴보자. 많은 사람들이 케톤증이라는 단어를 들으면 즉시 베이컨을 떠올리지만, 뇌에 친화적인 케톤증은 베이컨이 풍부한 식단이 아니라 식물성 식품이 풍부해야만 달성이 가능하다(특히 베이컨은 그 자체가 독성 이슈를 가지고 있는데, 독성 질산염 방부제, 사료로 인한 독소, 포화지방 등이 문제가 된다). 이 책의 핸드북 파트에서 케토플렉스 12/3이라는 최적의 식단과 영양 관련 세

부정보를 얻을 수 있다.

또한 우리 대부분은 자신의 지방을 태워 케톤을 생성할 수 있지만(이것이 더 좋다), 일부 사람들은(특히 매우 말라 연소할 체지방이 거의 없는 경우), 첫 시도 시 뇌의 필요를 충족시킬 정도로 충분한 케톤을 생성하기 위해 약간의 도움이 필요하다. MCT 오일(중쇄 중성지방 오일, medium chain triglycerides oil)을 섭취하거나 케톤염 또는 케톤 에스테르로 케톤 자체를 섭취하는 것이 도움이 될 수 있다. 이 방법에는 각각 장점과 단점이 있다.

MCT 오일(예: 카프릴산 또는 코코넛오일〈덜 바람직하지만〉)을 섭취할 경우, 하루 세 번 최대 1테이블스푼을 섭취하면, 케톤수치를 최적의 수준으로 증가시킬 수 있다. 하지만 MCT는 포화지방이기 때문에 콜레스테롤을 증가시킬 수 있으므로 총 콜레스테롤보다 혈관위험의 훨씬 더 중요한 지표인 LDL-P(LDL 입자 수, 목표=700-1200nM)를 확인해 보고 섭취를 진행하는 것이 좋겠다.

자! 이제 언제 케톤증에 들어갈 것인지 살펴보자. 케톤염이나 케톤 에스테르를 복용하면 케톤 수치가 빠르게 증가하지만, 그 효과는 단기적으로 몇 시간 정도밖에 지속되지 않는다. 케톤 에스테르는 맛이 아주 좋지는 않지만 케톤염보다 케톤 수치를 더 크게 증가시킨다. 케톤염은 맛은 좋지만 케톤 수치의 급격한 상승은 일으키지 않는다. 이러한 "외인성 케톤"의 장점은 MCT 오일 섭취 시 발생할 수 있는 콜레스테롤 증가를 일어나지 않는다는 것이다.

아이린은 69세 여성으로 정리하고 계산하고 지시를 따르고 기억하는데 어려움을 겪었다. 그녀는 ApoE4 양성이었고 MoCA 검사에서 30점 만점에 18점에 그쳤다. 이는 현재 그녀가 알츠하이머병 또는 알츠하이머병 직전의 말기 MCI(경도인지장애)를 겪고 있음을 의미한다. 검사 상 2형(위축성)과 3형(독성) 알츠하이머병 모두에 해당했다. 리코드(ReCODE) 프로토콜을 시작하고 케톤 수치를 1.5mmol BHB로 높이기 위해 케톤염을 섭취하도록 했다. 그녀와 가족들은 케톤 측정기로 이 수치를 확인했다. 이후 9개월 동안, 그녀의 MoCA 점수는 18점에서 27점으로 증가했으며 증상이 개선되었고, 지난 1년 동안 지속적인 추가 개선을 보였다.

■ **셋째, 모든 영양소, 호르몬 및 영양(성장인자) 지원을 최적화해야 한다.** 다시 말해, 우리는 회복력을 유지하며, 면역체계를 최적화하고, 미토콘드리아를 지원하며, 뇌의 시냅스 네트워크를 재건해야 한다. 아직 해결되지 않은 주요 과제 중 하나가 알츠하이머병의 진행 과정에서 도대체 얼마의 기간 동안 우리가 재건을 해갈 수 있느냐는 것이다. 어느 시점까지 우리 뇌의 손상된 연결 상태를 다시 작동하게 만들 수 있을까? 음… 아마도 독자 여러분은 알츠하이머병의 기능적 연결 상실을 휴대전화 연락두절 같은 것으로 생각할 수 있다. 가장 가벼운 문제는 신호가 약하지만 두 전화기 모두 여전히 잘 작동하는 상황에 비유할 수 있다. 더 심각한 문제는 실제로 전화가 꺼져버려 전화를 다시 켤 때까지 전화를 걸 수 없는 상황이며, 가장 심각한 문제는 전화가 완전히 파괴된 상태에 해당한다. 이와 비슷하게, 초기 알츠하이머병에서는 물리적 연결이 파괴되거나 세포가 죽지는 않고 뇌 세포 간의 통신에만 문제가 생긴다. 질병이 진행되면서는 연결이 끊어지지만 세포는 여전히 살

아 있다. 그리고 마지막 단계에 이르면, 뉴런이 스스로 자살
(suicide)에 의해 소멸되어 버린다.

　따라서 초기 단계일 때, 증상을 개선하고 그 상태를 지속시
키는 것은 가능하지만, 질병이 오래 지속되고 심각할수록 개
선과 그 상태 지속은 더욱 더 어렵다는 것은 그다지 놀라운
일이 아닐 것이다. 그렇다면 많은 시냅스와 뉴런이 손실되었
을 때 재건에 필요한 것은 무엇일까? 줄기세포? 영양요인? 빛,
전기 또는 자기를 이용한 자극? 실제로 우리는 줄기세포를 활
용했을 때 약간의 개선이 있음을 확인했으며, 매우 유망한 치
료영역에 해당되는 것으로 보인다. 현재, 알츠하이머병에 대한
줄기세포 실험이 진행 중이다. 하지만 이러한 시도는 일반적으
로 실제로 인지기능저하를 일으키는 원인을 다루지 않고, 줄
기세포만을 사용하므로 사실상 불타고 있는 집을 재건하려는
것과 비슷하다. 따라서 인지기능저하에 기여하는 다양한 요인
을 표적 삼아 관리하여 진행을 멈추고, 줄기세포 치료가 더
효과적인지를 판단해야 한다.

　만약 인지기능감소의 진행 단계에 있더라도, 뇌를 지원하
는 영양소, 호르몬 및 영양인자(성장인자)를 최적화해야 한다.
실제, 비타민 B_1(티아민), 비타민 B_{12}, 비타민 D, 테스토스테
론, 에스트로겐 및 신경성장인자 등의 낮은 수치는 인지기능
저하와 관련이 있다. 따라서 우리는 신경을 지원할 수 있는 이
러한 모든 생화학물질을 최적화해야 한다. 최적이 아닌 최소
(최저) "정상" 수준으로 맞추는 정도를 넘어 신경계 최상의 기
능을 만들기 위해 충분히 보충해야 한다. 여기에는 앞서 설명

한 지방으로 유도한 케톤, 인슐린 감수성을 지원할 수 있는 인슐린, 그리고 비타민 B, 비타민 C, 비타민 D, 비타민 E, 비타민 K_2, 오메가-3 지방(시냅스 형성에 사용되는 도코사헥사엔산〈docosahexaenoic acid, DHA〉 등), 콜린 및 기타 신경전달물질 전구체, 아연, 마그네슘, 구리 및 셀레늄 같은 주요 금속 및 기타 영양소 등이 포함된다. 이를 섭취할 방법은 케토플렉스 12/3 식단(제4장) 및 건강기능식품(제21장) 파트에서 자세히 설명하겠다.

영양소 외에 호르몬 수치도 최적화해야 한다. 호르몬 수치는 시냅스를 만들고 유지하는데 중요하기 때문이다. 대부분은 최적의 영양과 생활습관을 유지하면 최적의 호르몬 생산으로 이어지지만, 몇몇 사람들은 갑상선, 프레그네놀론(pregnenolone), 에스트라디올(estradiol), 프로게스테론(progesterone), 테스토스테론(testosterone), 디하이드로에피앤드로스테론(dehydroepiandrosterone, DHEA, 스트레스 호르몬 중 하나), 코티솔 등의 가장 효과적인 수준을 달성함으로써 뇌 기능을 지원해야 한다. 이러한 호르몬 외에도 아직 명확한 판단은 나오지 않았지만, 분비촉진제(secretagogues)라고 불리는 보충제를 사용하여 성장 호르몬을 증가시키는 것이 시냅스 재건에 도움이 될 수 있다는 과학적 근거가 있다. 2008년 단일요법으로 성장호르몬을 사용한 시험이 있었지만,[4] 인지기능감소를 늦추는 데 실패했다. 하지만 그 시험에서는 인지기능저하의 다른 잠재적 요인에 대해 언급하지 않았으므로 지금 우리가 이야기하고 있는 개별표적화된 다중요소 프로토콜의 일부로써 평가된 적은 없다.

마지막으로 영양소와 호르몬 외에도 신경성장인자(nerve growth factor, NGF), 뇌 유래 신경영양인자(brain-derived neutrophic factor, BDNF) 및 뉴로트로핀-3(neutrophin-3, NT-3) 같은 신경영양인자가 500조 뇌 시냅스를 지원한다. 운동(BDNF를 증가시키는 것으로 밝혀짐) 또는 두뇌 훈련, 전체 커피 추출물 또는 7,8-디하이드록시플라본(7,8-dihydroxyflavones) (수용체를 활성화하여 BDNF를 대체할 수 있음, 내 동료인 Keqiang Ye 교수의 설명대로) 섭취를 통해 이들 중 일부를 증가시킬 수 있다.[5]

- **넷째, 염증을 해결하고 예방해야 한다.** 우리가 통상 알츠하이머병과 관련이 있다고 여기는 아밀로이드는 실제로 염증반응의 일부이다. 앞서 언급했듯 아밀로이드에는 박테리아나 곰팡이 같은 병원체를 처리하는 보호기능이 있다. 따라서 염증이 지속되는 한 계속되는 아밀로이드 생성과 알츠하이머병의 발병이 있을 것으로 예상할 수밖에 없다. 따라서 우리가 해야 할 일은 염증의 원인을 제거하고 염증을 해결한 다음 추후 발생할 염증을 예방하는 것이다.

만성염증의 가장 흔한 원인은 장누수(leaky gut, 소장의 박테리아, 박테리아 조각 및 음식물 입자에 대한 투과성 증가 상태)이다. 이는 스트레스, 설탕, 알코올, 가공식품, 아스피린 및 관련 소염제(예: 이부프로펜), 청량음료, 양성자펌프억제제(proton pump inhibitors, PPI, 위산역류 또는 속쓰림을 치료하는데 사용되는 약제) 및 기타 손상물질에 의해 발생하는 것으로 알려져 있다. 따라서 장 상태에 대해 잘 파악해 두어야 한다. 각종 기능의학검사를 이용하여 이를 간접적으로 파악할 수 있다.

장누수가 있거나 장내세균 불균형(예를 들어, 항생제를 복용하여 발생하는 장내 정상 미생물의 변화)이 있는 많은 사람들의 장을 치유하고 장내 미생물 군집을 원래의 정상상태로 되돌릴 수 있는 몇 가지 방법이 있다. 앞에서 언급한 원인(예: 가공식품)은 제거한 후, 일부는 사골국물(사거나 직접 만들 수 있음)을 사용할 수 있고, 느릅나무나 DGL(감초유도체), ProButyrate(역자 주: 해외직구로 구매 가능), 또는 분말 콜라겐이나 L-글루타민(L-glutamine)을 사용할 수 있다. 이렇게 장을 몇 주간 치유한 뒤, 프로바이오틱스(김치, 사워크라우트〈역자 주: 양배추를 싱겁게 절여 발효시킨 독일식 김치〉 같은 발효식품) 및 프리바이오틱스(지카마, 예루살렘 아티초크, 생 리크, 생마늘, 바나나 또는 프로바이오틱스)는 장내 미생물 군집을 최적으로 되돌리는 데 도움이 된다. 이것은 매우 중요하다. 왜냐하면 좋은 장내 박테리아와 기타 미생물은 건강에 한없이 이로운 작용이 있고, 소화를 도우며, 질병 관련 박테리아와 곰팡이를 예방할 수 있어, 건강한 면역체계를 지원하고 염증을 줄이고 해독을 돕기 때문이다.

염증은 있지만 장누수가 없다면, 치아 건강이 좋지 않은 치주염(치아 주변 감염)이나 치은염(잇몸 감염), 구강 내 근관 감염, 만성 부비동염, 보렐리아(Borrelia, 라임병) 같은 만성적 병원체 감염 또는 대사증후군(인슐린 저항성, 고혈압, 높은 중성 지방 및 염증, 종종 비만을 동반) 또는 대기오염이나 진균독소 등에 노출되었을 수 있다.

염증의 원인을 확인했다면 이를 제거하여 염증을 해결해야 한다. 이를 위해 전문적인 해결촉진 전달자(specialized proresolving mediators, SPM) 또는 고용량의 오메가-3 지방산(1~3g)을 사용할 수 있다. 염증이 해결된 후(몇 주가 소요될 수 있음), 추가적인 염증을 예방해야 한다. 여기에 도움이 될 수 있는 몇몇 우수한 항염증제가 있다. 커큐민, 어유 또는 크릴 오일(오메가-3 지방), 생강, 계피(프레그네놀론〈pregnenolone〉 수치가 낮을 경우, 이를 정상으로 되돌리는 것만으로도 항염증 효과를 볼 수 있음)가 여기 해당한다. 동시에 아스피린이나 기타 비스테로이드성 소염진통제(non-steroidal anti-inflammatory drugs, NSAIDs)는 피하는 것이 좋다. 왜냐하면 이 약제들이 장누수를 유발하고, 위벽을 침식하며, 신장이나 간을 손상시킬 수 있기 때문이다.

■ **다섯째, 만성 병원체를 치료하자.** 즉, 아직 진단되지 않은 만성 감염이 숨어 있을 경우, 이것이 인지기능저하를 일으킬 수 있으므로 이를 파악하여 해결하도록 하자. 이런 맥락에서 이미 개선되기 시작한 사람은 누구나 독감이나 요로감염 같은 감염질환이 발생했을 때 재악화가 생길 수 있음을 예상할 수 있다. 과거의 인식으로는 감염되었다면 "아픈 상태"이고, 감염되지 않았다면 "좋은 상태"이다. 그러나 그것은 그보다 훨씬 더 복

잡한 것으로 판명되었으며, 우리는 제20장에서 인지기능에 영향을 미치는 미생물 군집과 미생물에 대해 알아볼 것이다. 중요한 것은 우리 모두가 우리의 입, 대장 및 부비동, 피부, 심지어는 우리 뇌에서도 매일 수천 종의 다양한 미생물과 함께 살고 있다는 것이다! 알츠하이머병 환자의 뇌에는 박테리아, 바이러스, 스피로헤타(라임병을 일으키는 것 같은 나선형 박테리아), 균류 또는 기생충이 있기도 하다. 우리가 알츠하이머병이라고 부르는 바로 그 변화는 이들에 대한 보호 반응이다. 따라서 우리는 이러한 병원체를 표적 삼아 우리 뇌가 더 이상 아밀로이드를 생성하지 않아도 되게 해야 한다. 이 보호반응이 우리의 신경연결을 축소시키기 때문이다. 그것은 결국 우리의 인지기능저하를 유발한다.

이제 우리는 매일 미생물과 함께 살고 있다는 것을 잘 알고 있다. 미생물은 우리의 일부이며, 이는 "나 자신"라는 용어에 완전히 새로운 의미를 부여한다. 이렇게 보면, 최적의 건강상태는 단순히 나쁜 세균을 제거함으로써 이룰 수 있는 것이 아님이 분명해진다. 오히려 세균의 적절한 균형을 유지하는 것이 중요한 것이다. 좋은 세균은 실제로 나쁜 세균을 억제하는 데 도움이 되므로 (또한 신진대사를 최적화하는데 도움이 됨) 좋은 것, 나쁜 것 가리지 않고 모두 제거해버리는 항생제 복용은 신중해야 할 필요가 있다. 이것이 건강한 장내 미생물 군집을 갖는 것이 중요한 이유이며 입, 부비동 및 피부도 마찬가지이다. 뇌에 정상적인 미생물 군집이라는 것이 있는지 또는 뇌에 존재하는 유기체를 비정상적인 것으로 보아야 할지 아직 명확하지 않다. 현재 연구 중이다. 그러나 앞서 언급한 것처럼 알츠하이머병 환자의 뇌에서 수많은 병원체가 확인되고 있으며 대부분의 알츠하이머병이 아닌 사람의 뇌에는 존재하지 않는다. 따라서 알츠하이머병에서는 뇌의 미생물 군집에 이상이 생긴다고 볼 수 있겠다. 어떤 식으로든 알츠하이머병의 원인이 되는 이러한 요소를 표적으로 삼아야 한다. 알츠하이머병이 존재하는 한 뇌는 이를 퇴치하기 위해 계속해서 아밀로이드를 생성하고 이것이 알츠하이머병의 진행을 가속화할 것이기 때문이다.

감염원을 인식하지 못한 채 수년간 체내에 보유하고 있다는 사실은 다소 놀라운 일이다. 이것은 증상이 매우 빠르게 발생하는 폐렴 같은 질환의 발병과는 매우 다르다. 알츠하이머병과 관련된 인자는 본질적으로 우리의 뇌 및 신체와 냉전을 벌이기 때문에 증상이 미미하거나 10~20년 후 알츠하이머병이 발병할 때까지 그 모습을 나타내지 않을 수 있다. 이러한 감염원은 보렐리아(Borrelia), 바베시아(Babesia), 바르토넬라(Bartonella), 에를리키아(Ehrlichia) 또는 아나플라즈마(Anaplasma) 같은 진드기에 물린 것일 수 있다. 진드기는 수십 개의 다른 유기체를 옮길 수 있으므로 라임병 치료를 받은 뒤에도 여전히 다른 유기체 중 하나에 감염된 상태가 유지되며 만성염증이 유발되는 것이 일반적이다.

바이러스, 특히 헤르페스 바이러스는 수십 년 동안 우리 몸 안에 살 수 있으며 이는 염증과 인지기능저하를 유발할 수도 있다. 사실, 최근 발표된 한 연구에 따르면 발라시클로버

같은 항바이러스제로 헤르페스 발병을 치료한 사람들은 치매 발병률이 훨씬 낮았다.[6] 인간을 감염시키는 헤르페스 계열 바이러스에는 HSV-1(일반적으로 입술 감염), HSV-2(일반적으로 생식기 감염), 수두-대상포진 바이러스(수두와 대상포진의 고통스러운 발진을 유발), HHV-6A 및 HHV-6B(수년간 뇌를 감염시킬 수 있음), HHV-7, HHV-8, CMV(거대세포바이러스⟨cytomegalovirus⟩, 전 세계적으로 발생하지만 특히 아시아에서 흔함), EBV(단핵구증 및 일부 만성 피로와 관련된 Epstein-Barr 바이러스)가 있다. 그렇다고 이러한 헤르페스 바이러스에 감염된 모든 사람이 치매에 걸리는 것을 아니다. 이러한 바이러스는 만성염증의 원인 중 하나일 수 있으며, 이는 차례로 인지기능저하의 위험을 높일 수 있는 것일 뿐이다.

알츠하이머병 환자의 뇌에는 불량한 구강위생과 관련된 P. gingivalis, T. denticola 또는 F. nucleatum 같은 구강세균 또는 칸디다 같은 곰팡이가 들어 있을 수 있다. 푸른곰팡이 (Penicillium), 아스페르길루스(Aspergillus), 스타키보트리스 (Stachybotrys, 독성이 있는 검은 곰팡이) 같은 곰팡이와 이들이 생산하는 독소도 부비동이나 위장관에 서식하며 관여가 될 수 있다.

따라서 이와 같은 병원체 치료의 핵심은 다음 세 단계로 구성할 수 있다.

- 1단계: 혈액검사를 통해 이러한 병원체가 있는지 확인한다.

- 2단계: 면역체계를 보완한다(세부내용은 제20장 참조).
- 3단계: 찾아낸 병원체(많은 사람들이 한 가지 이상을 가지고 있는 것으로 판단될 것임)를 적절한 항생제, 항바이러스제 또는 항진균제로 치료한다. 이때 약물뿐 아니라 비약물치료와의 조합도 중요하다. 항생제가 필요한 경우, 장내 미생물 군집에 영향을 미칠 수 있다는 점을 기억하여 치료 이후 다시 프로바이오틱스나 프리바이오틱스를 사용하여 미생물 군집을 보완하는 것이 좋다.

- **여섯째, 독소를 찾아 제거하자.** 수은 같은 중금속, 톨루엔과 벤젠 같은 유기물, 진균독소 같은 생체독소를 찾아 제거해야 한다. 지난 세월 우리는 식품, 건강기능식품 및 우리가 노출될 수 있는 기타 제품 속 발암물질을 평가하고 피하기 위해 지속적으로 노력해왔다. 그러나 치매유발 물질은 어떠한가? 이것들은 우리가 구매하는 어떤 제품의 라벨에도 언급되어 있지 않다. 하지만 다양한 화학물질이 직간접적으로 인지기능저하에 기여할 수 있다.

  여러 화학물질이 인지기능손상에 기여하고 있다는 것은 이미 비교적 일반적인 상식에 해당한다.

53세 여성인 파비아나(Fabiana)는 천재성과 높은 과학적 지식을 가지고 있는 것으로 알려져 있었다. 하지만 그녀는 가족과 함께 카드놀이를 하려던 순간, 게임을 하는 방법을 기억해 낼 수 없었다. 그녀는 3형(독성) 알츠하이머병의 전형적인 특징을 보이는 진행성 치매에 걸렸다. 발병 당시 건망증은 없었고, 실행기능장

애(조직화 문제), 난산증(계산문제), ApoE4 음성(그녀는 ApoE3/3)이었으며, 아
밀로이드 PET 검사에서 양성 소견을 보였다. 그녀는 곰팡이가 많은 환경에서 살고
있었다. ERMI 점수(평균적인 상태를 0으로 간주하며, 2 이상일 시 '높음'으로 판
단)는 12로 매우 높았고 소변 진균독 검사에서 매우 높은 수치를 보였다(오크라톡
신 A〈ochratoxin A,〉, 트리코테센〈trichothecenes,〉 글리오톡신〈glicotoxin〉, 아
플라톡신〈aflatoxin〉). 이는 그녀가 스타키보트리스(Stachybotrys), 푸른곰팡이
(Penicillium), 아스페르길루스(Aspergillus) 같은 다양한 곰팡이 독소를 품고 있
음을 의미했다. 해독 시행하자, 그녀의 증상이 개선되기 시작했다.

이러한 독소가 실제로 체내에 존재할 경우 해독이 가장 중
요하며 구체적인 프로토콜은 존재하는 독소에 따라 달라진
다. 최근 출간된 해독에 관한 다음 두 권의 책을 참고하길 바
란다. 조셉 피조르노(Joseph Pizzorno) 박사의 "더 톡신 솔루
션(The Toxin Solution)"은 톨루엔이나 포름알데히드 같은 화
학독소가 있는 사람들에게 도움이 될 것이고, 네일 나탄(Neil
Nathan) 박사의 "독성 환자(곰팡이독소, 라임병, 복합 화학 민
감성 및 만성 환경질환으로부터 당신의 몸을 지키자) [Toxic
Patients (Heal Your Body from Mold Toxicity, Lyme Disease,
Multiple Chemical Sensitivities, and Chronic Environmental
Illness)]"는 파비아나에 영향을 미쳤던 곰팡이독소 같은 생체
독소에 특히 도움이 될 것이다.

■ 마지막으로, 수면무호흡증이 있다면 찾아내고, 수면을 최적화
해야 한다. 하지만 아직도 나는 이것을 강력히 주장해도 될지
확신을 가지고 있지는 않다. 인지기능감퇴를 경험하고 있거나

인지기능감소 위험이 우려되는 모든 사람은 야간 산소포화도를 확인해야 하며, 비교적 쉽게 평가할 수 있다. 밤새 손가락에 끼어 사용하는 산소포화도 측정기를 병원에서 빌리거나 직접 구입하면 된다. 또는 수면 관련 검사를 받아도 된다. 모두 수면 중 산소포화도가 위험할 정도로 낮아지는지를 알려줄 수 있다. 야간 산소 포화도는 96~98% 범위로 유지되어야 하며, 80대로 떨어지거나 70대로 급락한다면 지금 뇌에 손상이 일어나고 있는 것이다. 이런 현상은 대개 수면무호흡증으로 인해 일어나지만 "산소포화도 감소" 이벤트가 있다고 해서 반드시 수면무호흡증에 해당하는 것은 아니다. 핵심은 야간에 산

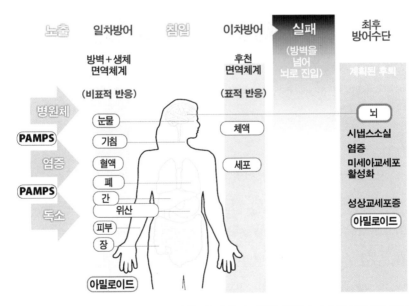

알츠하이머병과 관련된 아밀로이드-베타는 우리 몸의 다양한 방벽과 기타 방어체계를 깨고 뇌에 도달한 수많은 감염원 및 기타 염증 과정에 대한 선천면역계 반응의 일부이다(PAMP, pathogen-associated molecular pattern 〈병원체 관련 분자 패턴〉).

소포화도가 감소하는지를 아는 것이다. 만약 이러한 이벤트가 있다면 이는 인지기능감소 또는 감소 위험에 대한 중요한 인자이며 쉽게 해결할 수 있다. 호흡을 개선하기 위해 치과장치를 사용하거나 CPAP(continuous positive airway pressure, 지속양압호흡) 장치를 사용하면 된다. 하지만 많은 사람들은 단순히 염증과 체중만 줄이더라도 호전이 될 수 있다. 어떤 방법을 선택하든 핵심은 단순히 산소공급이 제대로 되고 있는지를 확인하는 것이다.

수면무호흡증과 야간 산소 불포화 현상 외에도 수면준비, 시간 및 질을 최적화하는 것이 중요하며 자세한 내용은 제14장에 나와 있다. 또한 우리 중 일부는 낮 동안 특히 높은 고도에 살거나 폐질환이 있을 경우 산소 부족을 경험한다. 이것 역시 인지기능감소를 일으킬 수 있다. 이것은 밤에 사용하는 것과 동일한 산소포화도 측정기로 쉽게 확인할 수 있으며, EWOT(exercise with oxygen therapy, 산소요법운동)로 해결할 수 있다.

자! 지금까지 알츠하이머병 인지기능저하에 여러 잠재적 인자가 있음을 알아보았다. 인슐린 저항성, 다양한 병원체 및 독소부터 영양소, 호르몬 및 영양인자 지원 부족, 장누수(leaky gut), 수면무호흡, 심한 스트레스 등이 있었다. 그리고 이러한 다양한 인자를 찾아내 각 개인의 상황에 맞춰 개별적으로 표적화된 프로토콜을 적용하는 것이 얼마나 중요한지도 살펴보았다. 이런 방식을 도입한다면, 인지기능감소의 근본 원인을 바꿀 수 없는 약을 맹목적으로 복용하는 동안 위와 같은 인자들이 지속적으로 뇌를 퇴화시키는 것을 막고, 실제 우리의 인지기능감소를 일으키는 요인을 치료할 수 있다. 이렇게 질병의 발생기전을 해결할 수 있는 개별화된 프로그램을 수행하며 미래의 약물시험을 시도한다면 보다 성공적인 결과를 얻을 수 있을 것이다.

마지막으로 치료 접근 방식을 요약해보자. 어떤 인자가 존재하는가에 따라 그 접근 방식이 달라질 수 있다는 것을 꼭 기억하자.

- 인슐린 감수성을 회복해야 한다: 공복 인슐린 〈 5.5microIU/ml, 당화혈색소 4.0–5.3%, 공복 혈당 70–90mg/dL.
- 케톤증을 유도해야 한다(장기적으로는 신진대사가 유연해지고 지방을 태워 케톤을 생성할 수 있어야 한다.): 1.0~4.0mM BHB를 유지하며, 최소 야간 12시간은 공복을 유지해야 한다 (ApoE4 양성이라면 최소 14시간).
- 영양소, 호르몬, 영양인자(산소공급 포함), 미토콘드리아 지원, 면역체계를 최적화해야 한다.
- 염증상태 자체와 그 기원을 해결해야 한다. 장 상태를 개선하고 치주염을 치료해야 하며, 장내 및 구강 내 미생물 군집을 최적화해야 한다.
- 찾아낸(검출된) 병원체를 치료한다.
- 독소(수은 같은 중금속, 톨루엔 같은 유기물, 트리코테센 같은 생체독소)를 찾아내서 해독해야 한다.
- 수면무호흡이 존재한다면 이를 해결해야 하며, 수면 중 산소포화도를 96~98%로 유지하고(주간 산소포화도가 낮지 않게

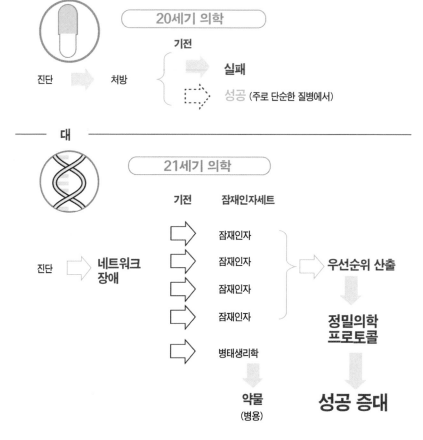

20세기 의학은 질병의 근본 원인 기여인자와는 전혀 관련이 없는 약물로 질병을 치료하므로 알츠하이머병 같은 복합 만성 질환에서는 대체로 효과가 없었다. 대조적으로, 21세기 의학은 시스템 기반 정밀의학으로 진단 시 네트워크 장애를 식별하여 다양한 잠재인자를 찾아내고 표적화할 수 있다.

유지함과 동시에), 수면위생을 최적화한다.

이러한 접근방식은 시냅토클라스틱 신호(synaptoclastic signaling)를 시냅토블라스틱 신호(synaptoblastic signal)로 전환시킬 것이며, 뇌

(腦)에서 필요로 하는 블록을 제공할 것이다. 이러한 치료 접근방식은 제거(removal), 회복(resilience), 재건(rebuilding)의 단계로 구성이 된다.

우리는 지금 각 환자가 인지기능저하를 일으킨 원인을 식별한 뒤, 각 기여요인을 개별화된 정밀의학 프로그램으로 해결하는 역사상 최초의 임상시험을 진행 중인 시대에 살고 있다. 대조적으로 이전에 수행되었던 모든 임상시험은 일반적으로 단일약물 같이 미리 정해진 치료법을 획일적으로 적용했기 때문에 실제 인지기능저하를 일으키는 요인은 고려하지 않았다.

리코드(ReCODE) 프로토콜이 개발된 지 8년이 지났고, 첫 번째 적용 환자의 인지기능은 개선되었다. 그녀는 여행, 바이러스감염, 일부 구성 요소의 부족 및 더 이상 필요하지 않을 수도 있다는 판단에 따라 총 네 차례에 걸쳐 프로그램을 중단했었고, 매번 10~14일 후에 다시 인지기능이 악화되기 시작했다. 하지만 프로그램을 다시 시작하면, 매번 다시 기능이 향상되기 시작했다. 8년이 지난 지금도 그녀는 매우 잘 지내고 있으며, 여전히 일을 하고 있고, 인지기능측면에서 건강하다.

지난 8년 동안 우리는 최적의 결과를 만들어 내는데 필요한 사항과 진행 시 주의할 점을 파악해 왔다. 더 자세한 내용은 다음 장에서 이야기를 이어가도록 하겠다.

제 3 장

오랜 신념을 타파하자: 지금까지 우리가 얻은 교훈

투쟁을 통해서만 얻을 수 있는 삶의 교훈이 있다.

―이도우 코예니칸

알츠하이머병을 "투쟁"이라는 말보다 더 정확하게 묘사할 수 있는 단어는 거의 없다.

여기에는 생존을 위한 환자의 투쟁, 이를 극복하려는 가족의 투쟁, 치료를 시도하는 의사의 투쟁, 이 질환 자체를 이해하기 위해 노력하는 과학자들의 투쟁 그리고 이 병을 물리치려는 사회의 투쟁이 모두 포함된다.

우리는 이제 막 이 질환과 관련된 기전, 다양한 발병기여요인 그리고 이 질환을 성공적으로 예방 및 치료하는 방법을 이해하기 시작한 단계이므로 인지기능감소의 예측, 예방 및 회복을 최적화하기는 여전히 어려운 것이 현실이다.

그러나 우리는 계속 발전하고 있다.

특히 가장 큰 개선을 보인 환자와 프로토콜을 준수했지만 효과가 가장 적은 환자를 통해 많은 교훈을 얻고 있다. 각 교훈을 얻을 때마다 우리는 이 프로토콜의 도움을 받을 수 있는 사람의 리스트에 더 많은 사람을 추가할 수 있게 되고 있다. 지금부터 지난 8년간 리코드(ReCODE) 프로토콜을 적용하며 얻은 몇 가지 주요 교훈과 질문에 대한 답을 소개하도록 하겠다.

- **인지기능저하를 경험하는 대부분의 사람은 알츠하이머병 아형 중 한 가지 이상을 보유하고 있다.** 가끔 순수한 1형 (염증성) 이나 2형 (위축성) 또는 다른 유형을 가진 사람들이 있지만 대부분은 여러 하위 유형을 동시에 가지고 있다. 다만 그렇다 하더라도 한 유형이 대개 우세 경향을 보이므로 그중 우세를 보이는 유형에 중점을 두어 전략을 짜는 것이 중요하다. 예를 들어, 많은 환자들이 1.5형에 해당하는 높은 공복 인슐린 수치를 보이면서 2형의 특징인 낮은 비타민 D 수치를 보이고 동시에 3형의 특징인 진균독소 노출력을 가지고 있다. 따라서 좋은 결과를 내기 위해서는 이렇게 다양한 기여인자를 제대로 파악하는 것이 중요하다.

- **저체중에 해당할 경우, 프로토콜 적용 초기에는 어려움을 겪을 수 있다.** 마른 체형, 예를 들어, BMI가 〈 18.5인 경우(표 1 참조), 충분한 지방세포를 가지고 있지 않기 때문에 자신의 지방으로 케톤을 생성하는데, 처음에 약간의 어려움이 있을 수

있다.[1] 또한 처음에는 케토플렉스(KetoFLEX) 12/3 식단이 더 몸을 마르게 하고, 에너지가 부족하며 정서적으로 날카롭게 느끼게 할 수 있다. 이와 관련된 더 자세한 설명은 제7장에 서술해 두었다. 지방 소비를 늘리거나 저항성 전분을 추가(제9장 참조), MCT 오일(1회 1 테이블스푼, 최대 1일 3회) 또는 케톤 염이나 에스테르 섭취를 통해 케톤을 생성할 수 있다. 케톤 수치를 관찰하면서 1.0~4.0mM BHB 범위 내 케톤 수치를 유지하자(장기적으로는 자신의 몸에서 케톤을 생성할 수 있게 된다는 이점이 있는데, 처음에는 이점을 걱정하지 않아도 된다). 또한 일주일에 한두 번 고구마나 기타 녹말이 많은 채소, 딸기 같은 저혈당 과일을 추가함으로써 식단을 자유화하여 지나친 체중감량을 막을 수도 있다. 마지막으로 장기능이 원활한지 확인하고 필요할 경우 소화 효소뿐 아니라 프로바이오틱스와 프리바이오틱스를 섭취하자. 영양의 흡수불량은 매우 마른 사람에서 나타날 수 있는 문제 중 하나이기 때문이다.

■ **가성치매 진단에 주의하자.** 가성치매는 우울증의 결과로 발생한 거짓 치매이다(일부 우울증 환자에서 인지기능저하 양상을 보이며, 우울증이 해소되면 인지기능도 회복되는데, 이를 가성치매라 부른다). 상당히 흔한 진단이며, 이 진단이 맞다면 각 환자의 걱정을 덜 수 있겠지만, 사실 우울증(이 자체가 종종 전신염증과 관련이 있음)은 실제로 치매, 특히 3형(독성) 알츠하이머병의 비교적 흔한 전조증상인 것으로 밝혀져 있어 주의가 필요하다.

54세 남성이 생각하기 어렵다고 호소하며 머리속이 '불타는 것' 같은 느낌을 받았다고 했다. 그는 직장을 잃고 우울했다. 알츠하이머병 전문 신경과 전문의가 진찰한 뒤, MRI에서 뇌 위축(수축) 소견이 보이지 않아 우울증으로 인한 가성치매로 진단되었다. 그는 거의 도움이 되지 않았던 항우울제로 치료를 시작했고, 이후 2년 동안 인지기능이 악화되는 것을 보고만 있었다. 2년째 실시한 MRI에서는 또 다시 위축이 확인되지 않았지만, 뇌척수액검사 상 알츠하이머병에 해당하는 이상소견이 나타났다. 이때부터 도네페질과 메만틴을 투여했지만 효과는 거의 없었다. 인지기능이 계속 감소됨에 따라 시행한 추가 평가에서 ApoE4/4, 심각한 수면무호흡, MRI 검사 상 현저한 뇌 위축이 있는 것으로 나타났다. 당시 그의 MoCA 점수는 11점에 불과했다.

이 환자의 경우, 정확한 진단과 적절한 치료가 '가성치매' 진단이 제시되면서 최소 2년 이상 지연됐다. 게다가 MRI 상의 뇌 위축은 인지기능저하가 나타난 지 한참 지난 후에도 확인되지 않았기 때문에 MRI 상 "음성소견"을 "가성치매" 진단의 증거로 사용하는 것에는 주의가 필요함을 알 수 있었다.

- **"아직 그렇게 문제가 되지 않으니 내년에 다시 와보라"고 하는 사람을 조심하자.** 환자들은 아직 알츠하이머병까지는 아니고 경도인지장애(MCI)일 뿐이며, 도네페질은 치매(알츠하이머병, MCI는 아님)에 사용하는 것으로 승인되었기 때문에 1년 후에 다시 병원 내원하여 진행상황을 확인하면 된다는 말을 비교적 자주 듣는다. 하지만 이것은 당연히 해야 할 일을 반대로 처리하는 것이다. 아직 예방 프로그램을 수행하지 않고 있으며 현재 인지기능감소가 있다면, 이 인지기능감소에서 회복하기 위

한 프로그램을 일찍 시작하면 할수록 더 좋다. "1년 후 다시 와야 한다"고 하고 1년 후에는 "이미 지금은 너무 늦었다. 이제는 치료 밖에 방법이 없다"라는 말을 얼마나 자주 들었는지 모른다.

> 55세 남성 커윈은 PET 스캔을 진행한 뒤, 초기 알츠하이머병을 시사하는 "MCI"로 진단받고 1년 후 다시 오라는 말을 들었다. 다행히 그는 기다리지 않았고, 검사를 받았다. 그 결과 그는 알츠하이머병으로 가는 길목에 있는 3형(독성) MCI를 이미 가지고 있는 것으로 나타났다. 해독을 진행한 뒤, 증상은 개선되었고 그 상태를 유지하고 있다.

- **어느 정도 인지기능저하를 보이는 대부분의 사람은 가장 흔한 원인 중 하나 이상을 가지고 있다:** (1) 인슐린 저항성; (2) 마이코톡신 노출(푸른곰팡이⟨Penicillium⟩ 또는 아스페르길루스⟨Aspergillus⟩ 같은 곰팡이에서 발생) 또는 수은 노출; (3) 수면 중 산소감소(수면무호흡 또는 기타 원인); (4) 장누수(leaky gut); (5) 열악한 구강위생; (6) 단순포진 같은 바이러스, 보렐리아(Borrelia) 또는 바베시아(Babesia) 같은 진드기 매개 병원체로 인한 만성 감염; (7) 비타민 B_{12} 또는 비타민 D 같은 영양소 결핍; (8) 혈관 질환. 따라서 이러한 기여요인을 검사로 확인하고 검출된 요인을 처리하는 것이 중요하다.

- **성공하려면 인지기능저하를 일으킨 수많은 원인에 하나하나 대처할 필요는 없다.** 최초의 프로토콜 적용환자는 인지기능저하를 일으킨 수십 가지 요인 중 12가지 정도만 해결할 수 있었

지만 개선되었고, 현재 8년 이상의 기간 동안 개선상태를 유지하고 있다. 각 개인별로 인지기능개선을 위해 넘어서야 할 임계값이 있다. 일부 사람은 더 많은 노력이 필요하고 또 다른 일부는 덜해도 개선이 된다. 따라서 어느 정도 결과를 얻을 때까지 계속 몸 상태를 최적화해가야 하며, 추가적인 개선을 보기 위해서는 계속 몸 상태 조정을 유지해야 한다.

■ **조기치료를 할수록 더 나은 결과를 얻을 수 있다고 했는데(그리고 예방이 최선), 지금까지 우리는 MoCA 점수 0점도 개선되는 것을 확인했다.** 개선 확률과 완전성은 인지기능감소가 초기일 때 가장 높으므로 일단은 예방 또는 조기 회복을 노릴 것을 추천한다. 이미 후기가 된 상황이라면, 일부는 개선되고 일부는 개선되지 않는다. 이 경우에는 그 자녀들에게 예방 조치를 취하는 것이 좋다.

■ **일반적으로 인지기능이 개선되는데 3~6개월이 걸리지만 4일만에 개선되는 것을 본 적도 있다.** 흡입 독소 노출처럼 신속히 해결될 수 있는 몇 가지 요인이 있지만, 일반적으로는 효과를 보려면 최소 3~6개월 동안 "프로토콜에 따라 생활"해야 한다. 최상의 결과를 위해 계속 생활을 최적화해야 한다.

■ **ApoE4 양성군(알츠하이머병 환자의 2/3가 여기 해당)은 대부분의 약물시험에서 치료가 잘 되지 않는 것으로 나타났지만, 이들 환자군이 ApoE4 음성군보다 리코드(ReCODE) 프로토콜에는 더욱 잘 반응하는 경향이 있다. 물론 두 군 모두 반응을 보인다.** 그 이유는 아직 명확하지 않지만, ApoE4 대립 유

전자를 가지고 있는 사람들이 프로토콜 수행을 통해 감소되는 염증요인이 더욱 잘 발생하기 때문일 수 있다. 대조적으로 ApoE4 음성군은 독소의 기여도가 더 높은 경향이 있어(따라서 종종 3형으로 나타남) 성공적으로 치료하는 데 더욱 오랜 시간이 걸린다.

■ **심혈관질환과 마찬가지로 개선을 위한 역치가 존재한다.** 개선 효과를 보기 시작하려면 이 임계치를 넘어서야만 한다. 불행히도 이 임계치가 어느 정도인지 알 수 있는 간단한 방법은 없으므로 인지기능감소가 멈추고 개선이 시작될 때까지 인지기능감소를 일으킨 요인을 계속 해결하는 것이 가장 좋다. 이 프로토콜을 최대한 퇴행과정 조기에 수행하면 할수록 임계치에 도달하기 쉽다.

■ **개선은 일반적으로 3단계를 거쳐 진행된다.** 첫째, 인지기능감소의 속도가 느려지다가 멈춘다. 둘째, 사랑하는 사람과의 관계가 향상되거나 간단한 작업 시 나타나는 혼란현상이 감소하는 등 작은 개선이 나타난다. 셋째, 기억력, 어휘력, 안면인식, 조직력 향상 같은 보다 의미 있는 향상이 나타난다. 스트레스나 감염(예를 들어, 인플루엔자 감염 또는 요로감염) 또는 수면부족으로 인한 차질이 종종 발생하지만, 프로토콜이 지속되는 한 이 모든 것이 지속된다. 차질이 발생하는 가장 일반적인 이유 중 하나는 새로운 노출 발생이다. 예를 들어, 3형(독성) 알츠하이머병 환자가 진균독소(일부 곰팡이에서 생성)에 민감한 경우, 집이나 직장에서 새로운 누수로 인해 곰팡이 재노출

이 발생하면 인지기능이 다시 감소할 수 있다.

- **실험실검사의 경우, "정상 한계 내(within normal limits, WNL)" (일부 사람은 농담으로 WNL을 "우리는 본 적이 없음(we never looked)"라며 농담함) 또는 "정상 범위 내(in the normal range)"라는 용어에 주의해야 한다.** 이 수치들은 신체 기능의 최적성과는 전혀 관련이 없다. 실제로 20명 중 1명 정도 만이 "정상 범위"를 벗어난다. 여기서 말하는 "정상 범위"는 생리학적이지 않고 통계학적이며, 뇌 기능에 반드시 최적인 수치가 아니다. 우리는 단순히 "정상 범위"가 아닌 최상의 범위에 있어야 한다. 예를 들어, 알츠하이머병, 뇌 위축, 염증 및 심혈관질환과 관련된 호모시스테인은 리터당 최대 12마이크로몰이 "정상 범위"이지만 6 이상으로 올라가게 되면 뇌 위축과의 관련성이 증가한다. 따라서 인지기능저하를 예방하거나 회복시키기 위해 모든 것을 하고자 하면 호모시스테인을 12로 두는 것이 좋을까? 당연히 7 이하로 내려두는 것이 좋겠다.

- **모든 지표를 지속적으로 최적화된 상태로 유지하는 것이 중요하다. 초기 치료만으로 최적의 효과를 본 것이라고 추측하지 말자.** 생화학지표가 변화함에 따라 인지기능도 변한다. 인지기능저하가 유발된 기본 프로세스는 수년 동안 계속되어 온 것이므로 모든 요인을 처리하는 데 시간이 걸릴 수밖에 없다는 점을 꼭 기억하자. 최상의 결과를 얻으려면 계속 각 지표를 조정해가야 한다. 이 프로토콜은 단순 약 처방이 아닌 지속적으로 유지해야 하는 프로세스인 것이다.

- **프로토콜을 적용했음에도 계속 인지기능이 떨어진다면 대부분 무언가를 놓치고 있거나 프로토콜 준수가 불량한 것이다.** 개별화된 프로그램의 다양한 파트를 따라 수행하고 있다면 인지기능저하의 근본적인 원인을 해결될 것이며, 3~6개월 이내에 개선 시작이 목격되어야 한다. 하지만 인지기능감소가 계속되면 일반적으로 만성 감염, 독소 노출, 장누수 또는 수면무호흡 중 무언가를 놓치고 있거나 프로그램을 제대로 따르지 않은 것이다. 물론 이 과정이 복잡할 수 있으므로, 이럴 때는 한 번에 한 단계씩 진행해 갈 수 있다. 예를 들어, 최적의 케톤 범위인 1.0~4.0mM BHB에 도달하지 못했다면 여기에 우선 집중하는 것이 도움이 될 것이다. 프로토콜을 6개월 이상 수행한 후에도 계속해서 인지기능이 감소할 경우 제22장의 내용을 살펴보길 바란다.

- **프로토콜 준수 또는 요인 노출에 변화가 없는 한 개선은 지속된다.** 이것은 매우 중요한 포인트이다. 다른 치료법의 경우, 짧은 개선을 보인 뒤 다시 바로 감소상태로 되돌아가는 것과 큰 차이이다. 그러나 실제로 인지기능저하의 근본 원인을 해결하면 이렇게 개선이 지속된다. 지금까지 프로토콜을 가장 오래 적용한 사람은 8년째 프로토콜을 준수 중이다. 중간에 프로토콜을 중단하고 1주 또는 2주 이내에 감소를 확인한 4번의 짧은 기간을 제외하고는 개선이 지속되었으며, 프로토콜을 재시작했을 때 다시 개선되었다.

- **원인이 되는 병원체와 독소를 찾아내고 면역상태를 최적화하**

는 것이 최상의 결과를 얻기 위해 매우 중요하다. 케토플렉스 (KetoFLEX) 12/3 식이요법, 운동, 수면 최적화, 스트레스 감소, 두뇌 훈련, 적응증에 맞춰 건강기능식품 및 약초(경우에 따라 호르몬) 섭취를 기본으로 하며 프로토콜을 수행하는 것이 가장 바람직하다. 하지만 때때로 간과되는 것이 특정 미생물, 독소 및 면역체계에 대한 지원이므로 담당의와 상의를 통해 이러한 항목도 함께 해결하는 것이 좋겠다.

■ **반복적인 최적화를 통해 보다 향상된 개선 효과를 볼 수 있다.** 계속 최적화를 유지해야 한다! 많은 사람들이 더 많은 지표를 최적화하기 시작하면서 더욱 인지기능이 향상된다는 것을 느낀다. 두뇌 훈련을 지속하게 되면 더 나은 점수를 얻을 수 있고, 각자의 일상 상호 작용이 더욱 더 날카로워진다. 그러므로 이것은 감염에 대처하기 위해 페니실린을 복용하는 것과는 다르다는 것을 기억하자. 단순히 복용하고 중단하는 것이 아니다. 최상의 결과를 위해 계속 조정해가는 과정이다. 시작할 때 뭔가 어려워 보이더라도 걱정하지 말자. 기본사항부터 시작하고, 시간이 조금 흐르면 담당의와 협력하여 대책을 추가하는 것이 좋다.

■ **일반적으로 케톤증 수치가 높은 사람(BHB=1.0~4.0mM)이 낮은 사람(특히, BHB〈0.5mM)보다 인지기능개선이 더 잘된다.** 뇌에 대한 케톤 에너지 지원은 매우 중요하므로, MCT 오일이나 케톤염 또는 에스테르를 사용하지 않고도 케톤 측정기상 케톤증을 달성할 수 있다면 그것이 가장 바람직하다. 그러

나 그렇게 할 수 없다면, MCT 오일(최대 1 테이블스푼을 1일 3회 사용할 수 있지만 설사하지 않도록 천천히 시작하고 운동) 또는 케톤염 또는 케톤 에스테르를 섭취하여 케톤 수치를 높일 수 있다.

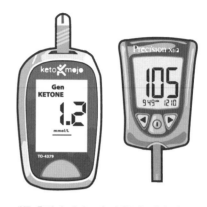

케톤 측정기 예시. 이 기계들은 대개 케톤 수치와 함께 혈당 수치도 측정할 수 있다.

■ **많은 사례를 통해 전체 프로토콜의 일부로 특정 형태의 자극을 가하면 인지기능이 향상된다는 것을 알게 되었다.** 빛 자극(광생물조절〈photobiomodulation〉) 또는 자기자극(예를 들어, 자기전자공명요법〈magnetic e-resonant therapy, MeRT〉)을 사용할 수 있으며, 물론 뇌 훈련 역시 독특한 형태의 자극을 나타낸다.

■ **지속적인 개선상태 유지를 위해** 알츠하이머병과 관련된 장기간의 전염증상태 및 상호작용은 "재부팅(rebooting)" 또는 "재설정(resetting)"이 필요할 수 있다. 여기에는 동적신경재훈련(dynamic neural retraining, 제16장 참조), 신경피드백(neural feedback), 다미주신경자극(polyvagal stimulation) 또는 다른 형태의 신경면역조절이 포함될 수 있다.

■ **병원체, 독소, 인슐린 저항성, 염증, 장누수, 영양 지원 등을 살펴본 후, 치료 시작 전 이미 손상이 광범위한 것으로 나타난다면 줄기세포 치료를 고려하는 것이 좋다.** 알츠하이머병에 대

한 줄기세포 임상시험이 진행 중이다. 나는 개인적으로 질병의 원인을 다루지 않고 줄기세포 만을 유일한 치료법으로 사용하는 방식에 우려를 표한다. 이것은 불타고 있는 집을 재건하려는 것과 유사하다. 먼저 불을 끈 다음 재건하는 것이 더 합리적이지 않을까? 그러나 줄기세포 치료는 특히 초기 단계에서 인지기능감소를 회복시키지 못한 사람들에서 궁극적으로 인지기능감소 역전에 중요한 역할을 할 것이라 생각한다.

■ **알츠하이머병 및 루이소체병 같은 퇴행신경질환은 진단되기 전 수년 또는 수십 년 동안 진행되기 때문에 치매의 명백한 증상이 나타나기 전부터 여러 인간관계에 영향을 미칠 수 있다.** 나는 종종 발생하는 국내 분쟁, 정치적 다툼, 국제사건, 오해, 그저 평범한 나쁜 기분이 퇴행신경질환과 관련된 초기 증상과 병리학적 과정의 결과일수도 있지 않을까 생각하고 있다. 아마도 이 초기 증상들이 바로 진단으로 이어지지는 않지만, 초기 단계에서 행동, 기분 또는 수행에 영향을 미치고는 있을 수는 있다. 가장 잘 알려진 예를 꼽아보자면, 만성 외상성 뇌병증(chronic traumatic encephalopathy, CTE [영화 뇌진탕 〈Conccussion〉에 등장])에서 매우 흔한 공격성과 우울증일 것이다. 하지만 이것은 신경퇴행과 관련된 행동변화 중 아주 작은 단면을 보여줄 뿐이다. 임상현장에서 진료를 하다 보면 치매로 진단되기 몇 년 전부터 무엇이라 "설명할 수 없는 행동"이 나타났다는 사실을 매우 흔히 들을 수 있다. 따라서 지금 우리는 예방이나 조기 회복을 노려볼 수 있음을 인지하여, 환

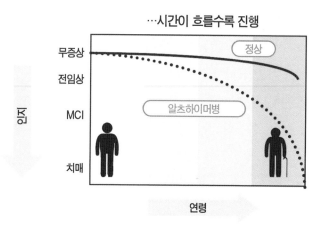

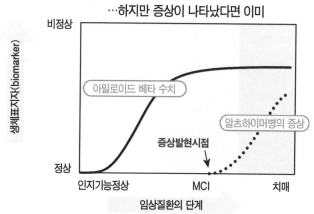

··· 전체 질환의 진행과정 상 상대적으로 늦게 증상이 발현

알츠하이머병 진단이 이루어질 시기에는 이미 기저에 있는 병태생리학적 소견이 수년간 진행한 상황이다.

자나 가족 중에서 이러한 가능성을 보이는 징후가 있지는 않은 지 유념하여 관찰하는 것이 좋겠다.

브래들리는 침착한 성격의 85세 교수로 그동안 가정적이고 신사 같은 존재였다. 50년간의 사랑스럽고 안정적인 결혼 생활을 하던 중, 어느 순간부터 아내와 이전보다 자주 그리고 격렬하게 말다툼을 하기 시작했다. 한번은 말다툼 도중 아내를 때렸는데, 그 행동은 그에게 완전히 어울리지 않고 전에는 한 번도 해본 적이 없던 것이었다. 질문을 해보니, 그도 기억력 문제를 느끼기 시작한 것으로 확인되었고, 검사결과, 그가 초기 루이소체병에 걸린 것으로 확인되었다.

알츠하이머병의 첫 번째 생존자가 "저 어딘가에" 있다고 주장하는 TV 광고를 본 적이 있을 것이다… 광고에서는 "우리 재단에 기부하면, 우리는 그것을 실현해낼 것"이라고 한다. 하지만 이 내용은 매우 잘못되었다. 왜냐하면 언젠가가 아니라 이미 첫 번째 생존자가 여기에 있고, 그와 관련된 자료는 이미 문서로써 잘 정리되어 있어, 의학저널에 게재되었기 때문이다.[2] 이제 다음 파트에서 어떻게 그런 변화를 일으킬 수 있었는지 자세히 볼 수 있을 것이다. 이미 여러 사람들이 이 프로토콜을 통해 성공을 거두고 있다.

PART 2

핸드북 1: 인지기능 회복하기

줄리 그레고리와
아이다 라쉰 브레드슨 박사가 함께

지금부터 우리가 시도해 보려는 상황을 묘사한 오랜 농담이 있다. 농부는 자신의 농장에서 우유 생산량이 감소하는 것을 우려하여 학계 전문가가 도움이 될 수 있는지 지역 대학에 문의했다. 이 요청을 받은 대학은 뛰어난 이론물리학자가 이끄는 '문제해결팀'을 파견해 2주간 자료를 수집했다. 모든 데이터를 처리하자 기가바이트 분량의 출력물이 나왔다. 물리학자는 농부에게 돌아와 말했다. "음… 우리가 당신의 문제에 대한 해결책을 계산해 봤습니다. 그런데 불행히도 이것은 진공상태에 있는 공 모양 젖소에만 적용됩니다." 당연히! 실제 소는 공 모양이 아니며 진공상태에서 살지 않기 때문에 제 아무리 훌륭한 이론이더라도 이 농부에게는 전혀 도움이 되지 않았다. 우리가 다루는 신경과학 영역도 비슷한 상황에 놓여 있다. 페트리 접시와 벌레, 초파리에 있는 세포에 적용한 흥미로운 뇌 연구 결과들이 많이 있지만, 그 결과를 알츠하이머병, 루게릭병, 헌팅턴병 같은 실제 인간의 질병에 대한 효과적인 솔루션으로 전환시키는 것은 극히 어렵다. 사실, 동물실험의 결과를 실제 인간의 퇴행신경질환에 효과적인 치료법으로 적용해 보려던 지금까지의 거의 모든 시도가 실패했다. 바로 이 파트의 내용이 이것이다. 30년 이상의 기간 동안 실험연구를 통해 얻은 결과를 알츠하이머병, 전 알츠하이머병(경도인지장애〈MCI〉와 주관적인지장애〈SCI〉), 알츠하이머병 예방에 효과적인 솔루션으로 전환시키고, 인지기능개선 성공을 위해 필요한 다양한 측면의 구체적인 세부 정보를 제공하려 한다.

의사 과학자로서 내가 가장 도움이 되는 것이 무엇인지 말할 수 있을지 모르겠지만, 여러분이 보고 기억하고 궁극적으로 실행하고 이해하기 위해서는 인지기능의 감소를 역전시키는 것이 어떤 것인지 실제 느낄 수 있는 그런 프로토콜에 따라 하루하루 생활하는 것보다 더 좋은 방법은 없을 것이다. 이를 위한 경험 기반의 실용적인 솔루션을 제공할 것이다. 따라서 이 파트(핸드북 1)는 줄리 그레고리(Julie Gregory), 내 아내인 아이다 라쉰 브레드슨(Aida Lasheen Bredesen) 박사와 공동 저술했다. ApoE4/4(동형접합체)를 가지고 있는 줄리는 자신의 인지기능 감퇴를 되돌려 보면서 이 연구결과를 실제에 적용하는 데 풍부한 경험을 축적했다. 그녀는 예리한 관찰을 통해 자신이 실제로 적용했던 사례를 우리에게 제공했다. 또한 줄리는 ApoE4를 가지고 있는 사람을 지원하는 풀뿌리 비영리 단체인 ApoE4 .Info의 창립자이자 사장이다. 내 아내인 아이다 라쉰 브레드슨 박사는 서구 문명의 만성 질환이 훨씬 덜 흔한 제3세계 국가에서 어린 시절을 보낸 통합적 접근 방식을 견지하고 있는 의사이다. 우리는 상호 보완적인 배경과 기술을 가지고 있기 때문에 함께 인지기능감소의 예방과 역전을 위한 최상의 방법을 제공할 특별한 팀을 구성했다. 사실, 나는 그동안 신경과학자, 임상의, 환자의 전문지식을 결합하여 인지기능저하에 대한 가장 효과적인 솔루션을 제공한 그 어떤 책도 본 적이 없다. 한 번 읽어보면 알겠지만, 이 파트에는 실용적 솔루션, 힌트, 요령 및 해결방법이 많이 적혀 있으며 이들의 조합이 여러분의 시도가 성공할 가능성을 극대화할 것이다. 그래서 이 기회를 빌어 줄리와 아이다에게 진심으로 감사의 인사를 전하고 싶다. 자! 이제 시작해보자!

제 4 장

케토플렉스(KetoFLEX) 12/3으로 인지기능 개선

치유가 되었다는 것은 그 상처가 사라졌다는 뜻이 아니다.
그 상처가 더 이상 삶을 지배하지 않는다는 것이다.
—미국 원주민의 지혜

우리의 목표는 여러분에게 자율권을 주는 것이다. 의사에게 신
경세포 보호를 원한다고 이야기하면, 그는 아마 어이없어 하
면서 여러분을 빤히 쳐다보거나 노골적으로 비판할 것이다. 한 부부
는 내 책을 주치의에게 건네주었다는데, 의사가 인상을 쓰며 퉁명스
럽게 "의사는 책 읽을 시간이 없다"고 말했다고 한다. 일부 진료실에
놓인 커피 머그잔에는 "구글 검색을 내 의사면허와 혼동하지 마십시
오"라고 쓰여 있기도 하다. 한편으로 그 심정이 이해되기도 하지만,
아직 그 의사면허가 인지기능저하에 대한 효과적인 해결책을 내놓고
있지 못하다. 신경과 의사들은 인지기능저하 위험이 있는 환자들에
게 "기다리세요" 또는 "행운을 빕니다"라고 말하면서 전혀 희망을 주

지 않는다. 위험이 높거나 이미 증상을 겪고 있는 수백만 명의 사람들에게 이것은 용납하기 힘든 일이다. 현재 알츠하이머병은 세계적으로 높은 이환율을 보이며, 사망의 주요 원인 중 하나이기 때문에 더욱 그러하다. 우리가 앞으로 설명할 실현 가능한 전략들의 효과를 수많은 의학 문헌들이 입증하고 있다. 안타깝게도 전형적인 3분 진료로는 효과적인 환자 교육을 할 수 없다. FDA 승인을 받은 알츠하이머병 약물 중 하나를 처방하는 것이 훨씬 쉬운데, 이 약들은 알츠하이머병의 궤적을 바꾸는데 아무런 영향도 미치지 못한다. (또는 오히려 안 좋은 영향을 끼칠 수 있다. 최근 이러한 약물 사용이 알츠하이머병에서 일시적인 증상의 완화만 제공할 뿐, 실제로는 인지기능을 더욱 빠르게 저하시키는 것으로 알려지고 있다.[1]) 재차 강조하자면, 알츠하이머병과 싸우기 위해 약물을 사용한다고 해서 인지기능저하가 멈추지는 않는다. 일시적인 개선에는 성공할 수 있지만 곧바로 다시 저하된다. 하지만 우리가 이 책에서 설명할 프로그램은 문제의 원인을 목표로 삼기 때문에 증상을 개선하고 이를 지속시킬 수 있다. (실제로 우리 프로토콜로 증상이 개선된 후 지금까지 8년 이상 유지하고 있는 사람들도 있다. 그렇지 않았다면 그 사람은 진작에 요양원에 들어갔을 것이다.) 그렇기 때문에 우리는 당장 주도적으로 스스로 책임지고 인지기능 건강관리를 시작해야 한다. 빨리 시작할수록 인지기능저하를 예방하거나, 현재의 인지기능을 향상시키거나, 혹은 증상이 시작되었다면 되돌릴 가능성이 높아진다.

우리가 제안하는 변화를 적용할 속도는 개개인의 대사 상태(특히 인슐린 저항성), 움직이고 자고 스트레스에 대처하는 능력, 변화를 시작하고 유지하는 데 도움이 되는 지원 시스템 등에 따라 달라진다. 몇 주, 몇 달에 걸쳐 천천히 조금씩 혹은 한꺼번에 적용할 수도 있다. 변화에 금방 적응하는 사람들은 치유가 더 빠를 수 있다. 비록 경미하고 일시적이지만 이에 동반될 수 있는 부작용도 인지하고 있어야 한다. 이러한 부작용에 대해서는 우리가 해결 방법을 제시하여 여러분이 성공할 수 있도록 도울 것이다.

케토플렉스(KetoFLEX) 12/3에 비판적인 사람은 이 방법이 지나치게 비싸며 너무 복잡하다고 한다. 우리의 목표는 이것을 모든 사람들이 쉽게 접근할 수 있고 비용적으로 감당할 수 있게 만드는 것이다. 기회가 있을 때마다 생활습관을 포함한 전반적인 프로토콜을 되도록 저렴하게 시행할 수 있는 대책들을 공유할 것이다. 알츠하이머병의 명확한 증상이 나타나기 10년 전 혹은 그 이상 동안 병리적 변화가 진행된다. 그래서 이 질병 진행의 궤적을 바꾸기 위해서는 가능한 빨리 개입하는 것이 좋다. 첫 번째 단계는 알츠하이머병은 희망이 없다는 잘못된 패러다임을 정확한 정보로 바꾸는 것이다. 우리는 여러분의 인지기능 건강을 보호하고, 길고 활기찬 건강 수명을 즐길 수 있도록 여러분의 손에 자율권을 쥐어 주는 의료 혁명의 일환으로 여러분을 지도하고자 한다.

시작하기

케토플렉스 12/3은 도대체 무엇이고 어떠한 의미를 가질까?《알츠하이머의 종말》에서 설명한 것처럼, '케토(Keto)'는 '케톤증(ketosis)'을 의미하는데, 이는 간이 지방을 분해하여 케톤체(아세토아세테이트, 베타-하이드록시부티레이트 및 아세톤)를 생성하여 인지기능에 탁월한 연료를 제공하고 신경 및 시냅스 지원을 위한 뇌신경영양인자

(BDNF) 생성을 증진하는 자연적인 과정이다.[2]

'플렉스(FLEX)'는 두 가지 의미를 가진다. 첫째, 대사의 유연성을 증진하는 것인데, 지방 혹은 포도당을 연료로 대사하는 동시에 인슐린 감수성을 유지하여 두뇌의 연료 공급을 극대화하는 신체의 타고난 능력을 회복시킨다. 둘째, 식단은 거의 채식 위주이지만, 여러분의 선호와 개인적인 필요에 따라 동물성 제품을 포함시키는 유연성을 허용한다. 그리고 '12/3'은 여러분이 매일 단식을 하는 시간을 말한다. 즉, 전날 저녁식사가 끝나고 다음날 아침이나 브런치 또는 점심 식사 사이에 적어도 12시간 그리고 당일 저녁과 당일 취침 시간 사이에 최소 3시간을 유지하라는 뜻이다.

이것을 정확하게 시행하면, 이것은 식단 그 이상이다. 이것 자체가 하나의 생활 방식이며, 영양소는 몇 가지 중요한 요소 중 하나일 뿐이다. 건강한 신진대사를 회복하고 유지하기 위해 우리가 권고하는 식단에 단식 및 운동을 결합해야 한다. 신진대사는 음식을 소화 및 분해하여 에너지와 세포 구성 성분을 만드는 등 우리의 생존과 관련된 여러 화학 반응을 일컫는 용어이다. 건강한 신진대사는 전반적인 건강을 최적화하고 뇌에 안정적인 연료를 제공한다.

우리의 목표는 여러분이 음식에 너무 의존하지 않고, 배고픔을 느끼지 않으면서도 지속적으로 영양을 공급받게 하는 것이다. 부엌에서 보내는 시간이 줄고, 잦은 식사에 덜 의존하며, 활동적이고 의미 있는 사회 활동을 하면서 밖에서 보내는 시간이 많아질 것이다. 깨끗하고, 영양분이 풍부하고, 채식 위주의 자연 식품 식단은 가공 식품으로는 도저히 느낄 수 없는 만족감을 제공한다. 여러분은 두뇌를 위한 최적의 식단이 맛있고 만족스럽다는 것을 알게 될 것이다.

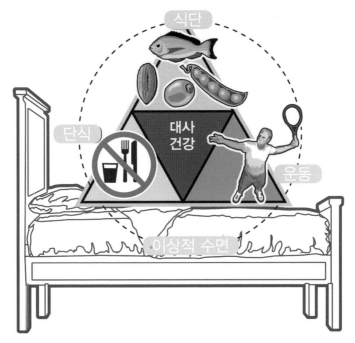

케토플렉스 12/3 식단과 생활습관은 공복, 운동, 채식 위주, 가벼운 케톤형성 식단, 그리고 이상적 수면으로 구성되며, 이는 인지기능을 보조하기 위한 기반을 만드는 역할을 한다.

먹고 사는 것이 즐거울 것이고, 그렇기 때문에 이 식단을 쉽게 유지할 수 있을 것이다.

　케토플렉스 12/3 식단과 생활습관은 공복, 운동, 채식 위주, 가벼운 케톤형성 식단, 그리고 이상적 수면으로 구성되며, 이는 인지기능을 보조하기 위한 기반을 만드는 역할을 한다.

　요약하자면, 케토플렉스 12/3의 세 가지 요소는 식단, 단식, 운동이다. (이는 제14장에서 설명할 양질의 수면에 바탕이 된다.) 이들이 결합되면, 신진대사를 치유하고 여러분의 뇌에 깨끗한 연료를 지속적으로 제공할 수 있다. 이 세 가지 전략을 동시에 실천하면 시너지 효과가 발생하며, 이 중 하나를 단독으로 시행하는 것보다 더 빠르게 치유될 수 있다. 게다가 여러분은 케톤을 생성하기 위해 아주 많은 탄수화물을 제한하거나, 너무 긴 시간 동안 단식하거나, 매우 열심히 운동할 필요가 없다. 얼마나 좋은가! 이 세 가지 요소를 결합하면 치매에서 대사증후군, 고혈압에 이르기까지 현대 문명에 만연해 있는 만성 질환을 예방하고 건강을 최적화할 수 있다. 뒤에서 식단권장 사항에 대해 더욱 자세히 알아보도록 할 것이다. 음식 피라미드를 분석하면서 단식의 중요성을 다룰 것이다. (미리 엿보기: 단식은 피라미드의 맨 아래에 위치한다. 그렇다, 그만큼 중요하다!) 운동도 뒤에서 설명할 것이다. 각각의 전략은 동일하게 모두 중요하며, 함께 케토플렉스 12/3을 구성한다는 사실을 잊어서는 안 된다.

케토플렉스 12/3은 특히 인지기능저하에 영향을 주는 것으로 알려진 여러 메커니즘들에 작용하는데, 구체적인 내용은 다음과 같다:

- 인슐린 감수성 회복
- 염증 감소
- 뉴런 연료 감소 및 미토콘드리아 결함 문제 해결
- 혈액 순환 증진 및 혈압 최적화
- 시냅스 지원을 위한 원료 제공
- 인지기능저하와 관련된 영양소 결핍 예방
- 세포 자가 포식 및 베타−아밀로이드 제거 촉진
- 해독 촉진
- 인지기능감소와 관련된 근육 및 뼈 손실 예방

　　케토플렉스 12/3이 특별한 이유는 이렇게 건강을 최적화함으로써 향상된 (그리고 지속 가능한) 인지기능을 얻을 수 있음을 실제 데이터를 통해 확인할 수 있기 때문이다. 올바른 길을 가고 있는지 의문을 가질 필요가 없다. 실시간 데이터, 정기 평가 및 실험실 연구에 기반하여 여러분의 선택에 대한 효과를 추적하고 조정할 수 있다.

식단의 혼란: 정보비만!

　　　　조지아는 58세로 관절염, 고콜레스테롤, 전당뇨, 갑상선기능저하, 비만 및 기억력 저하를 겪고 있었다. 그리고 그녀는 미국 표준 식단을 먹고 있었다. 나는 그녀에게 조엘 퍼먼(Joel Fuhrman) 박사의《살기 위해 먹자(Eat to Live)》, 마크 하이먼(Mark Hyman) 박사의《지방을 먹고, 날씬해지자(Eat Fat, Get Thin)》, 스티븐 건드리(Steven Gundry) 박사의《플랜트패러독스(The Plant Paradox)》등 전문가들이 쓴 영양에 관한 책 몇 권을 읽어 보라고 제안했다. 그 후 그녀는 식단을 바꾸기 시작했다. 100파운드(약 45kg)를 감량하자, 콜레스테롤은 정상으로 떨어졌고, 관절염 및 전당뇨가 치료되었다. 활력이 넘쳐져 자전거를 타기 시작했다. 기억력도 향상되었다. 탄력을 받은 그녀는 영양과 건강에 대해 공부하기 시작했는데, 여러 책과 기사들이 매우 다른 식단을 제안한다는 사실을 알게 되었다. 그러자 그녀는 혼란스러워졌다. 어떤 식단이 옳은 것일까? 그녀는 내게 영양 관련 정보가 넘쳐나는 것을 묘사할 단어가 있는지 물어보았고, 나는 "'정보비만(Infobesity)'이라고 부를 수 있을 것 같다"고 대답했다.

　　이 책은 '정보비만'을 피하고, 대신 인지기능 향상을 위해 유용하고 구체적이며 실행 가능한 조언에 초점을 맞출 것이다.

　　식단은 인지기능저하를 예방하거나 개선하고자 하는 사람들이 가장 힘들어 하는 부분이다. 전문가들의 조언이 종종 서로 상반되어 많은 사람들이 최적의 식단에 대해 혼란스러워한다. 케토플렉스 12/3은 신경보호를 위한 특정 메커니즘에 초점을 맞추고 인지기능과 전반적인 건강을 최적화할 수 있는 명확한 경로를 제공함으로써 그 혼란을 극복하고자 한다.

신경보호를 위한 식단이 서로 극심하게 다른 이유는 무엇일까? 인지기능과 관련된 영양과학에는 여러 이유로 엄청난 빈틈이 있다. 가장 큰 문제는 잘 설계된 종단 연구(longitudinal study)의 부족이다. 첫째, 장기 임상 시험은 비용이 드는데, 투자 수익을 얻을 수 있을지 불명확한 상황에서 막대한 금액을 기꺼이 투자할 금융 기관은 거의 없다. 둘째, 교란 요인이 너무 많아서 잠재적으로 잘못된 연관성을 제시할 수 있다. 인간은 각각 다른 게놈(유전학)과 후성 유전체(여러 요인들 중 특히 환경의 영향을 받는 DNA의 역동적 변조 및 제어)를 가지므로 시작부터 변수가 있다. 또한 독립생활을 하는 사람들이 모두 규정된 식단을 따르고 이를 정확히 보고한다고 보장할 수 없다. 기타 행동이나 스트레스 요인도 교란요인이 될 수 있다. 셋째, 영양학의 많은 부분은 역학적 근거에 기초하고 있는데, 이러한 근거는 연관성을 드러내지만 이것이 반드시 인과관계는 아니다. 예를 들어, 역학 관찰로 밝혀진 지중해 식단과 관련된 많은 긍정적인 건강상 이점에 대해 생각해보자. 누군가는 이 내용이 식단의 구성 요소 중 하나인 통곡물이 건강에 좋다는 증거라고 주장할 수 있다. 하지만 통곡물이 포함되지 않은 지중해 식단을 섭취하는 대조군과 비교하여 구체적으로 검증하지 않으면 그 주장이 과학적으로 유효하다고 말하기 힘들다. 건강상의 이점을 제공하는 것이 식단의 다른 요소나 생활 방식이 아니라고 확신할 수 있을까? 한 식단이 다른 식단과 비교하여 인지기능 보호에 도움이 된다는 확실한 증거가 없기 때문에 우리는 올바른 길을 가고 있다고 확신하기 어려운 것이다.

우리는 잘못된 것을 먹고 있다는 여러분의 불안함 혹은 지금까지 돌이킬 수 없는 손상을 입었다는 두려움을 없애고자 한다. 앞으로 위해 최선을 다하라고 응원할 것이다. 식단을 항상 완벽하게 따르기 힘들다는 것은 잘 알고 있다. 몸에 해로운 영향을 미치는 음식 대신 몸을 건강하게 만드는 음식과 식습관을 식별할 수 있도록 우리가 도울 것이다. 시간이 지날수록 몸이 좋아지는 것을 느끼게 되면서 건강에 좋은 음식을 식별하고 우리가 권장하는 많은 변화들을 적용하는 것이 쉬워질 것이다. 정말 간단하다. 뇌를 우선시하면 다른 모든 것이 뒤따라온다.

그리고 중요한 사실은 이 식단과 생활 방식의 부수적인 효과들이 모두 긍정적이라는 것이다. 에너지 증가, 체중 감소(이것이 목표라면), 혈압 감소, 혈당 안정화, 관상동맥질환의 위험 감소, 기분 개선, 피부 개선 그리고 생물학적 연령 감소 등이 있으며, 이를 통해 인지기능은 향상되고 수명은 연장된다.

영양적 케톤증은 모든 사람에게 적합할까?

■

반드시 그렇지는 않다! 이것이 바로 맞춤형 의학의 아름다움이다. 조금 더 정확히 말하자면, 영양적 케톤증은 케톤을 생성하기 위해 보다 적은 양의 탄수화물과 보다 많은 양의 지방을 사용하는 특정 식이 패턴을 말한다. 케토플렉스 12/3(단식, 운동, 식단)의 목표는 인슐린 저항성을 가진 사람들에게 포도당과 지방을 연료로 태울 수 있는 대사 유연성과 능력을 회복시키는 것이다. 흥미롭게도, 이전 연구에 따르면 알츠하이머병을 앓고 있는 모든 사람들이 뇌 인슐린 저항성을 가지고 있기 때문에 비록 신체 증상과 지표가 없더라도 뇌는 긴급하게 연료를 필요로 한다.[3] 영양적 케톤증은 인슐린 저항성이 있는 사람이나 인지기 능저하가 있는 모든 사람에게 매우 도움이 될 수 있다.

치유되는 과정에서 식이 지방에 대한 필요는 시간이 지남에 따라 바뀔 수 있다. 많은 사람들은 일일 단식의 지속 시간과 운동량이 늘어날수록, 처음에 필요했던 지방의 양보다 적게 섭취하더라도 자연스럽게 케톤증이 유도된다는 것을 발견한다. 또한 일단 인슐린 저항성이 치료되고 신진대사의 유연성이 회복되면, 인지기능에 미치는 영향을 기록하면서 더 많은 저항성 전분을 추가해 볼 수 있다. 어떤 사람들은 건강해지면 더 이상 높은 수준의 케톤증이 필요하지 않다는 것을 발견한다.

이것이 바로 개인 맞춤 프로그램이다. 생체 지표(인지기능뿐 아니라 공복 혈당, 인슐린, 당화혈색소)에 맞춰 식단을 조절한다. 여러분의 목표는 신진대사의 유연성, 인슐린 감수성 그리고 인지기능의 명료성을 얻는 것이다.

인슐린에 아직 민감하게 반응하고 신진대사가 건강한 젊은 사람들 혹은 예방에 관심이 있는 사람들은 어떻게 해야 할까? 이러한 사람들은 식이 지방을 늘리는 데 그다지 집중할 필요가 없고, 대신 매일 단식하고 운동을 하고, 그 외에 우리 음식 피라미드의 식품들을 섭취하면서 인슐린 저항성을 예방하는 데 집중해야 한다. 피라미드에 속하지 않는 음식(설탕, 정제된 탄수화물, 건강에 해로운 기름)을 피하는 것만으로도 큰 도움이 될 것이다.

ApoE4 보유자는 이르면 20세부터 증상은 없어도 포도당 사용률의 경미한 감소(즉, 뉴런 연료 부족)를 보이기 때문에 케톤 수치를 측정해 보는 것도 좋다.[4] 베타-하이드록시뷰티레이트(BHB) 수치가 0.4~0.5mmol/L만 되어도 이러한 연료 부족 상황을 효과적으로 해결할 수 있다.[5] 케토플렉스 12/3에 설명된 전략을 통해 이 정도 수준을 달성하는 것은 매우 쉽다. ApoE4 보유자는 나이가 들수록 인슐린 저항성 증상을 조금 더 적극적으로 관찰해야 할 것이고 그들의 BHB 목표 수치를 높여야 할 수도 있다.

　게다가 혈관성 치매나 심장질환을 앓고 있는 사람들은 영양적 케톤증을 만들기 전에 기저에 깔린 인슐린 저항성을 치료하는 것을 우선시해야 한다. 제8장에 자세한 설명이 있다.

케톤증

케톤증을 조금 더 자세히 알아보자. 이 단어는 종종 1형 당뇨와 관련된 위험한 질환인 케톤산증과 혼동되기 때문에 많은 사람들이 두려워하는데, 케톤증은 철저히 안전하다.[6] 아기들은 대부분의 시간 동안 케톤증을 유지하고 있으며, 신진대사가 잘되는 성인들도 잠자는 동안 케톤증을 유지한다.[7] 케톤은 인류 역사상 오랜 기간 동안 연료로 사용되어 왔다. 초기 인간은 음식이 부족했던 시기에 에너지 보존을 위해 저장된 지방을 분해하는 내재된 생리적 적응 능력이 없었다면 살아남을 수 없었을 것이다.[8] 현대에 와서야 사람들은 하루 세 끼에 간식까지 먹고 좌식 생활을 하게 되면서 글리코겐 저장고를 꽉 채울 수 있었다. 우리의 수렵 채집 조상들은 케톤을 만드는 생활 방식으로 살아갔다. 그리고 어떤 지역은 아직도 그렇게 생활한다. 그들은 하루 종일 활동적이며, 종종 육체적으로 힘든 노동을 수행한다. 그들은 직접 사냥과 채집을 통해 얻은 자연 식품을 전통적으로 조리하여 섭취하며, 우리만큼 식사를 자주 하지 않는다.[9]

　고도로 정제된 식품의 과잉 섭취는 연료로 오로지 포도당을 태우는 부자연스러운 변화를 가져왔다. 이것은 미국을 포함하여 전 세계적으로 인슐린 저항성이 폭발적으로 증가하는 계기가 되었다.[10] 아이가 계속해서 매우 시끄러운 음악을 연주하고 드럼을 쳐서 여러분이 귀마개를 했다고 상상해보자. 그러면 배우자가 옆에서 브람스의 자장가를 틀어도 여러분은 이를 듣지 못한다. 인슐린 저항성은 이러한 상황과 비슷하다. 제법 많은 사람들에게 나타나는 현상으로 (그리고 인지기능저하, 당뇨 혹은 혈관 질환이 발병하기 전까지는 대부분의 사람들은 모르고 산다) 수년간의 설탕 섭취와 높은 인슐린 수치는 우리 세포들로 하여금 인슐린에 대해 자체적으로 "볼륨을 줄이는" 현상을 야기했다. 이것은 특히 뇌에 악영향을 미치는데, 인슐린이 영양인자로 작용하기 때문이다. 즉 인슐린이 뇌 세포와 그들의 연결부가 생존하기 위해 필요한 생화학적 경로를 작동시킨다는 것을 의미한다. 인슐린에 대한 반응이 줄어드는 것이 알츠하이머병의 중요

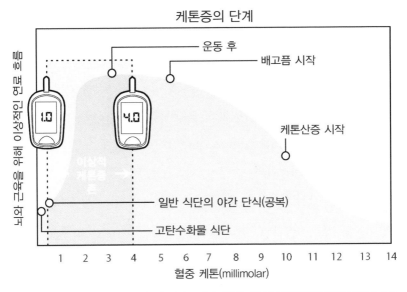

경도 케톤증은 케토플렉스 12/3의 타깃: 베타-하이드록시뷰티레이트(케톤의 핵심) 1.0–4.0mmol/L.

한 원인이 되는 이유다. 실제로 어떤 사람들은 알츠하이머병을 "3형 당뇨"라고 부르기도 한다.[11]

　이 모든 것이 나쁘게 들리겠지만, 인슐린 저항성의 문제점은 여기서 끝이 아니다! 높은 인슐린 수치는 지방을 사용 가능한 에너지로 동원하는 것을 차단하여 비만을 유발한다.[12] 그러나 비만하면 무조건 인슐린 저항성이 발생하는 것은 아니다. 반대로 일부 사람들은 비만하지 않아도 인슐린 저항성이 생기는데, 이들의 내부 장기 주변에는 지방이 저장되어 있으며 이를 '마른비만'이라 부른다.[13]

　인슐린 저항성의 증상과 지표는 다음과 같다:

- 복부 지방 (내장성)
- 금식을 어려워 함
- 저혈당 사건 (낮은 혈당)
- BMI > 25 (체질량지수)
- 공복 혈당 > 114
- 공복 인슐린 > 5.5
- 당화혈색소 > 5.7% (2~3개월 동안 포도당 평균을 측정하는 검사)
- 항상성 모델 평가-인슐린 저항성(HOMA-IR) > 1.4

　신체의 인슐린 저항성 발생 가능성은 나이가 들수록 증가하는 경향이 있지만, 점점 젊은 사람들에서도 많이 나타나고 있다.[14] 포도당 관련 수치들이 올라가고 인슐린에 대한 감수성이 손실됨에 따라 포도당을 사용하는 능력이 저하된다.[15]

실제로 뇌의 인슐린 저항성 또한 나이가 들수록 증가하여 뇌 연료 결핍으로 이어진다.[16] 인슐린 저항성과 연료 결핍의 가능성은 모두 나이 들수록 증가하기 때문에 이 두 가지 위험 요소를 분리해서 생각하기는 어렵다. 이전 연구들은 이 인구 집단에서 나타나는 신경 세포의 연료 사용량 감소는 알츠하이머병의 위험 요인이 아니라 병의 결과라고 가정했다. 그들은 알츠하이머병에 동반되는 뇌 위축은 단순히 필요한 연료의 양이 적은 것이라 주장한다.[17] 그러나 이 이론은 유전적으로 위험이 가장 높은 사람들에게 적용하면 바로 무너져 버린다.

알츠하이머병의 가장 흔한 유전적 위험 인자인 ApoE4 대립 유전자 보유자는 30대부터 알츠하이머병 환자와 유사한 뇌 영역에서 뇌 포도당 이용률이 감소하는 것으로 나타났다.[18] 젊은 보유자들은 PET-FDG 검사에서 기억 처리 및 학습과 관련된 뇌 영역이 5~10% 감소한 것으로 나타나도 인지기능저하가 나타나지 않는다. 뇌의 포도당 대사 저하는 인지기능저하가 나타나기 수십 년 전부터 진행된다. 이러한 에너지 부족이 알츠하이머병을 유발한다는 확실한 증거는 없지만, 만성적이고 점진적인 뇌 연료 고갈은 알츠하이머병 발병에 크게 기여하고 있으며, 이 점은 우리에게 치료를 위해 개입할 수 있는 기회를 제공한다.

우리의 뇌는 더 이상 포도당을 효율적으로 사용할 수 없을 때, 케톤체를 사용하여 이 상황을 해결할 수 있다. 스티븐 쿠네인(Stephen Cunane) 박사는 이러한 뉴런 연료 부족을 케톤이 충족할 수 있음을 보여줬다. 게다가 뇌는 케톤체를 우선적으로 사용한다. 포도당 가용성과 상관없이 케톤체는 혈장에 있는 대로 뇌로 들어간다.[19] 그러므로 ApoE4 유전자를 가진 젊은 사람에서 나타나는 5~10%의 뉴런 연료 부족은 비교적 낮은 수준의 케톤(0.4-0.5 mM BHB)으로도 상쇄 가능하다.[20] 혈액 내 BHB 수치는 케톤증의 수준을 알기 위해 사용된다. 본인 스스로 수치를 측정하는 방법은 추후 알려줄 것이다. 연료가 많이 부족할수록 더 높은 BHB 수치(0.5-4.0 mM, 가능하면 1.0-4.0 mM)가 도움이 된다. 지속적으로 검사하고 기록하다 보면, 여러분이 최상의 컨디션을 유지할 수 있는 수치를 알게 될 것이다.

케톤은 뇌에 효율적으로 연료를 공급할 수 있는데, (뇌가 필요로 하는 연료의 75%까지) 뇌는 여전히 포도당도 조금은 필요로 한다. 하지만 설탕을 섭취해야 하는 것이 아니다! 설탕이 없어도, 나머지 25%의 연료는 간에서 포도당을 생성하는 포도당신생합성이라는 과정을 통해 얻을 수 있다. 우리가 권장하는 채소가 풍부한 식단은 복합 탄수화물을 포함하지만 단순 탄수화물을 최소화하고, 식이섬유, 프리바이오틱스, 항염증제, 플라바놀, 기타 식물성 영양소를 제공함으로써 대사 및 인지기능을 개선한다.

기존에 발표된 연구에 따르면, 이미 알츠하이머병으로 진단된 사람도 케톤증을 이용하면 인지기능을 개선할 수 있다. 가장 잘 알려진 증례 보고 중 하나는 매리 뉴포트(Mary Newport) 박사가 이 방법을 이용하여 ApoE4 유전자를 보유한 남편의 변화를 기록한 것이다.[21] 다음 그림을 보면 알 수 있지만, 스티브 뉴포트(Steve Newport)는 식단에 코코넛 오일(케톤을 증가시킨다)을 추가함으로써 인지기능이 급격하게 개선되었다. 게다가 그 개선된 상태가 2년간 지속되었다.

케톤이 추가된 음료의 효과를 보기 위해 진행된 한 무작위 대조

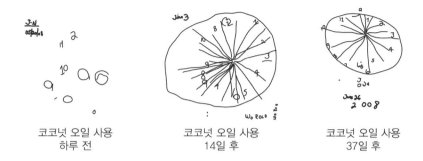

| 코코넛 오일 사용 | 코코넛 오일 사용 | 코코넛 오일 사용 |
| 하루 전 | 14일 후 | 37일 후 |

시험에서는 ApoE4를 보유하지 않은 사람에게서 어느 정도 인지기
능이 개선되었다. 주목해야 할 점은 이 연구에서는 식단 변화 등 다
른 전략 및 치료를 적용하지 않았으며, 90일 후 참여자들의 BHB 수
치는 0.4mM 정도로 매우 낮은 수준이었다.[22] 문제가 되는 ApoE4 보
유자에서는 성공적인 결과가 나타나지 않았는데, 그 이유가 더 높은
BHB 수치가 필요하기 때문인 것인지, 추가적인 전략들이 필요하기
때문인지는 명확하지 않다.

경도인지장애(MCI, 알츠하이머병의 선행 질환) 환자를 대상으로
한 임상시험에서는 놀라운 결과가 나타났다. 고탄수화물 식단(탄수
화물이 전체 칼로리의 반) 및 저탄수화물 식단(탄수화물이 전체 칼
로리의 5-10%)을 비교하였는데, 저탄수화물 식단군에서만 인지기능
이 개선되었으며, 이는 케톤증 정도에 비례하였다. 저탄수화물 식단
군에서는 인지기능이 개선되었을 뿐 아니라, 체중 및 허리둘레가 감
소하였고, 공복 혈당 및 인슐린도 감소했다. 6주라는 짧은 기간에 나
타난 놀라운 결과였다.

최근에 발표된 두 명의 ApoE4 보유자에 대한 증례 보고에서는
저탄수화물 식단, 단식, 운동을 종합적으로 적용하였으며, 더욱 놀

라운 결과가 나왔다. 두 명 모두 알츠하이머병으로 진단받았는데, 그들의 인지기능이 개선되었다. 한 명은 2형 당뇨도 좋아졌다. 이 예시들은 케토플렉스 12/3을 따를 환자들에서 나타날 결과를 잘 보여준다.[23] 여기에서 알 수 있듯, 저탄수화물 식단을 단식 및 운동과 결합하는 것이 (이것이 케토플렉스 12/3이다) 호전된 상태를 지속시키는 열쇠이며 기저에 깔린 인슐린 저항성을 치유하는 방법이다.

이러한 예는 인슐린 감수성 및 케톤증이 인지기능에 얼마나 중요한지 보여준다. 좋은 소식은 식단, 운동, 단식, 질 좋은 수면 등 이 기본적인 것들이 (케토플렉스 12/3) 인지기능 유지와 관련된 중요한 기전들을 뒷받침해 주며, 그 결과 인지기능을 개선한다는 것이다. 이들은 또한 프로토콜의 다른 부분들의 기반을 다져주는 역할도 한다.

만약 케톤증이 포도당 수치가 낮아졌을 때의 몸에 내재된 자연스러운 적응 반응이라면, 우리는 굳이 왜 특정 식단 및 생활습관으로 바꿔야 하는 걸까? 인슐린 저항성이 있는 사람들은 시간이 지날수록 포도당을 태우는 모드에서 몸속 지방을 태우는 모드로 자동 전환을 하지 못하게 된다.[24] 이러면 뇌는 두 가지 연료 모두 부족하게 되어 두 배로 위험해진다. 케토플렉스 12/3의 일차 목표는 뇌에 지속적으로 연료를 공급하기 위해 주로 포도당을 태우는 것에서 지방 (그리고 지방에서 유래한 케톤)을 태우는 것으로 전환하는 것이다. 이는 질 좋은 수면의 기반이 되며 운동, 단식 및 케토플렉스 식단, 이 세 가지 전략을 동시에 적용시킴으로써 이룰 수 있다. 우리의 접근 방식은 생활 방식이지 식단이 아니다. 세 가지를 동시에 실천하는 것이 이상적이다. 하지만 이것이 모든 사람에게 가능하지 않다는 것을 알고 있기에 도움이 될 만한 전략과 대안 책들도 제시할 것이다.

실천 방법

- 만약 인지기능저하를 경험하고 있거나 인지기능저하의 위험성이 있다면, 대사 유연성을 증진하고 인지기능을 개선하며 인지기능저하를 예방하기 위해 케토플렉스 12/3을 고려해 볼 수 있다.

- 일차 목표는 포도당을 태우는 방식에서 지방을 태우는 방식으로 전환하여 경도 케톤증을 이루어 내는 것이다.

- 최종목표는 인슐린 저항성을 치료하고, 대사 유연성을 이루어 건강한 인지기능을 회복하거나 지지하는 것이다.

제 5 장

불을 끄자

> 나는 그동안 가솔린으로 불을 끄고 있었죠.
> —데이비드 보위

식단을 소개하면서 피해야할 음식을 먼저 알려주는 것이 조금 이상해 보일 수 있지만, 사실 매우 중요하다. 우리가 추천하는 음식과 함께 피해야할 음식도 같이 먹는다면, 체내 염증이 심한 환경을 만들게 된다. 이는 우리가 가려는 방향과 완전히 반대 방향이다. 치유의 첫 번째 단계는 불을 끄는 것이다.

단호히 거절하자

단순 탄수화물

심장 질환의 위험을 줄이기 위해 미국은 1976년에 저지방 식단을 공식적으로 권장하면서 탄수화물 섭취량을 늘리라는 지침을 함께 제시하였다. 하지만 이 노력은 잘못된 방법이었다. 1980년대 초, 식품 제조사들은 이러한 지침을 바탕으로 이익을 창출하기 위해 가능한 모든 식품을 저지방 형태로 만들었다. 소비자들은 '건강한' 대안책이 생겼다며 기뻐했다. 하지만 이 식품들은 고도로 가공되고 대부분 설탕으로 가득찼다.[1] 저지방 식단 지침이 도입된 후 미국의 비만 인구는 4배 이상 증가했다.[2] 이제는 미국 성인의 삼분의 일 이상(8,000만 명)이 비만이다. 정부 통계에 따르면 또 다른 삼분의 일은 과체중이다. 더 심각한 것은 이 시기에 중증 비만(기준 체중보다 100파운드 〈약 45kg〉 이상 과체중)도 역시 4배 증가했다는 것이다.[3] 그리고 안타깝게도, 학령기 아동 다섯 명 중 한 명이 비만이다.[4]

비만 유병률은 1970년대 후반 저지방식단 가이드라인 채택 이후 급증했다.

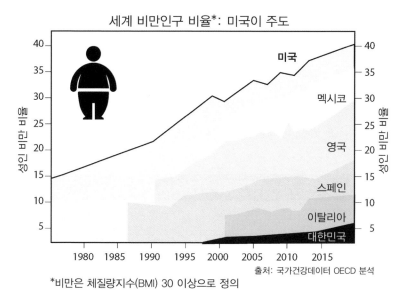

세계 비만인구 비율*: 미국이 주도

출처: 국가건강데이터 OECD 분석

*비만은 체질량지수(BMI) 30 이상으로 정의

비만 유병률은 1970년대 후반 저지방식단 가이드라인 채택 이후 급증했다.

비만하면 당뇨 위험이 높아진다. 설탕, 전분, 가공식품 같은 단순 탄수화물은 우리 몸이 생산할 수 있는 양보다 더 많은 인슐린을 요구한다. 만성적으로 인슐린 수치가 높다면 우리 몸의 세포들은 '그만해!'라고 외치며 인슐린에 대한 저항성을 만들어낸다. 즉, 세포들이 당을 제대로 처리하지 못하게 된다. (참고로 뇌에서 포도당 사용이 줄어드는 것은 알츠하이머병의 특징 중 하나이다.) 인슐린은 뇌세포의 훌륭한 영양인자이며, 뇌세포가 살아있을 수 있게 한다. 그렇기 때문에 인슐린에 대한 반응 감소가 알츠하이머병에서 일어나는 신경 퇴행과정에 중요하게 기여한다는 사실은 놀랍지 않다. 사실, 뇌의 인슐린 저항성은 거의 대부분의 알츠하이머병에서 관찰할 수 있다.

결론은 간단하다. 인간은 팔을 파닥거려도 날지 못하는 것처럼, 우리 몸은 우리가 현재 섭취하고 있는 설탕과 전분의 양을 감당할 수 있게끔 만들어지지 않았다. 결국은 추락한다. (설탕과 전분으로는 추락이 장기화될 뿐이며, 여기에는 고혈압, 고콜레스테롤, 당뇨, 심장병, 뇌졸중, 노화, 관절염과 치매가 동반된다.)

다행인 것은 공복혈당과 당화혈색소를 측정하면 이 과정을 지켜볼 수 있다는 것이다. (당화혈색소는 조직으로 산소를 운반하는 헤모글로빈에 당 분자가 붙어있는 것이다. 마치 상어에 빨판상어가 붙어있는 것처럼) 만약 당화혈색소 수치가 5.7 이상이면 이미 전당뇨일 가능성이 높다. 정상 당화혈색소 수치는 4.0-5.6이며, 우리는 최상의 결과를 위해 5.3 이하로 유지할 것을 권장한다. 5.7-6.4는 전당뇨이며, 6.5부터는 당뇨로 수치가 높을수록 당뇨가 잘 관리되지 않음을 시사한다. 하지만 당화혈색소 수치가 상승하기 전에 공복 인슐린 수치가 먼저 오를 수 있으며, 이 수치가 5mIU/L를 넘어서면 췌장의 섬 세포가 포도당을 관리하기 위해 이미 추가 근무를 하고 있다는 의미다. 수치를 지속적으로 추적하여 여러분이 이 범위의 어디쯤 위치해 있는지 파악하는 것은 중요하다. 좋은 소식은 이를 관리할 수 있는 방법은 많으며, 인슐린 감수성을 회복하면 인지기능뿐 아니라 노화도 늦출 수도 있다는 것이다.

불과 얼마 전인 1976년만 해도 미국인 중 겨우 5백만 명만 당뇨에 걸렸다. 하지만 최근에는 1억 명이 넘는 인구가 당뇨 혹은 전당뇨다![5] 이 가파른 상승세가 오늘날 많은 사람들이 알츠하이머병에 걸릴 위험성이 높은 이유다. 당뇨 함께 염증이 동반되는데, 당이 헤모글로빈뿐 아니라 기타 여러 단백질에도 결합하여(실제로 당분자가 단백질의 일부가 된다) 그 단백질의 형태와 기능을 변화시킨다. 결과적으로 정상적이지 않은 단백질을 늘 경계하는 우리의 면역 체계는 염증반응

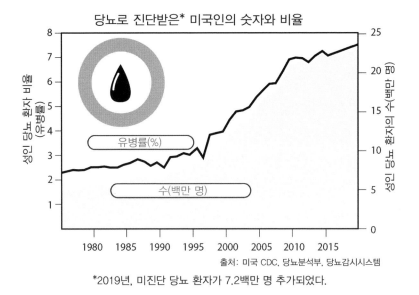

당뇨로 진단받은* 미국인의 숫자와 비율

출처: 미국 CDC, 당뇨분석부, 당뇨감시시스템

*2019년, 미진단 당뇨 환자가 7.2백만 명 추가되었다.

당뇨 유병률은 1976년부터 급격히 증가했다..

을 일으켜 알츠하이머병의 위험성을 더욱 높인다.

다행히도 이 문제는 해결할 수 있으며, 빨리 시작할수록 좋다: 탄수화물, 설탕 및 가공식품을 영양소 및 식이섬유가 풍부한 채소와 건강한 지방으로 대체하면 (동시에 단식 및 운동을 병행) 우리의 신체가 더 효율적이고 효과적인 뇌연료를 생성할 수 있게 되어 인슐린 저항성을 낮추고 인슐린 감수성을 회복할 수 있다.

이렇게 하자. 설탕, 사탕, 쿠키, 머핀, 케이크, 빵, 파스타, 크래커, 흰 감자, 곡물, 탄산음료(인공 감미료가 장건강을 해치기 때문에 '다이어트' 탄산음료도 포함), 과일주스, 알코올, 가공식품 그리고 액상과당을 포함한 모든 식품의 단순 탄수화물을 제한해야 한다. 단순 탄수화물 섭취를 줄이면, 놀랍게도 단 음식에 대한 욕망이 상당히 빠르게 없어진다.

곡물에 맞서자

케토플렉스 12/3에서는 제9장에서 언급할 몇 가지 예외사항을 제외하고는 모든 곡물을 제한한다. 곡물이 염증을 유발하는 특성을 가지기 때문에 인지기능 건강을 개선하려는 모든 사람들이 이를 제한할 것을 추천한다.[6]

글루텐부터 알아보자. 글루텐은 글루테닌과 글리아딘으로 구성되며, 밀·호밀·보리에 포함된 풀 같은 단백질이다. 지난 몇 세기 동안 진행된 밀의 교배를 통해 글루텐이 인체에 악영향을 미치게 되었고, 질감 및 팽창 능력을 향상시키려 노력하다 보니 글루텐 함량이 높아졌다.[7] 주로 글루텐이 손가락질을 받지만, 사실 더 큰 범인은 글루텐 내 작은 단백질인 글리아딘이다. 현재 글리아딘의 종류는 200개가 넘으며, 그중 glia-α9이 셀리악병에서 일어나는 장 파괴의 가장 강력한 유발 인자다. 원래 글리아딘은 보기 힘들었으나 이제는 여러 종류의 밀에 존재한다.[8] 또한 현대의 밀은 벌레를 퇴치하고 더 견고하며 지속 가능한 작물로 만들기 위해 렉틴의 한 종류인 맥아응집소의 함량이 높게 구성되어 있다.[9] (렉틴은 탄수화물에 결합하는 단백질로 불행하게도 염증을 유발할 수 있다.) 게다가 벌레를 퇴치하고 섬유질의 함량을 높이기 위해 피토산염이 다량 포함되어 있는데, 이 물질역시 염증반응을 일으킨다. 피토산염은 미네랄의 흡수를 방해하기 때문에 종종 '항영양소'라고 불린다.[10]

농업 관련 산업은 더 강하고 수익성이 있는 밀 작물을 만들어 내는 데 성공했지만, 그것이 인체 건강에 미치는 영향을 고려하지 못했다. 이러한 교배는 "유전자 변형 농산물(GMOs)"이라는 개념이 태동하기 이전에 진행되었기 때문에 비슷하게 변형시킨 것임에도 불구하고 부정적 이미지의 딱지를 피할 수 있었다.[11] 이러한 복합적인 변화가 셀리악병과 비셀리악 감수성의 급격한 증가를 야기했다.[12] 셀리악병에서 글루텐의 병리학적 영향은 확고하다. 그렇다 보니 셀리악병을 앓지 않는 사람들은 자신이 글루텐을 아무리 섭취해도 괜찮다고 생각한다. 따뜻한 빵만큼 맛있는 것도 없으니까! 하지만 불행히도, 비셀리악 글루텐 감수성은 많은 이들에게 영향을 끼치며, 셀리악병과 마찬가지로 광범한 염증을 일으킬 수 있다.[13]

위장 관련 증상(복부 팽만, 복통, 설사 등), 피로, 뼈 및 관절 통증, 관절염, 골다공증, 말초신경병증, 편두통, 발작, 불임, 구내염 및 피부 발진이 대표적 증상이다.[14]

예민한 사람들에서 (아니 모든 사람들일 수 있다!) 글리아딘은 장에 염증을 일으켜 투과성을 증가시키는데, 이로 인해 독소, 음식 찌꺼기, 박테리아 및 기타 미생물의 파편이 혈액속으로 흘러 들어간다.[15] 글루텐 섭취는 위장관 치밀이음부의 투과성을 조절하는 조눌린 (장 세포 사이 벨크로 같은 역할)의 발현을 증가시키며, 누수가 증가하면서 여러 만성 질환들이 발병한다.[16] ApoE유전자를 가지고 있는 사람들은 혈액뇌장벽 투과성이 증가되어 있기 때문에 글루텐 노출에 더욱 민감하게 반응할 수 있다.[17]

글루텐은 밀뿐 아니라 기타 곡물 혹은 심지어 유제품에도 포함되어 있다. 이들 식품은 글루텐으로 오염되어 있거나, 글라아딘 단백질을 포함하기도 하고, 교차반응을 나타내거나 글라아딘 단백질과 유사한 효과를 내기도 한다. 비셀리악 글루텐 감수성 관련 증상을 보이는 사람들은 쌀, 옥수수, 귀리, 밀렛, 아마란스, 벌거, 메밀, 퀴노아 및 유제품 등을 피해야 한다.[18] 밀을 제외한 곡물 중 다수가 유전학적으로 변형되었고, 농약 사용법도 달라졌음을 기억해야 한다. 어떤 곡물은 더 많은 농약 견뎌낼 수 있게 조작되었으며(근처 잡초들에 글리포세이트를 더 많이 뿌리기 위해), 또 다른 곡물을 농약을 스스로 만들어 내기도 한다. 건강에 악영향을 끼치는 강인한 작물을 만든 것인데, 우리는 이제야 이 점을 완전히 이해하기 시작했다.[19] 더 심각한 것은 보다 수월한 수확을 위하여 글리포세이트가 작물을 건조시키는 건조제로도 사용된다는 것이다. 이것이 건강에 미칠 영향을 생각해보자. 세계보건기구에서 '발암가능물질'로 지정한 이 화학물질을 한 번도 아니고 두 번이나 뿌린다. 그리고 우리는 여기에 2배로 노출된다. (글리포세이트는 미국 사법체계에서 여러 차례 기소되었고, 관련 보상금이 20억 달러를 넘어섰다.) 더구나 밀을 제외한 곡물들은 비소 등의 독소를 함유하고 있는 경우가 많다. 그 외로 염증을 유발하는 항영양소인 렉틴의 함유량도 많은 것으로 알려졌다.

곡물은 또한 혈당에도 강력한 영향을 미친다. 전통적으로 농부들은 가축을 팔기 전 살찌우기 위해 곡물을 먹였다. 정부의 음식 피라미드 지침이 곡물 섭취를 권장한 이후로 비만과 당뇨 유병률이 증가했다는 사실에서도 알 수 있듯, 사람에서도 똑같은 현상이 일어난다. 우연일까? 이 지침은 정부 보조금으로 인한 과도한 곡물 생산 및 판매가 시작되던 시기에 발표되었다.[20]

식단에서 3주 동안 곡물을 완전히 빼보는 방법도 고려해 볼 수 있다. 글루텐의 오피아드유사 특성 때문에 이 시기 동안 금단 현상이 나타날 수 있음을 기억하자. 위장관 증상이 악화되거나 통증이 심해질 수 있다. 하지만 이 증상은 주로 한 주 정도 지속되며, 글루텐 모든 곡물 및 유제품을 지속적으로 섭취하지 않으면 금세 좋아진다.[21] 많은 환자들이 증상이 확연히 좋아지는 것을 경험하고 나면 염증반응을 유발하는 곡물을 다시는 섭취하려고 하지 않는다.

케토플렉스 12/3은 자연식품을 강조하므로 "글루텐-프리" 가공식품은 피해야 한다. 그 이유는 무엇일까? 가공식품은 화학물질로 가득차 있어, 대체하고자 하는 식품과 크게 다르지 않기 때문이다. 글루텐-프리 가공식품보다는 제6장에 제시한 뇌 음식 피라미드에 포함된 재료를 이용하여 여러분이 좋아하는 음식을 "곡물-프리" 형태로 만들어보자.

지금까지 발표된 근거의 결론이 마치 상반되는 것처럼 보이기 때문에 곡물을 빼고 섭취하는 것에 대해 많은 사람들이 의문을 가진다. 예를 들어 보겠다. 통곡물이 포함된 지중해 식단이 건강에 도움이 된다는 역학적 근거가 있다.[23] 하지만 다른 한편으로는 지중해 식단을 곡물이 포함되지 않은 지중해 식단과 비교한 적이 없기 때문에 곡물의 역할은 불확실하다. 사람들이 더 오래 살고 더 건강하다고 알려진 장수 지역인 블루존에서 섭취하는 다양한 식단은 통곡물을 함유하고 있다. 이는 통곡물이 긍정적인 효과를 가진다는 근거를 뒷받침한다.[24] 하지만 주목해야할 점은 이러한 지역에서 사용하는 통곡물은 미국에서 흔히 말하는 "통곡물"과 다르다는 것이다. 그들이 섭취하는 곡물은 조작되지 않은 (비-GMO) 전통적인 것이며, 글리포세이트가 포함되어 있지 않다. 이 곡물은 글루텐 함량도 훨씬 적고, 혈당 지수도 낮고, 더 안전하게 섭취할 수 있게끔 조리된다.[25] 블루존 중 하나인 일본 오키나와 식단은 다른 아시아 국가에 비해 쌀을 덜 사용하며 대신 고구마를 이용한다. 또한 오키나와의 전통인 "hara hachi bu"는 80% 정도의 포만감이 있을 때 까지만 먹는다는 것인데, 이로써 전체적인 칼로리 섭취도 줄어 결과적으로 인슐린 저항성을 예방한다.[26]

유제품

제11장에서 보다 자세히 설명하겠지만, 여러 이유로 유제품 섭취를 제한할 것을 추천한다. 앞서 언급했듯 글루텐에 민감하게 반응하는 사람들에게는 특히 더 중요하다. 대부분 글루텐(그리고 기타 곡물)이 장에 손상을 가해 유제품의 락토스를 소화시키는 능력을 저하시킨다. 또한 면역계는 유제품 안에 있는 카제인에 교차 반응하는 데, 이것이 글루텐의 글리아딘과 비슷하기 때문이다. 이를 분자모방이라고 칭하는 경우도 있으며, 똑같은 염증 반응을 유발한다.[27]

모든 사람에게는 각자의 속도가 있다. 어떠한 사람들은 케토플렉스 12/3 식단을 완전히 수용할 준비가 되어있지 않을 수 있다. 그렇다면 단계별로 해당 음식을 빼면서 천천히 진행해 보길 권한다. 설탕을 먼저 빼고, 그 다음은 단순 탄수화물(가공식품), 곡물 그리고 유제품 순으로 옳고 그른 방법이 따로 있는 것은 아니지만, 식단을 하루라도 더 빨리 수용할수록 더 빨리 치유될 기회를 얻는다.

주의사항: 앞서 언급한 식품들을 아직 포기하기 어렵다면, 적어도 식이 지방 섭취를 늘리지는 않기 바란다. 이 조합이야 말로 해로운 염증 반응을 일으켜 치유를 방해할 수 있기 때문이다.

실천 방법

- 모든 설탕과 단순 탄수화물을 끊자.
- 모든 곡물을 끊자(제9장에 언급한 예외사항은 제외).
- 모든 유제품을 끊자.

주의사항

글루텐 금단현상

제 6 장

뇌를 위한 음식: 뇌 음식 피라미드

겨울잠쥐가 했던 말을 기억해.
네 머리에 양식을 채워, 네 머리에 양식을 채워.
—그레이스 슬릭, "화이트 래빗"

인간의 뇌는 진화론적 관점에서 보면 경이롭다. 5백만 년 전 인류 최초의 조상이 나타난 이후 뇌의 크기는 3배 증가하였고, 그중 대부분의 변화는 지난 2백만 년간 이루어졌다. 대부분의 역사 동안 우리 조상들의 뇌는 현대 침팬지의 뇌 크기와 비슷했다. 이는 3~4백만 년 전에 살았던, 멸종된 인류의 조상 오스트랄로피테쿠스 아파렌시스 "루시"가 증명해준다.[1] 그 시대 이후, 3만 년 전에 살았던 호모사피엔스종 크로마뇽인이 보여주듯이, 인간 뇌의 크기는 450cc 에서 1500cc로 진화했다.

우리의 진화된 뇌는 신체 크기에 비해 매우 큰 편이다. 대략 500 조 개의 시냅스가 우리 뇌에 존재하며, 이들은 소통을 중재하는 신경세포의 연결 장치다. 이러한 끊임없는 활동은 지속적이고 꾸준한 연료를 필요로 한다. 우리 뇌의 무게는 전체 몸무게의 2%에 불과하지만, 우리의 몸이 필요로 하는 전체 에너지의 20%를 사용한다.[2] 대사 유연성을 최적화하는 고품질 영양소를 포함한 지속적인 에너지 공급이 필수적이다.

흥미롭게도 현대 인간의 뇌는 평균적으로 1350cc인데, 진화론적으로 절정이었을 때보다 약 10% 정도 작다. 인류학자들은 약 1만 년 전, 우리 조상들의 생활이 수렵-채집에서 농업생활로 변화하면서 크기가 줄어들었을 것이라고 말한다. 농업에 의존하면서 섭취하는 음식의 종류가 줄었고, 결과적으로 오늘날까지 여러 영양결핍으로 이어지고 있다는 가설이 있다.[3]

먹을 수 있는 건강한 식물이 놀라울 정도로 많음에도 불구하고,

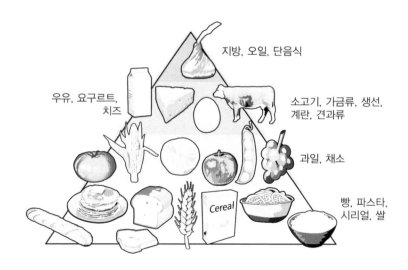

지방, 오일, 단음식

우유, 요구르트, 치즈

소고기, 가금류, 생선, 계란, 견과류

과일, 채소

빵, 파스타, 시리얼, 쌀

기존 음식 피라미드는 피라미드 맨 아래에 위치한 빵, 파스타, 시리얼, 쌀을 주로 소비해야 할 음식으로 추천한다.

우리는 왜 농업을 통해 생산된 곡물에 의존하게 된 것일까? 음식 피라미드를 이용한 정부의 지침들은 건강을 증진하기 위해 값싸고 "영양가가 높은" 비타민-강화식품에 초점을 맞추었다.

음식 피라미드 개념은 1974년 스웨덴에서 도입되었고, 미국의 음식 피라미드는 1992년 처음 만들어졌다. 음식 피라미드는 사람들에게 도움을 주기 위한 개념으로 이는 피라미드 아래에 제시된 건강한 음식을 더 많이 섭취하도록 안내하며, 피라미드 꼭대기에 있는 덜 건강한 음식은 조금만 섭취하라고 경고한다.

20세기에 비해 지금은 인지기능저하를 일으키는 원인에 대해 더 많이 알고 있기 때문에 뇌 기능을 최적화하고 인지기능저하를 예방할 수 있는 "뇌 음식 피라미드"를 만들 수 있다. 먼저 기존 음식 피라미드부터 살펴보자. 피라미드 맨 아래, 즉 우리 식단의 가장 큰 부분을 차지하는 것은 "빵, 시리얼, 쌀, 파스타"이다. 반대로 피라미드 꼭대기는 "가끔씩" 섭취해야 하는 지방과 오일이 차지하고 있다. 결과적으로 이 음식 피라미드는 현재 많은 사람들에게 고통을 주는 비만, 인슐린 저항성 당뇨, 고혈압, 인지기능저하 등이 발생하기 좋은 식단이다.

이제 뇌 음식 피라미드가 어떻게 생겼는지, 이것이 왜 인지기능에 좋을지를 살펴보자.

대사 요구가 많은 뇌의 영양학적 필요를 충족시키기 위해, 뇌 음식 피라미드는 미국 농무부의 음식 피라미드를 완전히 거꾸로 뒤집어야 한다. 뇌 음식 피라미드는 정부의 정책과 경제에 이익이 되는 음식을 권장하지 않고, 인지기능 및 전반적인 건강을 최적화하는 데 초점을 맞추기 때문이다.[4] 미국뿐 아니라 전 세계적으로 너무 긴 시

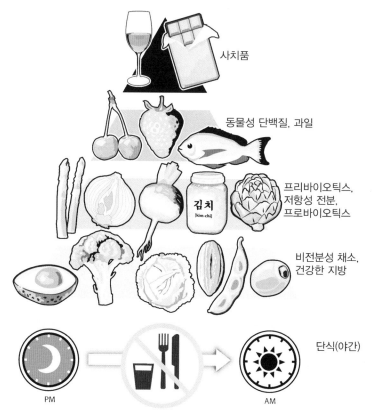

사치품

동물성 단백질, 과일

프리바이오틱스,
저항성 전분,
프로바이오틱스

비전분성 채소,
건강한 지방

단식(야간)

PM

AM

뇌 음식 피라미드는 인지기능을 향상시키는 음식과 습관인 단식, 건강한 지방, 비전분성 채
소를 맨 아래에 위치시켰다.

간 동안 전해 내려온 권고사항들은 정치적 그리고 재정적 사항에 바
탕을 두고 있다. 심지어 미국심장협회는 제조사들이 일정 금액만 지
불하면, 설탕이 첨가된 고가공 식품에도 식이지방의 함량이 낮다는
이유만으로 "심장 건강에 좋다"는 표시를 붙였었다.[5]

저지방 팝타르트는 "심장에 좋다"고 홍보되었고, 신선한 과일 및
채소들은 제외되었다. 이로써 소비자들은 가공식품이 더 건강하다
고 믿게 되었다.[6] 하지만 지금은 반박의 여지가 없는 영양학적 근거와

대중의 철저한 조사 덕분에 미국심장협회의 지침도 바뀌었고, 이제
는 신선한 농작물과 심지어 견과류 및 아보카도와 같은 건강한 지방
도 추천되고 있다.[7]

또 하나 고려해야 할 측면은 우리 인류가 통곡물을 먹기 시작한
것이 최근 1만 년밖에 되지 않았다는 것이다. 그 이전 우리 조상들은
(모두 ApoE4 유전자 보유) 곡물 외의 식물을 섭취했다.[8] 우리의 현대
적 생활 방식과 아직은 원시적인 게놈 사이의 괴리를 파악하는 것이
중요하다. 우리의 원시적 몸은 현대적인 환경이 만든 극한 상황에 처
하게 되지만, 인간의 유전적 진화는 천천히 이루어진다. 예를 들어,
ApoE4 유전자는 약 7백만 년 전에 나타났으며, 인구의 약 25%가 아
직도 그 유전자를 보유하고 있다. 현재 가장 흔한 ApoE3 대립 유전
자는 비교적 최근인 22만 년 전에 나타났으며, ApoE2는 겨우 8만 년
전에 나타났다. 진화론자들은 무엇이 ApoE3와 ApoE2의 진화적 등
장을 유발시켰는지 정확히 알지 못하지만, 어떤 이들은 불의 출현과
육식할 수 있는 능력이 이에 기여했을 것이라 말한다.[9]

수렵-채집인으로서 우리의 조상들은 가끔 사냥한 것을 제외하고
는 야생 식물 위주의 식이섬유가 매우 풍부한 식단을 섭취했을 것이
다. 식이섬유가 분해되면, 장에서 발효되어 케톤 베타-하이드록시뷰
티레이트(BHB)를 생성하는데, 이것이 그들의 뇌에 연료로 작용했을
것이다.[10] 음식 부족, 활동적인 생활 방식이 고식이섬유 식단과 간헐
적으로 섭취하는 지방이 많은 동물성 단백질과 결합하여 자연적인
케톤증 상태를 만들었을 것으로 생각된다. ApoE4 대립 유전자는 농
업에 노출된 인구에서는 드문데, 이 점은 곡물이 많이 포함된 식단
이 이 유전자형을 도태시켰을 가능성을 시사한다.[11] 비곡물 식물 위

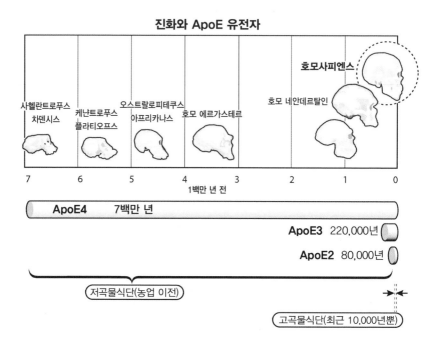

ApoE4는 인류 조상 ApoE 대립 유전자의 원형이다. ApoE3와 ApoE2는 진화 과정에서 가장 최근에야 등장했다.

주로 구성된 농업 이전의 식단으로 돌아가면, 이것이 질병을 예방하는 대안책이 될 수 있으며, 또한 우리 조상들로부터 내려온 유전자와 현대 사회 환경 간의 점점 커져가는 괴리를 좁힐 수 있는 전략이 될 수 있다.

우리의 비교적 원시적인 몸은 처음 등장했던 상황과는 매우 다른 환경에 노출되어 있다. 지난 50-100년 동안 우리는 현대적인 환경의 해로운 작용이 기하급수적으로 증가하는 것을 관찰하였다. 현재 우리는 화학물질로 가득 찬 단순 탄수화물, 조작된 곡물과 오일로 구성된 매우 맛있는 가짜 음식을 지나치게 많이 섭취하고 있다. 심지어

우리가 섭취하는 "건강한" 농산물마저도 당을 최대한 많이 함유할
수 있게 교배되며, 독성이 있는 제초제를 들이붓는 경우가 많다. 우
리가 먹는 동물은 인공적이고 염증을 일으키는 먹이를 섭취하며, 빠
르게 성장할 수 있게끔 호르몬을 투여 받고 고농도의 항생제가 투약
되는 유독한 환경에서 자란다. 자동차 안, 책상 앞, 소파 위에서 좌
식 생활을 지나치게 많이 한다. 하루주기리듬(circadian rhythm, 각
성/수면 사이클을 지휘하는 체내 시계)을 방해하는 전자기장, 와이
파이, 블루라이트에 지속적으로 노출되고 있다. 우리의 마당은 위험
한 화학 물질로 가득 차 있다. 피부에 해로운 방충제를 뿌리기도 한
다. 또한 유독한 화학 물질이 포함된 자외선 차단제를 발라 우리에
게 필요한 비타민 D를 차단시킨다. 우리가 마시는 물은 우리가 일상
생활에서 사용한 화학물질의 잔여물로 가득 차 있다. 심지어 우리의
침구류도 유독한 내연제로 덮여 있다. 체내의 미생물을 강화할 수
있는 흙을 만지는 일이 거의 없다. 대신, 자신을 보호하기 위해 화학
적인 손 소독제를 자주 이용한다. 우리가 조상으로부터 받은 유전자
를 공격하는 방법이 셀 수 없이 많고 점점 더 많아지고 있다. 이 책
에서 제시하는 대부분의 전략은 인류의 조상을 흉내내기 위한 노력
이기보다는 우리가 만든 세상이 야기한 피해를 치유하고 바로잡으려
는 노력이다.

　이러한 배경에서 "뇌 음식 피라미드"를 제시하겠다. 아직 알려지
지 않았거나 논란의 여지가 있는 부분들은 새로운 근거가 생길 때마
다 수정할 것이다. 여러분이 이 정보를 "약"이라 생각하지 않고, 탐
구하고 실험하고 여러분의 몸을 보살필 수 있는 아주 맛있는 기회라
여기길 바란다. 여러분이 선택하는 음식을 조금만 바꾸어도 엄청난

치유 효과를 낼 수 있다. 모든 음식 피라미드와 마찬가지로, 피라미드 바닥에 있는 음식을 충분히 섭취하고, 피라미드 꼭대기로 갈수록 섭취량을 줄일 것을 권장한다. 뒤에서 각각의 단계를 하나하나 설명할 것이다.

이러한 변화에 적응하는 속도는 개개인의 대사 상태(특히 인슐린 감수성), 움직이고 스트레스에 대처할 수 있는 능력, 수면 습관, 변화를 시작하고 유지할 수 있는 지원 시스템 등에 달려있다. 몇 주, 몇 달에 걸쳐 천천히 변화시켜 나가거나, 한꺼번에 다 변화시킬 수도 있다. 변화를 빠르게 진행하면 치유도 더 빠른 속도로 이루어질 수 있지만, 결과적으로 일어날 가능성이 있는 대부분 경미하고 일시적인, 부작용에 대해서도 인지하고 있어야 한다.

이에 대해서는 제7장에서 설명할 것이며, 성공을 도울 수 있는 대안책들도 함께 제시하겠다.

제 7 장

피라미드 1단계: 집을 청소하자

단식은 가장 좋은 치료약이며, 내면의 의사다.
—파라켈수스

밤에 먹지 말라면서 냉장고에 불은 왜 들어오는 거지?
—우드로우 페이지

몇 음식을 권하기 전에 단식에 대해 먼저 알아보자. 그만큼 중
요하기 때문이다. 케토플렉스 12/3에서 "12/3"은 단식 지속 시간
(최소 12시간)과 단식을 진행해야 하는 시간대(잠들기 3시간 전)를 나
타내는 것이다. 단식은 음식 부족에 적응하기 위한 인류 진화 역사의
일부일 뿐 아니라, 정신을 맑게 하고 여러 건강상의 이점을 제공하기
때문에 주요 종교에서도 시행하고 있다.

　단식의 건강상 이점은 매우 많으며, 여러 기전을 통해 치유가 이
루어진다. 단식의 목적 중 제일 중요한 것은 인슐린 감수성의 회복을
돕는 것인데, 이것이 인지기능의 개선으로 바로 이어진다. 현대 사회
에서 우리는 설탕 및 화학 물질로 가득 찬 정제된 가공식품에 끊임

없이 노출되므로, 결과적으로는 인슐린 저항성 및 대사 불가변성이 발생할 수 있다. 그러다 보면 사용하는 연료는 오직 포도당이며, 지방 혹은 지방에서 파생되는 케톤을 활용할 능력이 사라지게 된다. 알츠하이머병을 포함한 만성 질환의 급속한 확산의 중심에 서 있는 것은 인슐린 저항성이다. 단식은 인슐린 감수성을 회복할 기회를 제공한다. 인슐린 감수성은 음식에 대한 갈망을 억제할 수 있게 도와주고 우리 몸이 지방을 태워 연료로 사용할 수 있게 한다. 지방을 태우고, 인슐린 감수성과 대사 유연성을 회복하여 포도당 및 케톤 모두를 연료로 사용할 수 있는 능력을 갖추는 것이 바로 치유의 핵심 요소이다. 또한 단식은 염증을 감소시키고 미토콘드리아 기능을 향상시켜 장수할 수 있게 돕는다. 또한 심장질환, 암 및 자가면역질환에 걸릴 위험도 역시 낮춘다.[1]

특히 단식을 12시간 이상 하면 '자가포식(autophagy)'이 일어난다. 이것은 진화론적 치유 과정으로, 자가포식을 통해 세포들이 "집을 청소하고" 아미노산과 미토콘드리아 등 구성 성분을 재활용하게 된다. 미토콘드리아와 같은 손상되고 닳아 해진 세포 내용 물질들은 잡아먹혀 분해되고 새로운 세포내 구성 성분을 만들기 위해 이용된다.[2] 자가포식은 또한 세포의 배터리 기관인 미토콘드리아의 에너지 생산을 증진시킨다. 건강한 미토콘드리아가 신경퇴행변화를 예방하고 치유하는 가장 중요한 요소이다.[3] 자가포식이 일어날 수 있게 돕는 또 다른 방법으로는 영양적 케톤증, 운동, 단백질 제한 그리고 충분한 수면이 있다. 영양적 케톤증을 유지하면 단식을 끝낸 이후에도 신경세포 수준에서 자가포식은 지속된다.[4]

수면은 매일 밤 자연스럽게 최적의 단식 시간을 유지할 수 있는 수단이다. 밤에는 최소한의 에너지만 필요하며, 수면 시간은 소화보다는 해독 및 회복을 위한 시간이기 때문에 잠들기 3시간 전부터 음식 섭취를 피하는 것이 좋다. 저장된 글리코겐을 다 사용하기 위해서는 최소 12시간이 필요하며, 그 이후 지방을 태우기 시작한다. 글리코겐이 고갈되기까지 더 오랜 시간이 필요하다고 주장하는 사람들도 있다(그리고 그들이 옳을 수도 있다). 하지만 케토플렉스 12/3에서는 여러 기전을 통해 자가포식이 장려되어 밤마다 보다 빠른 시간 내에 효과가 나타날 것이라고 생각한다. 다양한 방법을 이용할 수 있다. 어떤 이들은 저녁 식사를 일찍 혹은 가볍게 먹거나, 건너뛰기도 한다. 어떤 이들은 아침을 건너뛰는 것이 더 쉽다고 얘기한다. 여러분의 거주지, 직장 그리고 사회적 요구 및 개개인별 독특한 하루주기리듬에 따라 여러분에게 최적화된 단식시간을 정하면 된다.

케토플렉스 12/3의 단식 목표

- **잠들기 전 최소 3-4시간 동안 금식하자.** 수면은 해독 및 회복에 매우 중요한 시간이다. 하루가 마무리되면서, 신체가 에너지를 만들기 위해 필요로 하는 음식량은 줄고, 지방을 태우는 상태로 들어가야 한다. 여러분의 하루주기리듬에 맞춘 수면시간은 자연스럽게 단식을 이어갈 수 있는 좋은 기회가 될 것이다.

- **저녁식사와 다음 날 아침식사 사이 최소 12시간 동안 단식하자.** ApoE4 유전자 보유자는 단식을 16시간 이상 유지하도록 노력하면 좋다. 이 시간 동안 녹차 혹은 홍차는 마셔도 괜찮다. 이들은 단식을 깨지 않는다. 인슐린 저항성이 있는 상태에

서 단식 시간을 늘리고자 한다면, 아침으로 차 혹은 커피에 코코넛 오일을 추가하여 섭취하는 것도 좋다. 이때 섭취한 지방은 에너지를 제공하며, 단식을 깨고 자가포식을 잠재적으로 지연시킨다. 대신 영양적 케톤증에 도달하게 하여 기저에 있는 대사 관련 문제들을 근본적으로 치료하여 결과적으로 정해진 시간만큼 단식할 수 있도록 도울 것이다.

- **단식을 깰 때 해독 음료를 마시는 것이 좋다.** 예를 들어 상온의 물에 레몬즙이나 생강 조각을 넣을 수 있고, 밀크씨슬, 레몬그라스, 생강 혹은 민들레 차를 마셔도 좋다.

- **앞서 언급했듯이, 인슐린 저항성이 있으면 단식을 시작하기 어렵다.** 몸이 포도당을 연료로 쓰는 것에 익숙해져 있으면, 지방을 태우는 방식으로 전환하기가 힘들다. "지방에 적응하면" 배고픔을 느끼지 않고 버틸 수 있는 시간이 길어질 것이다.

인슐린 저항성의 정도에 따라 케토플렉스 12/3에서 이루고자 하는 단식의 최종 목표에 도달하기까지 수주 혹은 수개월까지 걸릴 수 있다. 우리 지침을 잘 따른다면, 날마다 조금씩 단식 시간을 늘려가며 여러분의 목표에 도달할 수 있을 것이다. 대부분의 환자들이 케토플렉스 12/3 생활 방식에 적응하면서, 자연스럽게 하루에 한 끼 혹은 두 끼만 먹게 된다. 적정체중을 유지하고 건강에 이상 없다면 이러한 현상은 오히려 성공적인 것이다. 인슐린 감수성을 회복하면, 매일 하는 단식이 생활의 일부가 될 것이다. 수시로 장을 보고, 요리하고, 먹고 치우는 행위로부터 엄청난 자유를 얻을 것이다. 이 단계에 다다른 대부분의 사람들은 눈에 띄게 에너지가 넘치고 인지기능이 명료해진다고 이야기한다.

단식 시간을 늘리기 위한 팁

- **배고픔과 저혈당을 구분하자. 후자는 위험할 수 있다.** 저혈당
  증상은 현기증, 혼란, 불분명한 발음, 흐린 시야, 배고픔, 흥
  분, 떨림, 불안, 발한 등이며, 이 증상 때문에 밤에 자다 깰 수
  있다.[5] 증상이 경미하다는 전제하에 만약 배고픔인지 저혈당인
  지 헷갈린다면, 제18장에 제시된 방법으로 혈당을 체크하자.
  당뇨 환자의 혈당 수치가 70mg/dL 아래로 측정되면 저혈당으
  로 간주한다. 인슐린 감수성이 있는 사람들은 훨씬 낮은 수치
  에도 증상이 나타나지 않을 수 있다.

- **혈당이 70mg/dL보다 낮고 증상이 심하면, 주스처럼 빠르게
  작용할 수 있는 당을 바로 섭취하자.** 최종목표에 반하는 행동
  인 것 같지만, 당장 저혈당을 해결해야 한다. 케토플렉스 12/3
  식단에 적응하면서 설탕과 정제된 탄수화물을 식이섬유가 풍
  부한 비전분성 채소 및 건강한 지방으로 바꾸면, 저혈당 증상
  은 더 이상 나타나지 않을 것이다.
  참고: 당뇨 환자는 이 프로그램을 시작하기 전 반드시 주치의
  와 먼저 상의해야 한다. 저혈당 증상이 나타나는 것을 피하기
  위해 약을 어떻게 줄여 나갈지 상의하자.

- **혈당이 정상범위이고, 단순히 배가 고프다면, 견과류, 씨앗류,
  아보카도 등 건강한 지방을 섭취하여 케톤증을 장려하자.** 매
  일 5-15분씩 단식 시간을 늘려 권장된 목표 시간에 도달하도
  록 노력하자.

■ MCT 오일이나 코코넛 오일 혹은 케톤 솔트나 에스테르 같은 외인성 케톤 보조제를 복용하여 케톤증을 장려하는 것도 고려하자. (추가적인 방법은 제21장을 참고) 인슐린 감수성이 회복되고 케토플렉스 12/3 생활 방식에 성공적으로 적응하면, 저장된 지방을 태우면서 내재적으로 케톤체를 자연스럽게 생성하고 있을 것이고, 더 이상 외인성 케톤이 필요하지 않을 것이다. 보조제는 일시적으로만 복용하는 것이 이상적이다.

낮 시간 동안 단식을 유지하는 사람들은 아침 보조제를 언제 복용해야 자가포식에 영향을 주지 않는지 궁금해 한다. 보조제에 들어있는 극소량의 칼로리는 걱정할 필요가 없으며, 자가포식에 미치는 영향은 매우 적다. 레스베라트롤이나 커큐민 등은 오히려 자가포식을 돕기도 한다.[6] 유전적으로 베타카로틴이 레티놀로 전환이 잘 되지 않는 사람들이 비타민 A를 위해 피시오일이나 대구간유를 복용한다면, 비타민 D, E, K, 커큐민 등 지용성 보조제를 함께 복용하도록 해야 한다.

지나친 체중 감소

어떤 환자는 체중을 유지하지 못하는 경우가 있는데, 이는 오히려 역효과를 가져올 수 있다. 체질량지수는 신장과 체중을 이용한 대략적인 측정치로, 개개인의 신체구조 및 근육량에 따라 개별적으로 적용할 수 있는 여지가 많다. 65세 이하의 여성은 18.5 이상, 남성은 19 이상을 유지하라고 권장하며, 65세 이상은 더 높게 유지해야 한다. 체중이 이 기준보다 더 감소하면 근감소증(근육량 감소) 및 골다공증(뼈 감소) 위험성이 증가하는데, 둘 다 노화에 동반되며 인지기능저하의 위험성을 증가시키는 요인이기도 하다(제13장에서 더욱 자세히 다룰 것임). 일단 여기서는 체중이 지나치게 감소하면 전략을 바꾸어야 한다는 것을 기억하자. 지금부터 나열할 팁이 도움이 될 수 있다.

체중을 증가시킬 수 있는 방법

- **단식 시간 단축을 고려하자.** 취침 전 몇 시간만 단식하고, 케토플렉스 12/3 음식 피라미드에 기반하여 아침에는 자유롭게 먹자.

- **건강한 지방을 섭취하자!**
  - 고폴리페놀 엑스트라 버진 올리브 오일(EVOO) 한 스푼을 샐러드 및 채소에 추가하자. 칼로리를 더할 수 있는 간편한 방법이다.
  - 견과류 한두 줌을 먹자. 견과류는 매우 건강하고 맛있다. 마음껏 즐겨라. 마카다미아 및 피칸은 특히 체중 증량에 도움이 된다.
  - 커피에 기(ghee) 버터, 코코넛 오일 혹은 MCT 오일을 추가하자. 이들은 칼로리를 높이고 케톤증을 유도하는 간단한 방법이다. 코코넛 오일 및 MCT 오일 같은 외인성 케톤은 체중을 증량하려는 사람들에게 도움이 될 수 있는데, 체지방이 적으면 내인성 케톤의 생성이 억제되기 때문이다.
  - 위장관 증상이 발생한다면, 소화효소 사용을 고려하자. 동시에 제8장에 제시한 주의사항을 숙지하도록 하자.

- **식단에 단백질이 충분히 포함되어 있는지 확인하자.** (제10장의

권고 사항을 다시 보자) 우리의 몸은 신체기능에 필수적인 단
백질을 스스로 만들거나 저장할 수 없다. 음식으로 섭취해야
한다. 위장관을 치유하고 독성 물질 노출에서 회복하는 중이
라면, 추가적으로 필요한 단백질이 있을 수 있다. 또한 단백질
을 제대로 소화하기 위해서는 적당한 위산도 중요하다.

- **강해지자.** 건강한 근육과 **뼈**를 만드는데 집중하자. 운동 프로
그램 일부를 근력 운동 및 체중 부하 운동으로 구성하도록 하
자.

- **저항성 전분을 잊지 말자.** 매 식사 시 조리 후 식힌 콩과 식물,
뿌리채소 혹은 덩이줄기를 소량 추가하자. 엑스트라 버진 올리
브 오일(EVOO) 혹은 기 버터를 토핑으로 사용하면 혈당 반응
을 약화하면서 칼로리를 추가할 수 있다. 고구마 같은 음식을
섭취하며 일주일에 한두 번 정도는 케톤증에서 벗어나도 된
다. 그러면 지나친 체중 감소를 예방할 수 있다.

- **식단 계획 및 음식 준비에 참여하자.** 식욕을 자극하기 위해 좋
아하는 음식을 만들 수 있는 획기적인 레시피를 찾아보자. 알
츠하이머병 환자를 위해 요리한다면, 그를 음식 준비에 참여
시키자. 보고 만지고 냄새 맡는 과정이 소화 효소 분비를 촉진
하고 몸이 먹을 준비를 하도록 돕는다.

- **먹는 동안 안정을 취하자.** 텔레비전과 핸드폰을 꺼 놓자. 일거
리도 내려놓자. 식사 시간에는 긴장을 풀자. 음식을 천천히 즐
겨라. 두 그릇 즐겨도 좋다. 여러분은 음식을 즐길 충분한 가
치가 있으니까.

실천 방법

- 최소 잠들기 3시간 전부터 단식을 하고, 총 12시간 이상을 지속하자.
- ApoE4 유전자를 가지고 있는 사람은 단식을 16시간까지 늘리면 좋다.

주의사항

- 저혈당
- 저혈압
- 지나친 체중 감소
- 케토 플루(Keto flu). 단식 시간을 늘리고 단순 탄수화물 섭취를 줄이면 케톤체 생성이 시작될 것이다. 축하할 일이다. 이것은 케토플렉스 12/3의 목표 중 하나다. 하지만 어떤 환자들은 케토 플루라고 불리는 일시적인 증상을 호소한다. 모든 사람에게 나타나는 것은 아니며, 증상의 심각도는 개인에 따라 다르다. 원인은 탈수 그리고 그에 따른 미네랄 손실이다. 단식 시간을 늘릴수록 몸은 간과 근육에서 저장된 글리코겐을 태우게 된다. 글리코겐을 분해하는 과정에서 수분이 많이 생성된다. 탄수화물 섭취량과 글리코겐 저장량이 줄어들면서 과도하게 생성된 수분은 신장을 통해 배출되고 이는 탈수로 이어진다.[7] 만약에 가공식품을 줄인다면, 소금 섭취도 급격히 줄어들게 된다. 그러므로 케토플렉스 12/3을 실천하는 기간 동안은

수분 섭취를 충분히 하고 바다소금*을 보충하는 것이 좋다. 손실된 미네랄을 다시 채우기 위함이다. 바다소금을 추가한다 해도, 생활 방식을 케토플렉스 12/3에 맞게 바꾸다 보면 대부분의 사람들은 혈압이 떨어진다. 하지만 몇몇 사람들은 바다소금을 추가하면 혈압이 높아질 위험성이 있다. 본인이 어떻게 반응하는지 보기 위해서 혈압을 수시로 측정하자.

케토 플루에서 나타날 수 있는 증상

- 두통
- 집중력 저하: "브레인포그(brain fog)"
- 피로
- 구역감
- 구취
- 다리 쥐
- 심박수 증가
- 현기증(저혈압)
- 신체활동 능력 감소

지방 내 독소 잔류성 유기오염물질 같은 독소들은 인간을 포함한 동물의 지방에 축적된다. 우리가 지방을 태우기 시작하면서, 몸에 축적되어 있던 독소에 일시적으로 재노출이 되고, 이는 케토 플루와 비슷한 증상을 야기할 수 있다. 케토플렉스 12/3은 지방 연소

---

* 요오드화되지 않은 소금을 사용할 경우, 생선이나 해조류 등을 통해 적절한 요오드를 섭취하도록 하자.

를 장려하기 때문에 기타 해독 경로를 지원하는 것이 매우 중요하다. 특히 케톤에 적응하기 시작하는 시점과 체중이 감소하는 단계에서 더욱 그렇다. 해독을 돕는 글루타치온 생성을 촉진하기 위해서는 십자화과 채소, 알리움, 버섯, 시금치, 아스파라거스, 아보카도, 오크라 및 간을 우선적으로 섭취하자. 커큐민, 아세틸시스테인, 알파리포산, 셀레늄, 아연 및 밀크씨슬 보조제 또한 해독을 도울 수 있다.[8] 깨끗한 물로 수분을 충분히 섭취하고 식물성 식이섬유를 충분히 먹는 것도 해독을 돕는 방법이다.[9] 운동 혹은 사우나를 통해 땀을 빼는 것도 도움이 될 수 있다.[10]

제 8 장

피라미드 2단계:
마음껏 즐겨라

좋은 것이 지나치게 많은 것은 아주 멋진 일이다.
—메이 웨스트

채소

마트 농산물 코너 혹은 가능하다면 개인 텃밭이나 지역 농산물 시장에서는 마음껏 골라보자. 케토플렉스 12/3 식단에서 비전분성 채소는 제한을 두지 않고 섭취할 수 있다. 다양한 색의 채소를 자유롭게 즐기고, 최대한 색이 진하고 선명한 식물을 찾자. 자연 그대로의 그리고 새로운 종류의 채소 및 향기로운 허브를 구해보자. 색이 옅은 양상추 대신, 빨간색, 버건디색, 브론즈색 잎을 먹자. 대표적인 예로, 항산화제의 대표주자, 라디치오의 일종인 로사 디 트레비소(Rossa di Treviso), 신경보호작용이 있는 플라보노이드 중 하나인 안토시아닌이 풍부하며 색이 진한 로메인의 일종, 아웃레저스

(Outredgeous) 등이 있다.[1] 채소를 고를 때마다 새로운 것에 도전해보자. 콜라비, 아티초크, 셀러리악, 오크라, 히카마와 친해져 보자. 되도록 유기농, 현지 재배 및 제철 채소를 구해보자. 매 식사 시 여러분의 접시는 다양한 종류의 생채소 혹은 가볍게 조리된 채소로 가득 차야 한다(조리하게 되면 몇몇 영양소들의 생체이용률이 증가한다.) 그리고 식물성 영양소 및 항산화제의 생체이용률을 높이기 위해 엑스트라 버진 올리브 오일(EVOO)을 많이 뿌리면 좋다.[2]

주로 비전분성 채소를 선택하자. 혈당지수는 혈당에 미치는 영향을 기준으로 상대적 수치를 제공하는 척도이다. 일반 설탕이 100이라면, 비전분성 채소의 수치는 35 미만이다. 또 참고할 수 있는 개념은 순탄수로 이는 식이섬유를 제외한 탄수화물이며 그램(g)으로 표시된다. 보통 혈당지수가 낮거나 순탄수가 적으면 혈당에 미치는 영향이 적다.[3] 어떠한 채소든 고폴리페놀 엑스트라 버진 올리브 오일(EVOO)과 함께 섭취하면 역시 혈당에 미치는 영향이 줄어든다. 혈당조절에 영향을 덜 미치는 채소를 선택하기 위해 아래 차트를 참고

■ 채소 ■

채소	잎채소(L)	십자화과 채소(C)	과일, 콩과 채소, 버섯	허브 및 향신료
아티초크*	루콜라(C)*	루콜라(L)*	도토리 호박***x	바질*
아스파라거스**	비트잎*	브로콜리*	아보카도*	월계수잎*
죽순*	콜라드 그린(C)*	브로콜리니*	오이*x	후추*
비트(익힌)***♦	민들레잎(C)*	방울양배추*	가지*x	시나몬*
비트(생)** ♦	상추*: 잎(적, 청, 오크), 버터헤드(보스턴, 빕브), 모둠(어린잎, 혼합), 로메인(적, 청)	양배추(L)*: 청경채, 중국, 나파, 사보이, 적, 청	그린빈*x	쪽파*

채소	잎채소(L)	십자화과 채소(C)	과일, 콩과 채소, 버섯	허브 및 향신료
당근(익힌)***	치커리*: 엔다이브, 에스카롤, 프리제, 라디치오	콜리플라워*	버섯*: 양송이, 꾀꼬리, 크레미니, 느타리, 포치니, 포토벨로, 영지, 표고	고수잎*
당근(생)**	케일(C)* ◆	콜라드 그린(L)*	오크라*	고수*
셀러리*◆	겨자잎(C)*	민들레잎(L)*	올리브*	커민*
셀러리악**	쇠비름*	호스래디시*	완두콩*x	딜 씨*
펜넬*	시금치*◆	케일(L)*◆	피망*x	생강*
마늘*	근대(C)*	콜라비*	호박***x	라벤더*
종려나무순*	순무잎(C)*	겨자잎(L)*	국수호박*x	레몬그라스*
돼지감자*	물냉이(C)	라디치오(L)*	꽈리토마토*x	마카*
히카마*		무*	토마토*◆x	마조람*
리크*		라피니*	노란호박*x	민트*
양파*		근대(L)*	주키니*◆x	오레가노*
해초*		순무잎(L)*		파슬리*
스캘리언*		물냉이(L)*		로즈마리*
샬롯*				사프란*
				세이지*
				타라곤*
				타임*
				강황*
				와사비*

L: 잎
C: 십자화과
혈당지수: 낮음*, 보통**, 높음***
USDA 유기농: ◆
렉틴 함유량 많음: x

하도록 하자.

색이 있는 채소는 카로티노이드(베타-카로틴, 리코펜, 루테인, 제아잔틴) 및 플라보노이드가 풍부한데, 이들은 강력한 항염증효과와 신경보호효과가 있다.[4] 무지개 색을 찾자. 대개 색이 진할수록 건강에 더 좋다. 진한 잎채소, 적양배추, 적양파, 당근(익히면 혈당지수가 올라갈 수 있기 때문에 생으로 먹는 것이 좋다), 가지, 토마토(익히면 리코펜 함량을 높일 수 있다), 마지막으로 빨간색 주황색 노란색 피망이 대표적인 예이다.

잎채소는 다양한 신경보호 기전에 관여한다. 매일 잎채소를 섭취하는 건강한 노인이 그렇지 않은 노인에 비해 인지저하 진행속도가 느린 것으로 나타났다.[5] 잎채소에는 엽산(folate)이 풍부하다(이 용어는 '나뭇잎'을 뜻하는 foliage에서 파생되었다). 비타민 B_{12}, B_6과 함께 복용하면 혈중 호모시스테인(단백질 부산물) 수치를 낮출 수 있다. 호모시스테인의 증가는 염증반응을 일으키며, 또한 인지기능저하, 백색질 손상, 뇌 위축, 신경원섬유매듭 및 치매와 관련이 있다[6].

진한 잎채소는 루콜라, 고수, 버터잎 상추, 어린잎, 바질, 비트잎, 오크잎 상추, 근대, 루바브, 비트 등이 있으며, 식이 질산염을 가장 많이 함유하고 있다.[7] 그렇다 루꼴라는 비아그라나 다름이 없다! (이제 집중이 좀 되는가?) 식물-기반 질산염은 산화질소로 전환되는데, 이는 강력한 혈관 확장제로 작용하여 혈관 건강을 증진하며 혈관을 이완시키고 혈압을 낮추며 전신 혈류를 개선하여 특히 심장 및 뇌 건강에 이롭다.[8] 그 외에도 케일, 시금치, 겨자잎, 콜라드, 적로메인, 민들레잎, 물냉이, 라피니, 엔다이브 및 펜넬 등도 있다. 매 식사 때마다 신선한 혹은 살짝 볶은 잎채소를 섭취하도록 하자.

십자화과 채소는 영양소가 매우 풍부한 채소이다. 십자화과 채소의 유황 성분은 쓴맛을 만들지만 여러 건강상 이점도 제공한다. 유황은 항산화제인 글루타치온의 합성, 간의 해독 작용 그리고 각종 조직 및 호르몬을 구성하는 아미노산 생성을 위해 필요하다.[9] 십자화과 채소는 특히 해독 작용이 탁월하다. 파속 식물(양파, 샬롯, 마늘, 리크) 및 배추속 식물(양배추, 브로콜리, 콜리플라워, 방울 양배추, 청경채)은 해독 작용을 돕고, 산화 손상을 예방하며 포도당 대사를 개선한다.[10] 십자화과 채소를 칼로 썰어서 씹어 먹으면 독특한 유황 화합물이 만들어진다. 여기서 미로시나아제라는 효소로 인해 이 유황 화합물이 만들어지는데, 미로시나아제는 열에 약하기 때문에 채소를 썰고 나서 열을 가하기 전 10-45분 정도 기다려야 한다.[11] 십자화과 채소는 데치거나, 살짝 쪄서 또는 중불에 볶아 아삭하게 먹는 것이 가장 좋다.[12] 겨자씨 혹은 기타 익히지 않은 십자화과 채소(브로콜리 새싹 등)를 추가해서 섭취하게 되면, 비슷한 효과를 가지면서도 요리 시간을 단축할 수 있다.[13]

　십자화과 채소 중 브로콜리는 Nrf2 경로를 활성화한다.[14] Nrf2는 우리 몸의 해독 및 항산화 반응의 "중앙 조절장치" 역할을 하는 각 세포내 단백질이다. Nrf2는 세포내 온도조절장치 같은 존재로 산화 스트레스를 포함한 각종 스트레스를 감지하고 보호 메커니즘을 활성화한다. Nrf2 활성화는 알츠하이머병과 관련된 독소 및 산화 손상에 대항할 수 있는 강력한 방법이다.[15] (산화손상이란, 자유 래디칼 및 관련된 해로운 화학물의 작용을 의미한다.) 브로콜리 새싹을 섭취하면 (발아 후 3-4일이 지난 브로콜리) 채소 활성제의 가장 강력한 형태를 얻을 수 있다. 모든 새싹은 오염 위험성이 있으므로 집에서 키울 때는 유기농이며 보증이 된, 병원체가 없는 씨앗을 구매하도록 하자. 또는 설포라판을 보조제로 복용해도 좋다.

　아보카도, 올리브 및 토마토는 지중해식 식단의 보석이다. 엄밀히 말해 이들은 과일이지만, 충분한 섭취를 권장하기 위해 일부러 "채소" 부분에 포함시켰다. 사실 채소는 식물에서 먹을 수 있는 모든 부분을 의미하기 때문에(잎, 줄기, 뿌리, 덩이줄기, 견과류, 씨앗, 씨가 있는 열매) 과일과 채소는 공통된 부분이 많다. 아보카도, 올리브 및 토마토는 씨가 있는 열매로, 식물학적으로 과일에 속한다. 하지만 요리하는 입장에서는 그 감칠맛 때문에 채소로 많이 사용한다.

아보카도는 가장 건강한 식품 중 하나이다. 이 과일은 유익한 지방(단일 불포화)을 함유하며, 당은 거의 없다. 아보카도는 혈당 스파이크를 유발하지 않으며 케톤증을 유발할 수 있게 도와준다. 칼륨, 마그네슘, 비타민 C, E가 풍부하며, 아보카도에 함유된 지방은 비타민 A, D, E, K와 같은 지용성 비타민의 흡수를 돕는다.[16] 아보카도는 수용성 식이섬유가 풍부하고 건강한 신진대사를 지지하고, 저밀도 LDL 콜레스테롤 및 LDL 입자 수를 감소시킨다.[17] 모든 식사에 손쉽게 추가할 수 있다. 그리고 껍질이 두껍기 때문에 꼭 유기농을 고집할 필요도 없다.

올리브는 탄수화물 함량이 낮고, 유익한 (단일 불포화) 지방이 많으며, 식물성 영양소도 풍부하여 샐러드에 추가해서 먹어도 좋고 단독으로 섭취해도 좋다.[18] 올리브는 항산화, 항염증, 항동맥경화, 항암, 항균, 항바이러스 효과가 있으며, 포도당과 지질 수치를 낮추기도 한다.[19] 자연 상태의 올리브는 쓴맛이 있어 소금물에 절이는데, 이러면 짠맛이 생긴다. 이 과정을 진행하기 전에 먼저 올리브를 발효시켜야 한다. 발효시키는 과정을 통해 장 환경에 친화적인 젖산간균(Lactobacillus)의 함량이 높아져 건강에 더욱 좋다.[20]

토마토는 지중해식 식단의 중요한 요소로 건강에 좋기로 유명하다.[21] 카로티노이드(여러 채소와 과일의 선명한 빨강, 주황, 노랑색을 만들어 내는 식물성 색소)가 풍부한데, 그중 특히 리코펜은 암, 심장 질환, 산화 스트레스, 눈 질환을 예방한다.[22] 카로티노이드 및 오메가-3가 풍부하게 포함된 식단을 섭취한 노년인구에서 인지기능이 개선되고 뇌 네트워크의 효율성이 증가하는 것을 관찰했다.[23] 카로티노이드는 지용성이기 때문에 식이지방과 함께 섭취하면 신경보호효과가 있는 폴리페놀과 카로티노이드 양이 증가한다.[24] 예를 들어, 식단에 소프리토를 추가하는 것이 쉬우면서 맛있는 방법이다. 소프리토는 대부분의 지중해 식단 소스에 들어가는 퓨레로, 올리브 오일로 조리된 토마토, 마늘, 양파, 피망으로 구성되어 있다. 최근 한 연구 결과에 따르면, 소프리토를 한 번 복용한 것만으로 염증 지표가 강력하게 하향조정 되었다고 한다.[25] 기억해야 할 점은 지중해 지역에서 토마토를 요리할 때 보통 껍질과 씨를 제거하는데, 이는 렉틴의 양을 줄이기 위함이다. 토마토 통조림 역시 렉틴의 양을 줄이기 위해 압력솥으로 조리된다. USDA 유기농, 가능하다면 껍질과 씨가 제거된 상품을 구하자.

허브 및 향신료는 자연 식품을 조리할 때 매우 중요하다. 일반 채소보다 질병과 싸우는 항산화제 및 폴리페놀이 훨씬 많이 포함되어 있다.[26] (폴리페놀은 식물에 포함된 화합물로 세포 손상을 예방한다.) 허브 및 향신료 역시 항바이러스 및 항균 작용이 있는 것으로 알려져 있다.[27] 파슬리, 바질, 고수, 로즈마리, 세이지, 타임, 오레가노, 펜넬, 큐민, 민트 등과 같은 허브 및 향신료는 맛과 건강상 이점을 키우기 위해 모든 식사에 추가할 수 있으며, 양념장 및 오일을 만드는데 사용할 수도 있다. 사프란, 강황, 시나몬, 생강, 인삼, 세이지, 마늘, 후추, 파프리카 등 제법 잘 알려진 허브 및 향신료들은 알츠하이

머병을 예방하거나 심지어 치료할 수 있는 신경보호효과가 있는 것
으로 밝혀져 있다.[28]

- **강황**은 가장 대표적인 향신료이다. 카레 가루의 주요 성분이
  며, 수천 년 동안 인도에서 조미료 및 약재로 사용되어 왔다.
  약간의 겨자 혹은 호스래디시를 가미한 강황 가루 및 얇게 썬
  강황 뿌리를 요리에 사용하면 알싸하고 생강 같은 맛을 더할
  수 있다. (강황이 간혹 납으로 오염된 경우가 있으므로 꼭 믿
  을 만한 곳에서 구매하도록 하자.) 강황의 대표 유효성분은 커
  큐민으로 항염 작용 및 베타−아밀로이드에 결합하는 작용을
  한다. 커큐민은 흡수율이 낮은데, 후추와 함께 혼합하면 생체
  이용률이 2000% 증가한다.[29] 또한 인도음식은 커큐민의 생체
  이용률을 증가시키는 요소들이 많다. 예를 들어, 코코넛 밀크
  의 지방(강황은 지용성이다), 양파 등 케르세틴이 포함된 식품
  그리고 불로 가열하는 특성 등이 있다. 그동안 여러 기전을 통
  해 커큐민이 치매에 효과적임을 보여주는 연구들이 많았는데,
  그중 특히 UCLA에서 진행된 작은 규모의 무작위 위약−대조
  시험이 주목할 만하다. 알츠하이머병으로 진단되지는 않았지
  만 경미한 기억력 장애를 호소하는 50−90세 환자를 대상으로
  했으며, 무작위로 두 군에 배정하여 18개월 동안 커큐민 90g
  혹은 위약을 복용했다. 그 결과 커큐민을 복용한 군에서 연구
  가 진행되는 동안 기억력이 28% 개선되었다. 우울 증상도 줄
  었고, 뇌의 베타−아밀로이드 및 타우 역시 감소했다.[30]
- **사프란**은 고급 식재료를 파는 가게에서 구할 수 있는 가장 귀
  한 향신료이며, 가끔 가루 형태로 팔긴 하지만 대개는 길고 진

홍색을 띠는 가닥들이 특징적이라 쉽게 알아볼 수 있다. 사프란은 요리할 때 흙내음과 함께 달콤함을 주며, 음식에 진한 금빛색을 입힌다.[31] 최근 작은 규모의 임상 시험에서 사프란을 알츠하이머병 환자에게 투여한 결과, 놀라운 결과를 확인했다.[32]

- **차**는 대부분 말린 허브로 구성되어 있으며, 그중 몇 가지는 알츠하이머병을 예방하는 것으로 알려져 있다. 녹차에 함유된 플라보노이드인 에피갈로카테킨-3-갈레이트(EGCG)는 혈액뇌장벽을 통과하며 녹차의 대표적인 항염증 성분이다. 건강상 이득을 얻기 위해서는 물 온도를 170°F(약 77°C) 이하로 유지하자. 찬물로 추출하는 것도 좋지만, 그러면 2시간 이상 진행하는 것이 좋다. 티백을 만드는 몇몇 회사들은 티백에 플라스틱을 첨가하는데, 뜨거운 물과 만났을 때 차에 플라스틱 입자가 침출되기도 한다. 그러므로 가능하다면 인퓨저를 사용하는 잎차를 선택하는 것이 좋다. 말차가 EGCG 함량이 가장 높으며 녹차보다 137% 더 많다. 중금속 오염을 피하기 위해 중국보다는 일본이 원산지인 유기농 말차를 구하도록 하자. 말차는 끓일 필요가 없으므로 따뜻한 물, 찬물 모두 괜찮다.

실천 방법

- 색이 진하고, 유기농, 제철, 현지에서 재배한 비전분성 채소를 매일 최소 6-9컵을 먹어야 하며, 섭취량을 천천히 늘려가도록 하자.
- 잎채소, 그중 특히 산화질소를 생성하는 잎채소를 섭취하자.

- 십자화과 채소도 포함해서 섭취해야 하며, 건강상 이득을 극대화하기 위해 조리법에 신경 써야 한다.
- 장을 볼 때마다 새로운 채소를(혹은 익숙한 채소의 새로운 종류) 사도록 노력해보자.
- 신선한 허브, 향신료, 차를 식단에 포함시키자.

주의사항

와파린과의 상호작용: 만약 와파린을 복용하고 있다면, 잎채소 혹은 기타 채소나 과일 등 비타민 K가 풍부한 음식을 섭취할 때 주치의와 상의해야 한다. 와파린은 항응고제로 비타민 K가 길항작용을 일으키기 때문에 비타민 K 섭취가 증가하면 와파린 효과가 떨어질 수 있다.

살충제/제초제: 글리포세이트 및 기타 일반적인 제초제 및 살충제에 관한 내용은 제19장에서 다룰 것이다. 추가적으로 파라쿼트(파킨슨병, 신장 및 폐 질환과 관련 있음), 1-3-디클로로프로판(미국 환경보호국에서 발암가능물질로 분류) 및 아트라진(호르몬 파괴자, 면역 파괴자, 발암가능물질이며, 생식 및 발달에 영향을 미침)은 건강에 해롭다고 알려져 다른 나라에서는 금지되었지만, 아직 미국에서 사용되고 있다.[33]

미국의 비영리 환경단체인 환경워킹그룹(Environmental Working Group)에서 매년 발표하는 '더티 더즌(Dirty Dozen)'과 '클린 15(Clean Fifteen)'를 참고하여 유기농으로 구매하면 좋을 과일 및 채소의 우선순위를 알 수 있다. 특히 ApoE4 유전자를 가지고 있는 사람들은 유기농 농산물을 고르는 것이 중요한데, 이들은 혈중 독성 제초제 수치가 높아지면 인지기능저하 발생의 위험성이 높은 것으로 이전 연구들을 통해 밝혀졌다.[34] DDT 및 DDE가 지난 몇 년간 미국과 캐나다에서 금지되었지만 아직 오염의 잔재가 남아있다. 흙에는 독성이 15년까지 남아있을 수 있다고 하며, 수중에서는 150년까지도 오염이 지속될 수 있다고 한다.[35]

아직까지 이들을 사용하고 있거나, 최근에서야 금지된 나라에서 수입된 농산물에서는 수치가 더 높을 수 있다. 이러한 유독한 농약은 몸속 지방에 저장되며, 건강한 미국인의 80%에서는 아직 혈액 검사 시 검출된다.[36] USDA 유기농을 구매하는 것이 농약에 가장 적게 노출이 되는 가장 확실한 방법이다.

유전자 변형 농산물: 유전자 변형 농산물은 이제 우리 생활에 많이 스며들었다. 더 많은 양의 농약을 견뎌내고 스스로 농약을 만들어 낼 수 있는 식물을 재배하는 것이 개발의 첫 목적이었다. 이렇게 조작한 결과 경제적 이득은 얻었지만, 글리포세이트라는 제초제 노출이 많아졌으며 건강에 유해한 작용도 많아졌다.[37] 유전자 변형 농산물(그리고 그것을 먹인 동물)을 섭취하지 않도록 주의하자. 여기에는 대부분의 콩, 옥수수, 카놀라, 유제품, 설탕, 곡물 및 주키니가 포함된다. "Certified USDA organic"이라고 표시되어 있으면 그 식품은 유전자 변형 식품이 아니다. "Non-GMO Project Verified"는 제품 생산의 여러 단계에서 유전자 변형 성분이 0.9% 이하로 검사된 경우에 부여된다.

BPA/BPS: 비스페놀 A(BPA)와 비스페놀 S(BPS)는 플라스틱, 음식, 음료 캔 내벽, 영수증 등 소비자 상품에 포함된 화학물질이다.

BPA는 뇌에 해로우며, 두 화학물질 모두 호르몬을 파괴하는 것으로 알려졌다. 플라스틱이나 캔 제품의 "BPA-프리" 라벨을 확인하자. 만약 라벨이 없다면, 바닥에 있는 재활용 번호를 확인하자. #7은 피하는 것이 좋다. "BPA-프리"더라도 BPS는 포함되었을 가능성이 있음을 명심하자. 둘 다 피하기 위해서는 75% 판지로 만든 Tetra Pak 용기를 찾자. Forest Stewardship Council 표시가 있다. 이는 특히 토마토 통조림에서 중요한데, 토마토의 산성 성분으로 이러한 독소들이 추가적으로 더 침출될 수 있기 때문이다. 이것이 가급적이면 포장식품을 피해야할 이유이며, 가능하면 직접 요리해서 먹도록 하자.

중금속: 개발도상국 혹은 중국이나 인도처럼 공기오염이 심각한 나라에서 수입되는 모든 채소는 중금속에 주의해야 한다. 광산업 또는 제련에서 발생하는 관개 또는 부산물로 인한 폐수는 이 지역 토양을 중금속으로 오염시킨다.[38] 채소의 1/3, 그리고 과일의 반은 수입된다는 사실을 생각하면, 수입 유기농 농산물이 안전한지 알 길이 없다.[39] 현장 점검의 대상이기는 하지만, 실제로 이것이 얼마나 자주 이루어지는지도 알 수 없다.[40] 그렇기 때문에 USDA 유기농만 구매할 것을 추천한다.

렉틴: 렉틴은 당과 결합하는 단백질로 장 투과성을 증가시켜 (장누수) 위장관에 염증을 일으키고 경미하거나 (통증 등) 광범위한 자가면역질환을 유발할 수 있다. 렉틴 함유량이 높은 식품으로는 곡물, 유사곡물, 콩과 식물, 몇몇 채소(특히 토마토, 감자, 가지, 구기자, 피망, 고추 등 가지과 식물), 견과류(특히 캐슈), 및 씨앗류가 있다. 콩과 식물은 물에 담가 가압조리하고, 견과류 및 씨앗류는 물에 담그고/혹은 발아시키며, 가지과 식물처럼 렉틴 함유량이 많으면 껍

질을 벗기거나 씨를 제거하면 렉틴을 줄일 수 있다. 하지만 이러한 식품이 유발하는 염증 반응에 민감한 사람들은 위에서 언급한 방법들만으로 해결이 안 될 수 있다. 그러므로 먼저 염증의 원인을 정확히 파악하고 해결해야 하며 장 치료를 우선적으로 진행해야 한다(제9장 참고). 이 주제에 대해 더 심도 있게 공부하고 싶다면 스티븐 건드리의 《플랜트 패러독스》를 읽어보면 도움이 될 것이다.

포드맵: 양파, 마늘 등 파속 식물, 기타 십자화과 채소 혹은 콩과 식물 섭취를 늘릴 때 모든 사람들은 속이 더부룩하고 가스가 찰 수 있다. 제9장에 언급된 포드맵(FODMAP) 부분을 참고하여 이러한 문제를 어떻게 해결할 수 있는지 보자. 보통은, 단순히 이러한 음식의 섭취를 줄여서 장이 최적화될 수 있는 기회를 주는 것만으로도 해결이 되는 경우가 많다.

갑상선종유발물질: 역사적으로 갑상선이 커지는 갑상선종은 흙에 요오드가 부족한 결과로 생겨났다. 십자화과 채소(혹은 그 외 많은 식품, 약물 및 화학물질)를 익히지 않고 많은 양 섭취하면 갑상선의 요오드 흡수를 억제하여 갑상선 호르몬 생성이 감소한다. 갑상선종 유발을 줄이기 위해서는 십자화과 채소를 조금이라도 익혀서 섭취하는 것이 좋다. 하시모토 갑상선염은 자가면역 반응으로 가장 흔하게 나타난다. 만약 요오드 부족이 문제라면, 바다소금, 해조류, 생선 및 달걀 등 요오드를 대체할 식품을 섭취하고, 요오드 수치가 적정선에 오르기 전까지 많은 양의 십자화과 채소는 피하는 것이 좋다. 역설적으로, 요오드 수치가 지나치게 높아도 하시모토 갑상선염이 발병할 수 있다. 이는 특히 요오드-첨가 소금을 많이 쓰는 가공식품을 섭취했거나 외식을 많이 했을 때 발생할 수 있다.

옥살산염: 유전적으로 민감한 사람들 혹은 장 건강이 손상된 사람이 옥살산염을 많이 함유한 식품을 다량 섭취하면 신장 결석 및 염증을 유발할 수 있는데, 여기에는 피칸, 아몬드, 시금치, 루바브, 비트, 비트잎, 초콜릿 등이 포함된다. 잎채소는 익히면 부피가 많이 줄어들기 때문에 과다 섭취하기 쉽다. 소변에서 냄새 나거나, 방광염이 자주 재발하거나, 신장결석, 섬유근통유사 통증, 신경학적 증상이 나타나지 않는지 살펴보자. 소변검사를 통해 옥살산염 수치를 검사할 수도 있다. 옥살산염 함량이 높은 식품의 섭취를 줄이면 이 문제는 대부분 해결된다. 조리, 발효 및 발아과정이 옥살산염을 줄인다. 장 건강이 회복되게 되면 섭취량을 늘릴 수 있을 것이다.

히스타민 불내성: 장누수가 있거나 당뇨약인 메트포르민 같은 특정 약물치료를 받고 있다면 히스타민에 민감할 수 있다. 히스타민은 우리의 면역계, 소화계 및 신경계를 보호하는 신경전달물질이다. 만약 히스타민 불내성이 있다면, 시금치, 아보카도, 가지과 채소, 발효식품, 사골국, 차 등 히스타민 함량이 높은 식품을 섭취한 후 알레르기유사 증상이나 편두통이 발생할 수 있다. 자세한 사항은 제9장을 참고하자.

건강한 지방

케토플렉스 12/3 생활 방식 범위 내에서는 건강한 지방을 자유롭게 즐길 수 있다. 지방은 포만감을 일으키며 칼로리가 높기 때문에 과식하기는 힘들다. 많은 사람들이 처음에 지방 섭취를 늘리는 것을 두려워한다. 이는 지난 수십 년간 그리고 지금까지도 의학전문가 및 정부의 음식 관련 지침이 저지방 식단을 권고하고 있기 때문이다. 하지

만 그동안의 근거를 재검토한 결과 이러한 생각들은 천천히 뒤집히고 있다.[41]

가장 중요한 것은 건강한 지방은 케톤체 생성을 도와 알츠하이머병 이전에 나타나거나 알츠하이머병과 함께 나타나는 신경 연료 부족을 상쇄한다는 것이다. 건강한 지방은 항산화제가 풍부한 채식 위주의 저탄수화물 식단, 단식 및 운동과 함께하면 식단만 적용했을 때보다 케톤을 더 많이 생성할 수 있다.

건강한 지방이 많이 포함된 식단은 탄수화물이 많은 식단보다 당 관련 지표를 최적화한다. 100개 이상의 연구를 리뷰한 한 최근의 메타분석에서 탄수화물을 불포화지방으로 대체했을 때 당 관련 지표들이 유의하게 개선되었다. 단순히 탄수화물과 포화지방을 줄이는 것만으로 안 된다. 둘 모두를 불포화지방이 많은 식품으로 (예를 들어 올리브오일, 아보카도, 지방이 많은 생선, 견과류 및 씨앗류 등 건강한 식물성 기름) 변경했을 때, 당 관련 지표가 유의하게 개선되는 것을 볼 수 있었다. 단일불포화지방 혹은 다불포화지방 섭취가 5% 증가하면 당화혈색소가 0.1% 개선되었다. 매우 적은 수치라고 생각할 수 있지만, 연구를 진행한 저자들은 당화혈색소가 0.1% 감소하면, 당뇨의 발병이 22%, 심혈관계 질환은 거의 7%정도 줄어들 것이라고 언급했다.[42]

여러 연구에서 지중해 식단에서 인지기능을 개선시키는 요소가 지방이라고 말하며, 심지어 ApoE4 보유자에서도 그러한 결과가 나왔다. 지중해 식단을 이용한 한 연구에서는 지방이 많은 지중해 식단(올리브 오일 및 견과류 활용) 및 지방이 적은 지중해 식단을 비교하였는데, 지방이 많은 식단군에서 인지기능이 더 좋았다.[43] 그리고 이 현상은 ApoE4 보유자에서도 나타났다.[44] 180명의 고령자를 대상으로 한 또 다른 최신 연구에서 참여자 모두가 1년 동안 지중해 식단을 섭취하였다. 그중 절반은 추가적으로 엑스트라 버진 올리브 오일(EVOO) 30g (2 스푼)을 섭취하였으며, 식이 지방을 섭취한 그룹에서 인지기능이 유의하게 개선되었다.[45]

뇌의 60-70퍼센트가 지방이다. 지방은 신경, 미토콘드리아 막, 수초(신경전도를 위한 절연체), 및 기타 구조물을 지지한다. 우리가 섭취하는 지방의 질이 이러한 구조물의 기능성을 결정한다.[46]

지방은 크게 4가지로 나눌 수 있다. (대부분의 식품에 여러가지가 섞여 있지만, 보통 이 중 하나가 지배적으로 높은 비율을 차지한다.)

1. 단일불포화지방산(MUFAs): 아보카도, 올리브, 올리브 오일, 견과류, 씨앗류
2. 고도불포화지방산(PUFAs)

　　오메가-3:

　　　　에이코사펜티엔산(EPA) 및 도코사헥사인산(DHA): 해조류, 크릴, 지방이 많은 냉수어

　　　　알파리놀렌산(ALA): 호두, 아마씨, 치아씨드, 들기름, 대마씨, 콩

　　오메가-6: 견과류, 씨앗류 그리고 견과류 및 씨앗류에서 나오는 기름

3. 포화지방산(SFA): 고기 및 유제품을 포함한 동물성 기름, 코코넛 및 MCT 오일
4. 트랜스 지방*: 마가린, 쇼트닝, 기타 상온에서 보관 가능한 제

품(쿠키, 케이크, 크래커, 팝콘, 크리머) 및 튀긴 음식(감자튀김, 도넛, 그리고 대부분의 식당에서 나오는 튀김)

*식품 제조사들은 1회 제공량당 트랜스지방이 0.5g 이하면 0g으로 표시한다. 수차례 섭취 시 이것도 누적이 된다!

트랜스 지방 그리고 공정을 거쳐 생산된 식물성 및 종자의 경화유는 명백한 악당이다. 식물성 단일불포화지방, 오메가−3 및 포화지방 사용을 우선시하자. 적절한 상황에서(제조 방법, 원산지, 저탄수화물 고식이섬유 식단 섭취, 적절한 오메가−6 및 오메가−3의 비율) 사용하면, 이러한 지방은 식단 칼로리 측면에서 충분한 비율을 차지해도 좋으며, 이는 건강한 신진대사 형성으로 이어진다.

지방은 포화될수록 더욱 안정된 상태가 되며 산화 및 산패되기 어려워진다. 하지만 동물성 지방 섭취를 제한하도록 권장하는 이유 중 하나는 그 지방에 독소가 저장되고 축적되기 때문이다.[47] 이러한 이유로 자연산 혹은 방목한 육류를 선택하는 것이 좋다.[48] ApoE4 보유자들은 식이지방을 과흡수하는 경향이 있는데, 이는 콜레스테롤 수치를 증가시킨다. 혹시 모르니, 포화지방산은 제한하고 올리브 오일, 견과류, 씨앗류 및 지방이 많은 생선 같은 단일불포화지방산 및 고도불포화지방산을 우선순위에 둘 것을 추천한다. (이와 관련해서는 제8장에서 자세히 다룰 것이다.)

오메가−3 및 오메가−6는 필수 고도불포화지방산이며, 우리 몸은 이들을 합성하지 못하므로 음식으로 섭취해야 한다. 고도불포화이기 때문에 산화 및 산패되기 쉬운데, 우리 뇌처럼 지방 비율이 높은 구조물에서는 염증반응을 일으킬 수 있다.[49] 오메가−3는 항염증성인 반면 오메가-6는 염증을 일으킨다. 건강하지 않은 식물성 기름, 곡물 그리고 곡물을 먹인 동물로 구성된 우리의 산업화된 식단은 우리가 오메가-6를 많이 섭취하게끔 만들었다. 우리의 조상들이 섭취한 오메가-6와 오메가-3의 비율은 1:1에 가까웠는데, 최근 표준 미국 식단을 먹는 사람들은 그 비율이 증가하여 25:1에 육박한다.[50] 현대 사회에서 예전처럼 1:1의 비율로 섭취하는 것은 거의 불가능하다. 자연 식품 식단을 유지한다면 따로 이 비율을 달성하기 위해 너무 신경 쓸 필요는 없다. 우리는 4:1 혹은 그보다 작은 비율을 추천하며, 0.5:1 밑으로는 떨어지지 않도록 주의해야 한다. 비율이 지나치게 떨어지면 혈액이 묽어져 출혈 위험성이 있기 때문이다. 만약 출혈 경향이 있거나 뇌졸중 과거력이 있다면 (특히 ApoE4 유전자가 있다면), 제12장의 주의사항들을 꼭 살펴보도록 하자.

　신체의 항염증 환경을 장려하기 위해, 건강하지 않은 오메가-6 식물성 기름을 제한하고 건강한 오메가-3 지방을 늘릴 것을 권한다.

　열을 가한 지방 혹은 화학적으로 추출한 지방은 피하자. 저온 압착 오일을 사용하자. 플라스틱에 담은 오일은 피하고 유리병에 담은 오일을 사자. 플라스틱이 침출되어 독소에 노출될 수 있기 때문이다.[51] 엑스트라 버진 올리브 오일(EVOO), 해조 오일 및 아보카도 오일 같은 불포화지방은 어두운 색의 유리를 사용하는 것이 좋다.

■ 건강한 지방 ■

엑스트라 버진 올리브 오일(EVOO) (고폴리페놀, 수확날짜 명시, 냉압착)	코코넛, 코코넛 오일 ♦♥ (비정제, 냉압착, 버진 혹은 엑스트라 버진, 비화학처리)
아보카도, 아보카도 오일	MCT 오일♥

견과류	레드 팜 오일 (비정제, 버진, 친환경)
씨앗류	카카오 버터
월넛 오일	지방이 많은 생선♥
마카다미아 오일	계란 노른자♥ (자연방목 암탉이 낳은)
참기름	기 버터♥ (자연방목 유제품으로 만든)
들기름	버터 (D) ♥ (자연방목 유제품으로 만든)
해조유	라드♥ (자연방목 동물로부터 얻은)

USDA 유기농: ◆
염증을 일으키는 유제품: (D)
포화지방산 함량 많음: ♥

엑스트라 버진 올리브 오일(EVOO) – 뇌 건강을 위한 1순위

식이지방을 고를 때 신선한 고폴리페놀 엑스트라 버진 올리브 오일(EVOO)을 우선 선택하자. EVOO가 심혈관 및 신경을 보호하는 것은 폴리페놀 덕이다. EVOO는 자가포식 장려, 대사지표 개선, 신경염증 감소, 시냅스 보전 개선, 베타–아밀로이드와 타우 감소, BDNF 증가 등 여러 기전을 통해 건강에 이롭다.[52] 또한 EVOO는 콜레스테롤 제거를 돕고, HDL 콜레스테롤("좋은" 콜레스테롤) 수치를 개선하며 LDL 콜레스테롤("나쁜" 콜레스테롤) 산화를 줄이면서 혈중 지질 수치를 개선한다. 우리의 목표는 뇌 건강과 심장 건강 모두를 증진하는 것이다.[53]

EVOO는 가장 신선하고, 여러분의 몸이 받아들일 수 있는 범위 내에서 폴리페놀 함량이 가장 높은 것을 선택하는 것이 좋다. 폴리페놀 함량이 높으면 맛은 쓰지만, 익숙해지면 그만큼의 가치가 있다. "Ultra Premium Extra Virgin Olive Oil" 홈페이지(https://upextravirginoliveoil.com/)를 참고하면 가장 신선하고 질 좋은 EVOO를 찾을 수 있으며, 수확 날짜 및 세세한 화학반응에 대한 정보도 얻을 수 있다.[54] 이 홈페이지의 제품은 대체로 마트에서 파는 것들과 비슷한 가격대이지만, 마트에서 파는 것은 값싼 오일과 혼합되어 있는 경우가 많다. EVOO는 주로 마무리하는 용도(요리에 뿌리는 용도, 상온에서 사용)로 사용한다. 혈당지수가 낮은 식초 혹은 시트러스와 섞어서 샐러드 드레싱을 만들면 좋다. 또한 신선한 허브 및 향신료와 함께 채소에 뿌려 먹어도 좋다. EVOO를 조리할 때 이용하면 폴리페놀 및 비타민 E가 분해될 수 있으므로[55] 폴리페놀 함량이 높은 것을 사용하거나 낮은 온도에서 조리하여 열로 인한 손상을 최소화하자.

기름으로 요리하기

기름으로 요리할 때, 발연점이 높은 기름을 사용하자. 그래야 높은 온도에서도 연기가 나지 않는다(연기는 기름 손상과 관련 있다). 가스레인지에서 중불은 176℃ 정도다. 요리에 사용하기 좋은 기름은 아보카도 오일(발연점 270℃), 기 버터(252℃), 참기름(210℃), 코코넛 오일(177℃) 및 버터(177℃) 등이다. EVOO의 발연점은 160-210℃이며, 폴리페놀 함량이 높을수록 발연점이 높다. 로즈마리 같은 허브를 추가하면 더 건강한 오일을 만들 수 있다.[56]

견과류 및 씨앗류 −영양의 파워하우스

견과류를 섭취하는 사람은 장수한다.[57] 견과류는 심혈관계 및 신경계를 보호하며, 케톤증을 지원하고, 건강한 지방, 단백질, 비타민, 미네랄 및 식이섬유의 좋은 원료가 된다.[58] 견과류 및 씨앗류는 신선하고, 유기농이며, 익히지 않은 상태가 가장 좋고, 가능하다면 물에 담가 발아시키면 더욱 좋다. 이러한 과정을 거치면 소화 및 영양소 흡수를 방해하는 렉틴, 피테이트 및 효소 억제제를 감소시키기 때문이다.[59] 견과류 및 씨앗류는 생으로 혹은 살짝 굽거나 볶아서 섭취할 수 있다. 볶은 견과류나 씨앗류 맛을 좋아한다면, (견과류나 씨앗류의 종류에 따라 온도 및 시간이 다르겠지만) 77–104°C의 낮은 온도에서 건조하거나 볶는 것이 좋다. 오븐에서 굽는다면, 골고루 익을 수 있게 수시로 뒤집어 주는 것이 좋다. 모든 견과류 및 씨앗류에는 단일불포화지방산, 고도불포화지방산 및 포화지방산 등이 각각 다른 비율로 포함되어 있다. 고도불포화지방산은 높은 온도에서 볶을 시 쉽게 산화 및 산패된다. 볶기 전 견과류 및 씨앗류를 파프리카, 큐민, 카레가루 및 바다소금 등 다양한 향신료와 버무리는 것도 좋다. 잘게 썬 아몬드를 바다소금, 마늘, 로즈마리와 함께 낮은 온도에서 살짝 구워 샐러드에 추가하면 바삭한 식감을 더할 수 있으며, 호두를 스테비아 및 시나몬과 버무려 요거트나 케피르(발효유)에 넣어 먹으면 달콤하게 즐길 수 있다. (견과류 우유는 유제품을 대체할 수 있는 아주 훌륭한 대체품이다. 제11장을 참고하자.)

만약 견과류를 직접 볶을 수 없다면, 차선책으로 오일 없이 볶은 것을 구매하자.[60] (하지만 이 마저도 높은 온도에서 볶은 것이라면 건강상 이점이 조금 감소해 있을 수 있다.) 건강하지 않은 오일로 볶은 견과류는 추천하지 않는다. 많은 양을 보관할 때는 냉동고, 소량만 보관할 때는 냉장고에 보관하면 신선도를 유지할 수 있다.

호두, 마카다미아, 피스타치오, 피칸, 체스넛, 아몬드, 헤이즐넛, 파인너트, 깨, 블랙커민, 아마씨 및 햄프씨드 모두 좋은 선택지다. 캐슈, 펌킨씨드, 해바라기씨, 치아씨드도 좋지만, 렉틴에 민감한 사람에게는 문제가 될 수 있다. (이때 물에 담가 발아시키는 것이 도움이 될 수 있다.) 셀레늄이 풍부한 브라질너트는 하루 섭취량을 제한해야 하는데, 너트 하나당 셀레늄 함량이 68–91mcg로, 5개만 먹어도 성인 하루 권장량인 400mcg를 초과하여 부작용이 나타날 수 있다.[61]

- 호두는 높은 오메가–3 함량 덕분에 뇌 건강 및 인지기능에 좋은데, 함유된 고도불포화지방산이 쉽게 산화되므로 익히지 않은 상태로 섭취하고 가열하지 않은 채 섭취하는 것이 좋다.[62]
- 헤이즐넛은 신경보호효과가 있는 것으로 알려졌으며, 특히 뇌 위축을 예방하는 역할을 한다.[63] 또한 단일불포화지방산 함량이 높기 때문에 LDL 및 총콜레스테롤 수치를 낮춘다.[64] 높은 항영양소(피테이트) 함량이 있으므로, 개수를 제한해서 섭취해야 한다.
- 마카다미아는 혈중 지질에 긍정적 영향을 미친다. 견과류 중 단일불포화지방산 함량이 가장 높으며, 탄수화물 및 렉틴의 함량은 낮다.[65]
- 피칸은 탄수화물 및 단백질에 비해 건강한 지방 비율이 높으며, HOMA–IR(인슐린 저항성 측정)을 개선하고, 심혈관 대사 질환의 발병 위험성을 낮춘다.[66]
- 아몬드는 단백질, 단일불포화지방산, 항산화제가 풍부하며, 신경을 보호하고, 혈당 조절 및 혈중 지질을 개선하고, 산화

스트레스를 줄이는 것으로 알려졌다.[67] 갈색 껍질에 항산화제가 가장 많으며, 렉틴 또한 많다.[68] (렉틴에 민감한 사람들은 데친 아몬드를 사용하자.) 미국에서는 법적 규제 때문에 아몬드를 살균 처리하는데, "날것"이라 표시된 아몬드도 그 과정을 거친다. 소량씩 판매하는 길거리 노점상의 경우 진짜 가공처리 하지 않는 생아몬드를 판매하기도 한다.

- 아마씨 역시 오메가-3 지방산이 풍부하며, 심장 및 전반적 건강에 이롭다.[69] 아마씨의 오메가-3는 식물성이며, 알파-리놀렌산(ALA)이라 칭한다. 아마씨는 호르몬 균형을 돕는 폴리페놀의 일종인 리그난이 가장 풍부하다. 항산화제 및 식이섬유 또한 풍부하다. 아마씨는 날로 섭취해야 하는데, 갓 빻거나 밤새 물에 담가 발아시키면 영양소가 풍부한 성분의 생체 이용률을 높이고 소화를 도울 수 있다.[70] 아마씨는 쉽게 산패되기 때문에 소량씩 빻고 냉장 보관해야 하며, 나머지 온전한 씨앗은 냉동보관 해야 한다.

견과류 및 씨앗류는 식이성 지방의 섭취를 건강하게 늘릴 수 있는 방법으로 케톤증 유도에 큰 도움이 된다. 이들은 칼로리가 높아 체중 증량이 목표일 때 도움이 될 수 있다. 반대로 케토플렉스 12/3을 진행하면서 체중이 증가한 것 같으면 섭취를 줄이면 된다.

커피 애호가들이여, 기뻐하라!

■

커피콩은 에티오피아에서 기원한 색이 진하고 향이 좋은 음료를 제공하는 커피

열매 씨앗으로, 15세기부터 사람들이 즐겨왔다. 여러 연구를 통해 우리가 사랑하는 모닝커피가 건강 및 장수와 관련 있다고 밝혀진 바 있다.[71] 커피는 또한 신경보호효과가 있으며 인지기능저하 발병 위험성을 줄이는 것으로 알려졌다. 커피의 흥분 작용은 노화된 뇌 및 알츠하이머병에서 각성도 및 인지기능을 개선하고 기억력 감퇴의 속도를 늦춘다.[72] 커피의 폴리페놀 및 생리활성 화합물이 이러한 효과를 내며, 카페인을 제거하는 등 어떤 처리를 거치든 이 유익작용은 유지된다. 그 외에도 커피는 고리형 AMP(기억력에 필수적인 세포 매개체)를 증가시키고, 인슐린 감수성을 높여주고 항산화 반응을 활성화한다. 또한 Nrf2 시스템을 상향조정하여 각 세포내 보호 기전을 활성화한다.[73] 커피의 생리 활성 화합물은 항염증, 항바이러스 작용을 하며 당뇨 및 몇몇 암을 예방하는 역할을 한다.[74] 끓이는 과정에서 생성되는 화합물인 페닐인단은 베타-아밀로이드 및 타우 엉킴을 억제하는 것으로 알려졌다.[75]

만약 모닝커피 한 잔이 케톤증을 방해할 것이 걱정된다면, 그 걱정은 버려도 좋다! 커피를 마시면 혈장 내 케톤이 증가하는 것으로 밝혀졌다.[76] 단식하는 동안, 필요하다면 허용된 감미료를 소량 추가한 블랙커피를 즐기도록 하자. 만약 인슐린 저항성이 있어 단식에 어려움을 겪고 있다면, 스스로 내인성 케톤을 만들기 전까지는 커피에 MCT 오일을 소량 추가하는 것도 고려해볼 수 있다. 또한 특히 3형(독소로 인한) 알츠하이머병을 앓고 있다면, 곰팡이가 없는 유기농 커피를 구하는 것이 좋다.

커피가 건강상 이득이 많은 것은 사실이지만, 몇 가지 주의사항이 있다. 하루 1리터 이상 마시면 호모시스테인 수치가 20% 이상 증가하는데,[77] 호모시스테인 증가는 뇌 위축 및 인지기능저하와 관련이 있다.[78] 적절한 양만 섭취하고, 특히 커피 대사가 느리다면 오후에는 피하자. 커피를 지나치게 많이 마시거나 오후에 마시면 하루주기리듬 및 수면의 질에 영향을 끼칠 수 있다. 커피의 산은 속쓰림(위식도역류질환)을 악화시킬 수 있다. 또한 코티솔 증가를 동반한 만성 스트레스를 겪고 있다면, 기저 원인이 해결되기 전까지는 커피를 피하는 것이 좋다.

건강하지 않은 지방

- 콩기름
- 옥수수기름
- 카놀라유
- 땅콩기름
- 해바라기씨 오일
- 홍화유
- 면실유
- 팜핵유
- 트랜스 지방

이 목록 외에도 많다. 고도불포화, 오메가-6, 열 혹은 화학 처리된, 유전자 변형, 정제된 씨앗류, 곡물, 콩 혹은 기타 식물성 기름을 되도록 피하자.

실천 방법

- (채소 섭취를 늘림과 동시에) 건강한 지방 섭취도 늘려 인슐린 저항성을 치료하면서 뇌 연료로 사용될 케톤을 생성하자.
- 고폴리페놀 엑스트라 버진 올리브 오일(EVOO), 아보카도, 견과류 및 씨앗류를 우선순위에 두자.
- 당지수가 높거나 염증 반응을 일으키는 음식을 식이지방과 함께 조합하지 말자.
- 치유가 될수록 식이지방에 대한 욕구가 줄어들 수 있음을 기

억하자.

주의사항

위장 불편감: 지방 섭취(견과류 및 씨앗류의 경우 지방 및 렉틴의 섭취)를 천천히 늘려가는 것이 도움이 될 수 있다. 담낭 기능에 문제가 있는 사람들은 이러한 변화에 적응하기 더욱 어려울 것이다. 식이성 지방 섭취를 늘리면서 우측 상복부 통증이 발생한다면, 담낭질환을 배제하기 위해 진료를 받도록 하자. 담낭은 지방을 분해하는 담즙을 저장하는 곳이다. 담낭이 없어도 대개는 고지방 식이를 문제없이 소화하지만, 몇몇 사람들은 지방 섭취량을 천천히 늘려야할 수 있다. 설사를 포함한 위장관 문제가 발생한다면, 리파아제, 우담 혹은 쓴맛이 나는 허브와 함께 소화효소를 사용하는 것도 고려해볼 수 있다. 자세한 사항은 제9장을 참고하자.

체중감소: 식이성 지방의 섭취를 늘릴 때 의외로 체중감소를 경험하는 사람들이 있는데, 이는 지방의 포만감 때문에 의도치 않게 칼로리 섭취가 감소하기 때문이다. (제7장의 주의사항을 체크하자.)

체중증가: 식이성 지방 섭취를 늘리면 체중이 증가하는 사람들도 있다. 이들은 단식 시간을 늘리고 운동도 더 해야 한다. 생각보다 많은 탄수화물을 섭취하고 있을 수도 있으며, 이로 인해 지속적인 인슐린 저항성이 발생하고 있는 것이다. 크로노미터(Cronometer) 같은 식단 감시기를 사용하면 설탕, 곡물 등 숨은 열량을 찾을 수 있다. 음식 감수성으로 인한 염증도 체중 증가에 기여할 수 있다. (제9장을 참고하여 제외식이 방법을 터득하자.)

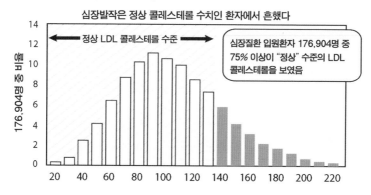

심장질환으로 입원한 176,904명의 환자를 대상으로 콜레스테롤을 분석했다…

심장발작은 정상 콜레스테롤 수치인 환자에서 흔했다

대부분의 심근경색(심장발작)은 정상 LDL 콜레스테롤 수치 상태에서 일어난다. LDL 콜레스테롤 보다는 중성지방/HDL 콜레스테롤(TG/HDL) 비율이 심근경색 발생에 대한 예측인자로서 적합하다.

견과류 및 씨앗류 곰팡이: 견과류 및 씨앗류에서 산패한 혹은 곰팡이 핀 냄새가 나지 않는지 필히 확인해야 한다. 셀레늄 함량이 높은 브라질너트에는 곰팡이가 핀 경우가 많다.[79] 땅콩(특히 땅콩버터)은 피하는 것이 좋은데, 콩과 식물인 땅콩은 곰팡이 및 그로 인해 발생하는 염증과 관련이 많다.[80]

지질 수치 상승: 식이성 지방(특히 포화 지방) 섭취를 늘리는 사람 중 몇몇은 혈액검사상 총콜레스테롤 및 LDL 콜레스테롤이 증가하는 것을 관찰할 수 있다. 이는 특히 식이성 지방을 과흡수한다고 알려진 ApoE4 보유자에서 더욱 그러하다.[81] 이에 대해 걱정해야 하는지 여부는 앞으로 살펴볼 기타 다른 요소들에 달려있다. 우리의 식단 권고 사항은 긍정적인 반응들도 이끌어내는데, 예를 들어 공복 인슐린 및 당화혈색소 등 당 관련 지표들의 감소, HDL 콜레스테롤

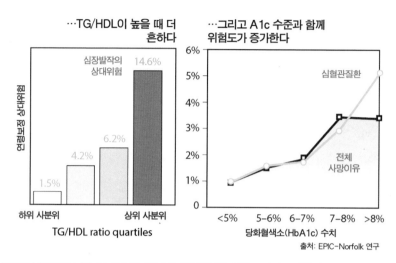

당신의 당화혈색소(HbA1c)가 증가할수록 심혈관질환 위험도 역시 증가한다.

의 증가, 중성지방 감소 등이 있으며, 이들 모두 심장 질환의 발병을 낮추는데 기여한다.

콜레스테롤 수치가 감소하면 관상동맥질환의 발병도 줄어들 것이라는 "지질가설"은 지난 몇 년간 재검토되고 있으며, 이것이 정부의 음식 관련 지침을 이끄는 힘임에도 불구하고 아직 증명되지는 않았다.[82] 실제로 관상동맥질환으로 입원한 환자들의 콜레스테롤을 검사하면 대부분 콜레스테롤이 정상 범위이다.[83]

콜레스테롤만 단독으로 검사하는 것은 분명 도움이 되지 않지만, 총콜레스테롤을 구성하는 요소의 비율을 보는 것은 많은 정보를 주며 실제 위험성을 예측할 수 있게 한다.[84] 총콜레스테롤은 LDL 콜레스테롤, HDL 콜레스테롤 및 중성지방의 20%를 더한 값이다. 중성지방과 HDL 콜레스테롤의 비율을 보면 위험 패턴을 파악하기 쉬운데,[85] 이 비율이 2:1을 넘기지 말아야 한다. 1.1보다 작은 것이 이상적이다.

당화혈색소를 검사해 보면, 당화혈색소가 증가할수록 관상동맥질환의 발병 위험 역시 선형적 관계로 증가하는 것을 볼 수 있다.[86] 당화혈색소는 당화(당 분자가 더해진) 헤모글로빈을 의미하며, 최근 3개월간의 공복 혈당을 반영한다. 당화혈색소가 낮을수록 심장질환 위험도 낮아진다. "콜레스테롤" 상승을 이렇게 광범위하게 이해하면 심장질환 발병의 위험성도 더욱 정확히 모니터할 수 있다.

위험성을 더 정확하게 추적하기 위한 기타 지표도 있다. 산화된 LDL 콜레스테롤(목표는 〈60U/L) 및 LDL 입자 크기(목표는 〈1200nmol/L)와 저밀도 LDL 콜레스테롤(목표는 〈28mg/dL) 등 지질 입자 크기와 관련된 검사 등이 여기에 해당하며, 모두 당화혈색소와 밀접한 관련이 있다. 만약 가족력 혹은 기타 위험 인자를 가지고 있다면, 저방사 심장 CT(관상동맥 석회질 검사)를 고려해볼 수 있다. 40세 이상 남성 및 50세 이상 여성은 기본적으로 검사해 보는 것도 괜찮다. 만약 관상동맥질환이 있다면, 뇌를 보호하기 위해 저탄수화물 식단을 시작하고 뇌 건강을 보호하고자 하는 마음을 지지해줄 심장 전문의를 찾자.

총콜레스테롤 수치가 200mg/dL을 넘어가면, 많은 의사들이 실제 위험성을 판단하는데 도움이 되는 추가적인 정보는 얻으려 하지 않고 스타틴부터 처방한다. 하지만 스타틴은 인지기능저하의 가능성을 높일 수 있다.[87] 그러므로 가족성 고콜레스테롤혈증 등 스타틴이 꼭 필요한 질환이 있다면, 심장 전문의와 상의해야 한다. 하나의 방법으로 (지방 친화성 스타틴과는 대조적인) 친수성 스타틴을 최대한 저용량으로 사용하고 에제티미브(exetimibe)와 함께 복용하면, LDL

입자 목표에 도달하면서도 뇌의 콜레스테롤 합성을 유지할 수 있다. 스타틴을 복용하면서 인지기능저하를 경험했다면, 데스모스테롤(desmosterol)이라는 스테롤 지표를 검사해볼 수 있다. 이 수치가 낮으면 뇌의 콜레스테롤 부족을 의미하며, 이는 인지기능저화와 연관이 있다.[88]

이제 포화지방에 대해 알아보자. 우리는 이를 '건강한 지방'에 포함시켰다. 포화지방 섭취에 대해서는 논란이 많으며 심장질환의 위험 인자로 잘못 알려져 있는데, 이는 포화지방을 섭취하는 환경을 대부분 고려하지 않기 때문이다. 《지방을 먹고, 날씬해지자(Eat Fat, Get Thin)》의 저자 마크 하이먼(Mark Hyman)은 대표적으로 해로운 세 가지 음식이 포화지방, 단순 탄수화물 및 섬유질 부족이라고 말한

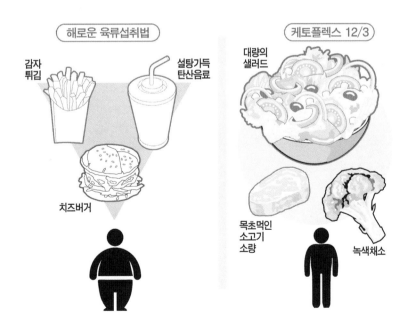

해로운 육류섭취법. 포화지방, 단순 탄수화물, 섬유질 부족의 조합은 위험하다.

다. 햄버거, 감자튀김 및 탄산음료를 먹는 것은 목초먹인 소고기 소량에 다양한 영양소가 가득한 채소로 이루어진 많은 양의 샐러드를 먹는 것과는 매우 다르다. 대부분의 연구들은 심장질환과 알츠하이머병과 관련된 포화지방에 대해 언급할 때 포화지방의 질과 섭취되는 상황을 파악하지 못하고 있다.

하지만 또 분명한 것은 포화지방은 몇몇 사람에서 콜레스테롤 수치를 높이며, ApoE4 보유자에서 특히 그러하다.[89] 그렇기 때문에 이러한 사람들에게는 혹시 모르니 포화지방을 최소한으로 섭취하고, 심장질환의 발병을 낮춘다고 알려진 고폴리페놀 엑스트라 버진 올리브 오일(EVOO), 아보카도, 지방이 많은 생선, 견과류 및 씨앗류 등 단일불포화지방산 및 고도불포화지방산을 우선시하라고 권장한다.

알츠하이머병에서 콜레스테롤의 역할은 아직 불명확하다. 중년기에 콜레스테롤 수치가 높으면 (비율에 대한 검사는 안 했을 때) 알츠하이머병을 유발하는 반면, 나이가 들수록 오히려 신경을 보호한다는 상반된 근거가 있다.[90] 그러므로 건강한 지질수치를 유지하는 동시에 염증 및 당 관련 지표의 감소를 강조할 것을 추천한다.

혈관성 치매 혹은 심장질환: 혈관성 치매 혹은 심장질환을 앓고 있는 환자들은 영양적 케톤증을 고려하기 전에 먼저 기저에 있는 인슐린 저항성을 치료해야 한다. 이 시기 동안 뇌에 연료를 공급하기 위해서는 케톤염 혹은 에스테르 복용을 고려해 볼 수 있다. 설탕과 정제된 탄수화물은 줄이고, 고폴리페놀 엑스트라 버진 올리브 오일(EVOO), 아보카도, 지방이 많은 생선, 견과류 및 씨앗류 위주의 건강한 지방 섭취를 늘리는 것은 매우 중요하다. 이 그룹의 환자들은 반드시 저탄수화물 식단을 전문적으로 하는 심장전문의의 도움을 받아가며 프로그램을 진행해야 한다.

또한 케토플렉스 12/3을 진행하면서 동맥경화도를 측정하는 iHEART 기기를 이용하여 혈관 건강을 확인하는 것도 좋다. iHEART의 결과는 맥파전달속도를 검사하는 표준인 SphygmoCor와 거의 일치한다. 맥파전달속도의 악화는 향후 심혈관계 질환 및 치매의 유의한 위험인자가 된다.[91] (제18장도 참고하자)

제 9 장

피라미드 3단계: 장 건강 개선하기

직감(gut feeling)은 대개 보편적 지식에서 나온다.
—데바시스 므리다

모든 건강 프로그램의 기본은 장 건강이며, 특히 인지기능저하에 대한 치료 시에는 중요한 역할을 담당한다. 뇌와 장은 양방향으로 복잡하게 얽혀 있으며, 장내 미생물 군집 조정이 신경호보에 미치는 영향에 대한 연구가 급증하고 있다.[1] 장내 미생물 군집은 영양, 면역, 호르몬 및 신경계가 건강하게 기능할 수 있는 기반을 다져준다. 앞서 수차례 언급했듯, 우리 몸의 유전적 설계의 한계와 현대 환경의 스트레스 요인은 현재 많은 만성 질환의 유발 요인으로 부상하고 있다. 스트레스가 많고 좌식 생활을 하며 지나치게 위생적인 우리의 생활양식과 식이섬유가 부족하고 설탕, 항생제, 농약, 제초제 및 기타 화학물질로 가득한 식단은 우리의 장과 장내 미생물 환경을 파괴시켰다. 또한 비만, 당뇨, 자가면역질환, 신경계질환 같은 만성 질환의 급증은 장내 미생물 군집의 기능장애와 그 근본 원인이 동일할 수 있다.[2]

만약 여러분이 장누수(장투과성 증가), 장내세균 불균형, 소장내 세균 과증식(신체 다른 부위에서 자라는 세균이 소장에서 증식하기 시작하는 질환), 과민성 장증후군(복통에 설사, 변비 혹은 설사와 변비 모두 동반되는 질환), 헬리코박터균(위궤양과 관련된 비교적 흔한 감염원인)이 기저에 있다면, 여러분의 건강 및 영양 프로그램을 최적화하기 위해 추가적인 처치가 필요할 수 있다. 위장관 질환이 매우 흔함에도 많은 사람들이 이를 제대로 모르고 있어 치료를 받지 못하고 있다.

좋은 소식은 우리가 음식을 섭취할 때 나타나는 반응을 잘 살피면 위장관을 치유할 수 있다는 것이다. 초기 증상을 세심히 관찰하면, 잘못을 바로잡고 장을 치유할 수 있는 기회를 얻을 수 있다. 이렇게 소화기능을 최적화하면 음식 알레르기 및 음식 감수성을 완전히 피해갈 수 있을 것이다. 이때 무엇보다도 기저에 있는 위장관 증상의 원인을 파악하는 것은 중요하다. 다음 사항을 고려해보자.

음식 알레르기 혹은 감수성(내성)

■ 음식 알레르기는 검사를 통해 파악할 수 있다. 음식 알레르기는 증상이 심각하고 치명적일 수 있으며, 음식을 섭취하고 얼마 지나지 않아 증상이 나타난다. 입안의 얼얼한 느낌 혹은 가려움, 두드러기 혹은 습진을 동반한 피부 가려움, 입술, 얼굴, 혀 및 목부종, 호흡곤란, 복통, 오심, 설사, 구토, 어지럼, 현기

증, 실신 등의 증상이 있다.

- 음식 감수성은 음식 섭취 후 증상이 나타나는 시간이 음식 알레르기에 비해 늦으며, 증상이 덜 심하다. 증상으로는 가스 참, 팽만감, 변비/설사 같은 위장관 증상 위주로 나타나는데, 발진, 여드름, 관절염, 광범위한 신체 통증, 두통, 피로, 기분 변화, 과민함, "브레인 포그"도 나타날 수 있다.

- 곡물(특히 밀) 및 유제품 외에도 음식 알레르기 및 감수성을 잘 유발하는 음식으로는 달걀(특히 달걀흰자), 땅콩, 콩, 나무 견과류, 조개, 가지과 채소(가지, 토마토, 고추, 피망, 감자 등) 그리고 가공 식품에 사용되는 다양한 재료 및 화학물질 등이 있다.

- 음식 감수성을 감별하는 가장 좋은 방법은 "제외식이"를 진행해 보는 것이다. 가장 흔한 유발 요인을 3주간 섭취할 음식 목록에서 제외해보자. 여기에는 모든 곡물(특히 밀), 유제품, 옥수수, 콩, 달걀, 가지과 채소, 설탕 및 모든 가공 식품이 포함된다. 설탕은 염증을 유발하기 때문에 이 목록에 포함되었다. 만약 "제외식이"를 하고 컨디션이 좋아졌다면, 달걀부터 시작해서 가지과 채소, USDA 유기농이나 가능하다면 발효된 콩, 적은 양의 유제품 등을 하나씩 다시 시도해보자. 재시도할 음식을 하루 2번 2일 동안 섭취하고, 세 번째 날에는 다시 제외해보자. 그리고 네 번째 날에는 다음 음식을 시도해보자. 각 시기마다 반응을 기록해두면 좋다. 음식 감수성을 알아내면 그에 따른 치유가 바로 뒤따르기 때문에 엄청난 보상을 얻을 수 있을 것이다. 장이 치유되면, 원인 음식을 가끔 조금씩 섭

취해도 괜찮기도 하다.

위장관 기능 장애의 흔한 원인

음식 알레르기 및 감수성을 감별하고 이를 제외시키는 것 외에도 위 장관 건강에 영향을 끼쳐 위장 내벽에 염증 및 장내 불균형을 유발 하며 위 배출을 지연시키는 기타 요인도 있는데, 구체적인 내역은 다 음과 같다:

- 항생제
- 소염제: 아스피린, 이부프로펜, 나프록센
- 양성자펌프억제제(PPI)
- 히스타민 수용체(H2 receptor) 차단제
- 제산제 중 하나인 알루미늄하이드록사이드
- 항콜린제: 항히스타민제, 삼환계항우울제, 바르비튜레이트, 근 이완제, 벤조디아제핀계 약물
- 알코올
- 당 과다 섭취, 특히 탄산음료나 커피에 사용되는 액상과당
- 인공감미료
- 글리포세이트(제초제)
- 스트레스
- 위산 부족

위장관 증상을 일으키는 주요 원인 중 하나는 위산 부족이다. 대 부분의 성인은 나이가 들수록 위액 중 산이 감소하며, 만성 스트레

스 혹은 갑상선기능저하증이 있을 때도 감소할 수 있다. 그리고 속쓰림 혹은 위식도역류질환을 치료하기 위해 사용하는 PPI 및 기타 제산제 역시 위산 부족 상황을 악화시킨다. 역설적으로 위산 부족은 위식도역류질환을 유발할 수 있는데, 위산의 양이 음식을 소화시키기에 부족하기 때문이다. 케토플렉스 12/3에 포함된 식단 및 생활습관은 궁극적으로 위식도역류질환을 치료할 수 있게 도와줄 것이며, 아래에 설명할 추가적인 방법도 병행하면 좋다.

위식도역류질환을 치료하기 위한 생활 습관

- 복부 지방을 줄이고 허리가 꽉 조이는 옷을 피하자.
- 카페인, 알코올, 니코틴, 초콜릿, 시트러스, 토마토가 들어간 음식, 매운 음식, 튀긴 음식, 글루텐, 유제품, 가공 식품을 피하자.
- 치료기간 동안, 음식을 소량씩 자주 먹자.
- 음식을 소화할 수 있을 정도로 충분한 위산이 있어야 한다.
- 식사하는 동안 스트레스를 피하자.
- 천천히 꼭꼭 씹어 먹자.
- 취침 전 3시간 동안 먹지 않는 것이 좋다.
- 침대 머리맡을 6-8인치 올리면 좋다.

속쓰림 약(양성자펌프억제제, PPI) 복용 중단하기

PPI를 장기간 복용하면 치매, 우울증, 결장직장암, 폐렴, 고관절 골절과 비타민 B_{12}, 비타민 C, 철, 칼슘, 마그네슘, 아연의 결핍 그리고 장내 미생물 불균형의 위험성이 높아질 수 있다.[3] 위장의 적절한 위산 생성은 단백질을 소화시키는 펩신을 포함하여 필수 소화 효소 기능을 위해 중요하다. 또한 위산은 우리가 음식을 섭취하면서 노출되는 세균, 바이러스, 기생충, 이스트를 없애는데도 중요하다.

PPI를 중단하는 것은 어렵다. 성공적으로 중단하기 위해서는 복용량을 천천히 줄이면서 히스타민 수용체(H2 receptor) 차단제 사용 늘리기와 소화 효소, 무당 디글리시리진 제거 감초(DGL), 알로에, L-글루타민, 징크 카르노신, 마그네슘, 프로바이오틱스 복용 등이 도움이 될 수 있다. 만약 헬리코박터균, 세균 혹은 이스트 과증식이 위식도역류질환 발생에 기여하고 있는 것으로 생각될 때는 기능의학 전문가의 도움을 받는 것이 좋다.

소화를 최적화하는 방법

다음과 같은 방법을 통해 채소, 지방, 저항성 전분, 프리바이오틱 섬유질, 프로바이오틱스가 풍부한 식품 등이 포함된 식단으로 바꾸는 과정에서 소화를 도울 수 있다.

- 소화는 음식 준비부터 시작된다. 식사를 함께 할 모든 사람을 식사 준비에 참여시키자. 요리하면서 음식 냄새를 맡는 것만으로도 소화를 돕는 췌장 효소가 분비되기 시작한다.[4]
- 인류 역사상 식사는 사회적 교류와 늘 연관되어 있었다. 좋아하는 사람과 식사하면 부교감신경계가 활성화되면서 몸이 이완되어 소화가 잘되고 영양을 최대로 흡수할 수 있다.[5] 만약 혼자서 식사한다면 텔레비전 및 컴퓨터를 끄고 업무를 내려놓자. 쉬면서 몸을 보양할 아주 귀한 시간이다.

- 천천히 씹으면서 먹자. 소화의 첫 단계는 제대로 씹는 것이다. 씹는 동안 탄수화물을 분해시키는 아밀라아제, 지방을 분해시키는 리파아제가 분비된다.[6] 소화효소가 희석되지 않게 식사시간 동안 액체 섭취를 최소화하는 것이 좋고, 체온을 유지하기 위해 얼음 음료도 피하는 것이 좋다.

- 궤양이나 식도염이 없다면, 소화를 도울 수 있는 위산 보충제도 사용해 볼 수 있다. 물 한잔에 유기농 애플 사이다로 만든 식초를 한 숟가락을 넣어 식사 전 혹은 후에 마시거나, 베타인 HCL과 펩신 보충제를 복용하는 것이 도움이 될 수 있다. (베타인 HCL은 단백질 15-20g을 포함하는 식사와 함께 500-650mg으로 시작하여 2일마다 1알씩 추가해 보고, 불편함을 느낄 때까지 추가하면서 복용을 진행해 보자. 불편감을 느끼지 않는 범위 내에서 최대한으로 사용하되, 다섯 알을 넘기지 않는 것이 좋다.) 만약 위산 보충제가 증상을 악화시킨다면, 물 한잔에 베이킹 소다 반 티스푼을 추가해 보는 것도 좋다.

- 쓴 허브(카모마일, 밀크 씨슬, 민들레, 골든 씰, 우엉, 용담초), 쓴 채소, 향신료(생강, 시나몬, 카다멈) 혹은 자연 소화 효소를 함유한 과일(레몬, 아보카도, 그린 파파야, 그린 망고, 안 익은 키위) 등을 추가하여 소화를 도울 수 있다. 사골국, 저항성 전분, 프리바이오틱스 및 프로바이오틱 식품을 식단에 추가하면 위장관 건강이 개선되고 장내 미생물 균형이 잡힐 것이다. 브로멜라인(파인애플로 만들어 냄), 파파인(파파야로 만들어 냄), 무당 디글리시리진 제거 감초(DGL) 등의 보충제도 사용할 수 있다.

■ 적절한 소화의 중요한 부분을 차지하는 것이 배설(대변을 보는 것)이다. 장이 좋아하는 음식 섭취를 늘리면 대변 부피가 커져 대변을 보는 것이 수월해지고 독소 배출에 도움이 된다. 배설은 또한 장내 미생물 환경을 좋게 하고, 혈당 조절 및 지질 수치를 개선하며, 결장직장암의 위험성을 줄이고, 에스트로겐 수치를 낮춰 자궁암 및 유방암 위험성을 줄이고, 전체적인 컨디션을 개선한다.[7]

■ 대변 횟수가 주3회보다 적거나 대변을 보기가 힘들다면 변비가 있는 것이다. 하루 한 번 대변을 보는 것이 가장 좋다. 가공식품, 설탕, 글루텐, 유제품 및 고기가 많은 식단을 먹으면 변비를 유발할 수 있다. 운동, 충분한 수분 섭취 그리고 채소 섭취(특히 프리바이오틱 섬유질 및 저항성 전분)가 도움이 될 것이다. 유기농 차전자 섬유질, 아마씨 분말, 아카시아 섬유질, 곤약 뿌리 분말, 프로바이오틱스, 구연산 마그네슘 등의 보충제도 사용을 고려해 볼 수 있다.

장누수를 치유하는 사골국

■

사골국에는 글루타민이 풍부한데, 이는 장 투과성이 증가하는 것을 막을 수 있는 아미노산이다. 글루타민은 우리 몸에서 가장 풍부한 아미노산이며, 위장관의 내벽에서 발견되는 장세포의 에너지원이다. 장세포는 세포 하나 두께의 장벽을 형성하며, 면역 체계 조절을 통해 장을 형성하는 데 적극적으로 관여하는 역동적인 역할을 한다. 음식 항원, 스트레스, 독소 등이 이 중요한 장벽의 치밀함에 영향을 미칠 수 있다. 사골국에 있는 글루타민은 장세포에 영양을 제공하고

연결부를 단단히 유지하여 장 투과성을 감소시킨다.[8]

사골국에는 이렇게 건강상 이점이 많음에도 불구하고, 다음과 같은 이유에서 섭취를 1주 몇 회 정도로 제한할 것을 권장한다. 첫째, 만약 그 동물이 산업공해물질로 오염된 곳에서 자랐으면, 뼈에서 중금속이 침출될 수 있다. 둘째, 사골국도 단백질이라 제10장에서 설명할 동물성 단백질의 제한 사항에 해당된다. 또한 사골국의 글루타민 성분이 장벽을 빠져나와 손상된 혈액-뇌 장벽을 파괴하여 뇌의 신경전달물질에 영향을 미친다고 주장하는 사람도 있다. 이러한 현상은 특히 MSG 등 가공식품에 포함된 과도한 글루타민으로 인해 일어날 가능성이 크며, 누적 효과가 있을 수 있다.

글루타민은 흥분성 신경전달물질인 글루타메이트와 억제성 신경전달물질인 GABA의 구성 성분이다. 건강한 뇌에서는 이 두 가지 물질이 서로 균형을 유지하며 작동한다. 하지만 글루타메이트 과잉 등 불균형으로 인해 불안, 우울감, 초조, 집중력 저하, 두통, 불면, 피로, 통증에 대한 감수성 증가 등의 증상이 발생할 수 있다. 만약 사골국을 먹고 나서 이러한 증상 중 하나라도 경험한다면, 복용을 중단하고 다른 방법으로 장을 치유하는 것이 좋다. 간장, 콩 단백질, 피쉬소스, 와인, 맥주, 절인 고기, MSG가 들어간 제품 등 글루타메이트가 많은 음식을 줄이는 것이 가장 중요하다. 뇌 음식 피라미드에서 최대한 피하고자 하는 유제품 및 밀에도 글루타민이 많다. 일단 몸이 조금이라도 회복되고 난 뒤, 사골국 섭취를 다시 시도해보자.

사골국의 또 다른 잠재적 문제는 히스타민이다. 히스타민은 잠재적 위협에 대한 우리 몸의 반응을 활성화하여 우리의 면역계, 소화계 및 신경계를 보호하는 신경전달물질이다. 히스타민 반응에 따른 증상으로는 두통, 가려움, 부종, 불안, 위장관 증상, 발진 등이 있다. 히스타민 불내성은 대부분 장누수와 같이 발생하는데, 여기서 딜레마가 생긴다.[9] 이 장에서 설명하는 방법으로 장을 치유하는 동시에 히스타민이 많은 음식을 제한하도록 노력해야 한다. 히스타민이 많은 음식은 대부분 숙성과 관련된 것으로 훈제 고기 및 생선, 발효 음식, 식초, 알코올, 상한 음식, 말린 과일 및 남은 음식 등이 이에 해당된다. 시금치, 아보카도, 시트러스, 가지과 식물, 견과류, 초콜릿, 홍차 및 녹차도 히스타민이 많은 음식이다. 이런 음식 제한을 통한 치유가 어느 정도 이루어진 후 사골국 섭취를 조금씩 다시 시도해보자. 디아민산화효소는 장에서 히스타민을 대사하는 효소인데, 디아민산화효소를 보충하는 것도 도움이 될 수 있다.

사골국을 만드는 방법은 간단하다. 100% 방목한 동물의 뼈 1.3~1.8kg을 구하자. 고기를 먹고 남은 뼈도 괜찮고 따로 구매해도 괜찮다. 냄비, 저온조리기 혹은 압력솥에 물 약 4리터와 함께 넣자. 뼈가 물에 잠기도록 해야 한다. 식초 2큰술, 소금, 양파, 파슬리, 마늘 등을 추가하여 끓인 후 온도를 낮추고 스토브 혹은 저온조리기에 하루 종일 약불에서 끓이거나 압력솥에서 90분간 끓이자. 온도를 낮게 유지해야 콜라겐 및 단백질이 변성되지 않는다. 제대로 된 사골국은 콜라겐 및 단백질이 풍부하여 식혔을 때 젤리처럼 굳어진다. 포화지방산이 걱정되면 기름층을 제거하면 된다. 그렇지 않다면 편히 즐기자. 사골국은 냉동 보관하여 다른 스프나 스튜의 베이스로 사용하거나 양념으로 사용할 수 있고, 그 자체로 즐겨도 좋다.

기저에 위장관 질환이 있다면, 장 치유를 우선시하여 프로토콜을 천천히 진행시켜 나가자. 기저 위장관 질환을 감별하고 해결하기 위해 기능의학 전문가의 도움이 필요할 수 있다(제18장 참고). 만성 위장관 기능 장애를 호소하는 환자들은 근본 원인이 해결되지 못한 채 끝없는 검사와 처방을 받는 경우가 많다.

장 건강이 개선되면서 여러분이 실천하고 있는 여러 의미 있는 변화들에 대한 긍정적인 반응이 나타날 것이다. 장내 미생물 중 유익균은 소화기능 개선, 영양소 흡수 및 해독 작용을 할 것이며, 결과적으로 면역계 및 신경계도 개선될 것이다. 만약 장 건강이 인지기능에 미치는 영향에 대해 더 공부하고 싶다면 데이비드 펄머터(David Perlmutter)의 《장내세균혁명, 원제: Brain Maker: The Power of Gut Microbes to Heal and Protect Your Brain for Life》를 참고하자.

장을 위한 음식

프리바이오틱 섬유질(저항성 전분으로 섭취하기도 함)과 프로바이오틱스 조합은 선조로부터 내려온 위장관의 소화 기능을 최적화하기 위한 공식이다. 식이섬유가 풍부한 제철 식물기반 음식은 이 공식의 기본 요소다. 식물성 탄수화물은 전분, 당, 식이섬유의 조합이며, 각 식물의 종류 및 부위에 따라 구성 비율이 다르다. 사람은 식이 섬유를 소화할 수 있는 효소가 없다. 섬유질이 장내 미생물에 의해 소화가 되면(발효되면) 프리바이오틱스라 불린다. 프리바이오틱 섬유질의 종류는 많으며, '저항성 전분'도 이에 포함된다. 저항성 전분은 소화가 되지 않으며 섬유질과 비슷한 역할을 한다. 어떠한 섬유질은 소화가 되지 않지만, 배설을 수월하게 하고, 해독을 장려하고, 혈당을 낮추고, 지질 수치를 개선하고, 대변의 부피를 키우는 등 장 환경에 이로운 점이 많다.

프리바이오틱스

프리바이오틱스는 장건강에 매우 중요하다. 우리가 기르고자 하는 건강한 유익균에 영양분을 제공한다. 사람은 프리바이오틱 섬유질을 소화하지 못한다. 대신 대장에서 유익균에 의해 소화되어 그들의 성장을 돕는다. 그리고 그 부산물은 장건강을 이롭게 한다. 프리바이오틱 섬유질은 소장에서 완전히 분해되거나 흡수되지 않으며, 대신 대장에서 박테리아에 의해 뷰티레이트 등의 단쇄지방산으로 분해된다. 단쇄지방산은 케톤 생성에 관여하여 뇌 연료 부족을 해결하며, 건강한 장벽과 장내 미생물 생성에 기여한다.[10]

　　프리바이오틱 섬유질이 풍부한 식품으로는 섬유질 식물, 뿌리 및 덩이줄기가 있으며, 이들 대부분은 저항성 전분이기도 하다. 가열하면 더 먹기 좋게 변하지만, 쉽게 프리바이오틱 섬유질이 손상된다. 그러므로 효과를 극대화하기 위해서는 최소한으로 가열해야 한다. 프리바이오틱 섬유질이 풍부한 식품 대부분은 혈당 지수가 낮다. 아래 표를 참고하자.

■ 프리바이오틱 섬유질 ■

아티초크 하트*	돼지감자*
아스파라거스*	히카마*
우엉*	곤약 뿌리*
치커리 뿌리*	리크*
민들레잎*	버섯*
아마씨*	양파*
마늘*	감***
그린 바나나*	해조류*

혈당 지수: 낮음* 보통** 높음***

버섯은 뇌 건강에 탁월한 효과가 있는 프리바이오틱 식품 중 하나다. 최근 한 연구에 따르면, 익힌 버섯을 일주일에 2인분 이상 (300g) 섭취하면, 알츠하이머병에 선행하는 경도인지장애의 위험성이 50% 낮아질 수 있다고 한다.[11] 별 것 아닌 것 같은 이 진균류는 글루타치온 그리고 또 다른 강력한 항산화제인 에르고티오네인을 포함하고 있으며, 이들은 포치니 버섯에 가장 많다.[12] 또한 버섯에는 비타민 B와 베타-D-글루칸이 풍부하다. 베타-D-글루칸은 1차 방어 작용을 하는 선천면역계에 중요하며, 인지기능저하 개선에 기여하는 것으로 알려졌다.[13] 양송이, 크레미니, 포트벨로, 표고, 영지, 꾀꼬리, 느타리 등 거의 대부분의 버섯은 면역 강화 효과를 가지고 있다. 생으로 샐러드에 넣어 먹거나 살짝 볶아 먹으면 된다. 마늘, 양파와 같이 요리하거나 다른 채소에 곁들여 먹으면 맛있다.

버섯은 알츠하이머병을 예방하는 생리활성화합물들도 포함하고 있다. 총 11개의 버섯을 대상으로 진행한 한 연구에서 (그중 몇 가지는 이미 약용으로 사용하고 있다) 버섯이 신경성장인자(NGF)의 생성을 증가시켜 회백질 부피를 증가시킨다고 보고하였다. 이 연구에는 노루궁뎅이 버섯 및 동충하초도 포함되었다.

양파, 마늘, 리크, 샬롯, 차이브 등 같은 양파속 식물도 중요한 프리바이오틱스다. 버섯 및 십자화과 채소와 마찬가지로 이들은 글루타치온을 상향 조절하는 역할을 한다. 글루타치온은 항산화제일 뿐만 아니라 대표적 해독제라 불리기도 한다.[14]

차전자피, 아카시아 섬유, 이눌린, 프락토올리고당, 갈락토올리고당 등 보충제 형태의 프리바이오틱스도 있다. 위장관 부담을 덜기 위해서는 프리바이오틱 섬유질이 풍부한 식품을 천천히 늘려나가는 것이 좋다. 보충제는 농축되어 있기 때문에 더욱 주의해야 한다.

저항성 전분

전분성 탄수화물을 제한하라고 이야기했지만, 여기서는 그중 하나를 추천하려 한다. 바로 저항성 전분이다. 다른 전분성 탄수화물과는 달리 많은 건강상 이점을 가지고 있다. 저항성 전분은 소화가 되지 않으며 오히려 섬유질과 비슷한 작용을 한다. 소화가 잘되지 않는다는 것은 다른 탄수화물이나 곡물과는 다르게 당이 칼로리로 흡수되지 않는다는 것이다.[15] 프리바이오틱 섬유질의 한 종류로서 대장에서 뷰티레이트 생성에 기여하며, 이는 결과적으로 장 건강을 이롭게 하고 뇌에 연료를 제공한다.[16]

　대부분의 인류 역사 동안, 우리의 조상은 저항성 전분을 많이 섭취했다. 그들은 음식을 기계로 가공하거나 열로 분해하지 않고, 자연 식품 자체를 먹었기 때문이다.[17]

　음식이 가공을 통해 소화되기 쉽게 만들어지면, 이로 인해 결과적으로 혈당 조절이 안 되고, 장 건강이 안 좋아지며 체중이 증가한다. 저항성 전분이 풍부한 자연 식품을 먹는 문화의 사람들은 군살이 없다.[18] 파푸아뉴기니의 '키타바'라는 지역이 좋은 예다. 이 지역에는 ApoE4 유전자를 가진 사람의 비율이 높다. 하지만 얌, 고구마, 타로 (그 외에 코코넛, 생선) 등 저항성 전분이 식단의 대부분을 차지하며, 현재 서양 문화권에 만연해 있는 만성 질환 발병률은 낮은 것으로 알려졌다.[19]

　저항성 전분은 많은 건강상 이점을 가지고 있다.

- 포만감 증가[20]
- 인슐린 감수성 개선[21]
- 지질 수치 개선[22]
- 지방 연소 증가[23]
- 소화기능 개선[24]

신중히 다가가자

■

반대의 주장도 있지만, 저항성 전분은 여전히 혈당 수치에 부정적인 영향을 미칠 수 있다는 견해가 있다. 따라서 적은 양부터 섭취를 시도해보고, 식후 1-2시간에 혈당을 검사해서 여러분에게 미치는 영향을 관찰해보자. (제18장 참고) 혈당에 미치는 영향은 개인에 따라 매우 다를 것이며, 같은 사람이라도 스트레스, 수면의 질, 호르몬, 장 건강 및 기타 요인들에 의해 날마다 다를 수 있다. 저항성 전분이 인슐린 저항성을 극복하고 대사 유연성을 회복하고 케톤을 생성할 수 있는 능력을 해칠 수 있음을 명심하자. 저항성 전분을 섭취할 때 균형이 중요하다. 건강상 이득을 얻기 위해서 충분히 섭취해야 하지만, 대사 치유를 방해할 정도로 많이 먹어서는 안 된다.

진균독소(곰팡이) 혹은 기타 독소에 노출되어 발병한 3형(독소형) 알츠하이머병을 앓고 있다면 어느 정도 치유가 될 때까지 저항성 전분을 피해야 한다. 이때 저아밀로오스 식단이 효과적인데, 이는 모든 뿌리채소, 콩과 식물, 곡물 및 유사 곡물을 엄격하게 제한하는 방법이다.

늘 그렇듯, 장 상태를 잘 관찰하자. 기저에 위장관 질환을 갖고 있다면 처음에 저항성 전분(혹은 프리바이오틱 식품, 프로바이오틱 식품)을 먹기 힘들 수 있다. 특히 렉틴을 많이 함유한 저항성 전분은 더욱 그러할 것이다. 자연 식품 그대로 기타 식물성 탄수화물, 단백질 및 지방과 같이 먹는 것이 좋다. 천천히 진행하고, 여러 종류를 시도해보고, 장이 치유될 때까지 이 단계를 늦출 준비도 해야 한다.

여러분에게 저항성 전분이 혈당에 부정적인 영향을 미칠 수 있다는 것을 보여주기 위해 이에 대해 정리해 보았다. 저항성 전분 함량을 높이고 혈당에 미치는 영향을 줄이기 위해서는 익혀야 할 저항성 전분은 익히고(감자, 기타 뿌리채소, 콩과 식물, 쌀) 그 후에 식혀서 먹을 것을 추천한다. 명심해야 할 것은 혈당 지수가 높으면 조리하고 식힌다 하더라도 몇몇 사람은 이를 받아들이지 못할 수 있다. 특정 음식이 여러분의 혈당에 미치는 영향을 보기 위해서는 식후 혈당을 측정하도록 하자. (제18장 참고) 또한 콩과 식물, 견과류(특히 캐슈), 씨앗류 등 몇몇 저항성 전분에는 렉틴 함량이 높을 수 있다는 것도 기억하자.

■ 저항성 전분 ■

콩과 식물** (콩, 렌틸)	얌***
밤**	고구마***
피스타치오*	감자***x(유색)
캐슈*x	그린 바나나*(생)
카사바뿌리**(타피오카)	그린 플랜테인*(생)
토란뿌리***	그린 망고** (생)
순무**	그린 파파야**
파스닙**	감***
루타베카***	테프***x
히카마*	메밀**x
유카**	수수***
기름골**	기장**

혈당지수: 낮음* 보통** 높음***
렉틴 함유량 많음: x

콩과 식물: 콩과 식물은 비록 선조 때부터 먹어온 음식은 아니지만, 저항성 전분의 훌륭한 공급원이며, 특히 채식주의자들의 단백질 및 미네랄 요구량을 채우는데 도움이 된다. 게다가 대부분의 곡물보

다 식이섬유 및 저항성 전분 함량이 많기 때문에 혈당을 올리는 효과가 덜하다.

하지만 문제는 콩과 식물에는 렉틴, 피트산염 및 효소 저해제가 포함되어 있기 때문에 염증을 유발하고, 소화 및 영양 흡수를 방해할 수 있다는 것이다. 이러한 작용을 줄이기 위해서는 다음과 같은 방법으로 식사를 준비해보자.

- 밤 동안 콩을 물에 담가 놓자. (48시간이면 더 좋다.)
- 이때, 물 약 1리터 당 베이킹 소다 1/6 티스푼을 추가하자.
- 물은 하루에 3회 갈아주는 것이 좋다. (베이킹 소다도 매번 새로 넣어줘야 한다.)
- 가열하기 전 충분히 헹구자.
- 낮은 온도에서 천천히 익히자(되도록 하루 종일).
- 익히는 동안 거품을 제거하자.
- 압력솥을 이용하여 요리하는 것도 좋다.
- 익히는 동안 다시마 4인치짜리 조각 하나를 같이 넣자.
- 회향, 마늘, 커민, 강황, 생강, 정향, 시나몬 등을 추가하자.

이 과정을 거치면 콩은 소화가 더 잘되고 가스를 덜 만들며, 영양분 흡수도 증가한다. 만약 이렇게 할 시간이 없다면, 콩 통조림도 괜찮다. 이들은 이미 압력솥으로 익혔으며 렉틴 함량이 낮다. 비스페놀 A(BPA)/비스페놀 S(BPS)-프리 캔을 찾아야 한다.

덩이줄기: 감자, 고구마, 얌 및 기타 덩이줄기는 팽창된 뿌리 및 줄기 부분으로 대부분 전분으로 구성되어 있고 그중 일부는 소화가

되지 않는 저항성 전분이다. 우리의 조상은 수천 년 동안 이런 음식을 섭취했으며, 특히 불이 출현한 후에는 이들을 소화하기가 쉬워졌다. 불로 인해 영양분을 더 많이 흡수할 수 있게 되었지만, 저항성 전분의 함량은 줄어들었다. 가열하고 나서 식히면 저항성 전분을 부분적으로 회복하는데 도움이 된다. 빨강, 보라, 주황, 노랑 감자 등 색소가 진한 채소 및 고구마, 얌, 토란 등은 영양적 가치가 높다. 고구마는 비타민 A의 전구물질인 베타−카로틴이 풍부하지만 감자에 비해 당 함량이 4배 더 많다. 건강에 좋은 오일을 추가하면 혈당에 미치는 효과를 완화할 수 있다.

가지과 식물에 민감하게 반응한다면 감자는 피해야 한다. (고구마와 얌은 가지과에 속하지 않는다.) 감자 껍질에 초록 부분이 있다면 무조건 피해야 한다. 이것은 곰팡이이며 제거 가능하다. 가지과 채소에 민감한 사람들은 케토플렉스 12/3의 뇌 음식 피라미드에서 제시한 다른 음식을 선택하는 것이 낫겠지만, 가지과 채소도 가끔씩 시도해 볼 수 있다.

모두에게 좋은 것은 아니다!
■

지금부터 언급하는 음식은 인슐린에 민감하게 반응하고, 대사 유연성이 있고, 신체적으로 활동적이고, 추가 칼로리가 필요한 사람들에게 사실상 "편법"에 해당하는 사항들이다.

테프, 메밀, 수수, 기장 등 글루텐−프리 곡물과 유사 곡물은 앞서 언급했듯이 저항성 전분에 속한다. 쌀, 귀리 및 팝콘은 추가적인 선택지다. 가장 중요하게 고려해야 할 부분은 이들이 혈당에 미칠 영향과 이러한 탄수화물에 대한 반응의 관찰 필요성이다. 또한 특히 자가면역질환 혹은 위장관 증상이 있다면, 이러한 곡물에 포함된 렉틴이 문제가 될 수 있다. 콩과 식물과는 달리, 곡물의 렉틴 함량은 줄이기가 힘들다. 선조 때부터 내려온 음식은 아니지만, 이 곡물들도 저항성 전분 및 영양소로써 이점을 가지고 있다.

- 전 세계 인구의 절반 이상이 쌀을 주식으로 먹고 있으며, 그중 90% 이상은 아시아에서 소비한다. 현미, 흑미 및 야생벼는 흰쌀보다 영양적 가치가 높고 섬유질 함량이 많다. 흰쌀은 껍질을 제거한 것이기 때문에 렉틴 함량이 낮지만 혈당에 미치는 영향이 크다. 초밥에 들어가는 밥은 가열 후 식힌 것이다. 가열 후 식히는 과정을 거치면 저항성 전분이 많아진다. 건강한 오일은 추가하면 혈당에 미치는 영향을 완화할 수 있다. 쌀에는 흙에서 나온 무기 비소가 농축되는데, 만성적으로 섭취했을 때만 잠재적 위험성이 있다.

- 스틸컷 귀리(가장 덜 가공된 것) 혹은 압착 귀리에는 수용성 식이섬유이자 저항성 전분의 종류인 베타-글루칸이 풍부하다. 귀리는 독특한 항염증 복합체를 갖고 있어 영양적 가치가 높다. 스틸컷 귀리는 물에 담그고 가열한 후 식히면 저항성 전분이 많아진다. 유기농 통귀리 혹은 뮤즐리처럼 구운 귀리는 코코넛, 베리, 시나몬, 허용된 우유 및 감미료와 함께 먹을 수 있다. 교차 감염을 예방하기 위해 인증된 글루텐-프리 귀리를 선택해야 한다.

- 팝콘은 중독성이 강하다! 과다섭취하기 쉽기 때문에 언급하는 것조차 조심스럽다. 하지만 이를 만회할 만한 장점도 가지고 있다. 영양소, 항산화제, 저항성 전분을 포함하여 꽤 많은 양의 섬유질을 가지고 있다: 유전자 변형 농산물을 사용하지 않고, 버터, 기름 등 다른 재료를 첨가하지 않고 공기로 튀긴 유기농 팝콘 4컵은 섬유질 11g (그중 저항성 전분 4g)을 포함하며, 순탄수화물 함량은 16g이 된다. 공기로 튀기고, 올리

브오일을 뿌리고, 바다소금, 로즈마리 등의 허브, 향신료, 영양 이스트 혹은 김가루를 추가해보자. 섭취량은 제한해야 한다. 영화관에서 파는 팝콘은 독소로 가득 차 있어 절대 좋은 선택이 아니다. 전자레인지로 만드는 팝콘은 독성이 더 많다. 본격적으로 먹기 전에 여러분의 혈당에 미치는 영향도 잘 관찰하자. 또한 옥수수도 곡물이라 밀처럼 알레르기를 유발할 수 있다는 것을 기억하자.

전형적인 현대식 식단을 먹는 사람들은 하루에 저항성 전분을 5g 보다 적게 섭취한다.[25] 우리가 권장하는 저항성 전분의 하루 섭취량은 20-40g이다. 소화 및 혈당에 미치는 영향을 잘 관찰하면서 양을 천천히 늘려야 한다. 다른 음식과 함께 식사의 일부로 섭취하자. EVOO 등의 지방과 함께 섭취하면 혈당 스파이크를 완화할 수 있다.

프로바이오틱스

프로바이오틱 식품은 탄수화물을 젖산으로 전환시키고 유해균과 경쟁하는 유익균을 함유하고 있다. 음식을 냉장하는 기술이 있기 이전에는 발효를 통해 음식을 더 오래 보관하고 소화되기 쉽게 만들었으며 이를 통해 유익균이 생성되었다. 현지에서 구할 수 있는 음식과 독특한 맛 덕분에 여러 문화권에서 다양한 프로바이오틱 식품 및 음료가 탄생하였다. 식초, 열 및 저온살균은 박테리아를 죽인다. 식초 혹은 설탕을 첨가한 프로바이오틱 식품은 피하는 것이 좋다. 만약 가열하거나 저온살균한 식품을 고른다면, 활생균이 다시 추가되었는지 확인하도록 하자. 추천할만한 프로바이오틱 식품은 다음과 같다.

■ 프로바이오틱스 ■

사우어크라우트* 잘게 썬 발효 양배추	템페*◆ 인도네시아의 전통 콩 발효 제품
크와스** 동유럽의 발효 비트 주스(설탕 함량 가장 적은 것으로)	낫또**◆
피클* 발효 오이	콤부차** 만주의 발효 차(설탕 함량 가장 적은 것으로)
각종 발표된 채소* 소금물에 절이고 저온살균한 것	비유제품 요거트 혹은 케피르* 코코넛 혹은 아몬드에서 얻은 것
김치* 한국의 매콤한 음식	버터밀크(D)** 방목한 A2 유제품으로부터 얻은 발효 배추 및 기타 채소
올리브 절임* 식초 첨가하지 않은 것	유제품 요거트 혹은 케피르(D)**♥ 방목한 A2 유제품으로부터 얻은 (전지유, 무당, 활생균을 포함한) 것
미소**◆ 발효된 콩, 쌀, 병아리콩, 호밀 혹은 보리로 만든 일본 음식	

혈당 지수: 낮음* 보통** 높음***
USDA 유기농: ◆
염증성 유제품 (D): 발효를 통해 유당이 감소하지만, 단백질은 여전히 염증을 일으킬 수 있다
포화지방 함량이 많음: ♥

　　매일 식사에 프로바이오틱 식품을 포함시키는 것이 좋다. 만약 유기농 텃밭을 가지고 있다면, 여러 단계의 세척 과정을 거치지 않아도 된다. 우리의 조상은 음식을 소독하지 않았으며 이것이 장건강에 긍정적 영향을 미쳤을 것이다. 건강한 토양이 건강의 비결인 것이다.

　　최근 시행된 미생물 관련 연구들은 특정 질환에 영향을 미치는 균주에 대한 정보를 발표하고 있다. 많은 프로바이오틱 식품들은 젖산간균(Lactobacillus) 및 비피더스균(Bifidobacteria) 균주를 포함하고 있다 (예외로 낫또는 고초균(Bacillus subtilis)을 포함한다). 반면에 프로바이오틱 보충제는 항생제 사용 후 장내 미생물을 번식시키는데

도움이 될 수 있다. 하지만 프로바이오틱 보충제는 장내 미생물 군집에 대해 단기적인 효과만 있을 뿐, 그 효과가 장기간 지속되지는 않는다.

실천 방법

- 만성 위장관 질환이 있다면: 기저 질환을 치료하기 위해 노력하고, 소화를 최적화하기 위한 방법을 실천하고, 3주간 제외식이(필요하다면 포드맵 식품도)를 진행하여 음식 감수성을 찾아내도록 하자.
- 매 식사마다 프리바이오틱 섬유질이 포함된 식품을 천천히 늘려가자.
- 만약 저항성 전분에 부담이 없다면, 조금씩 식단에 포함시켜 보고, 필요하다면 혈당에 미치는 영향을 완화하기 위해 건강한 지방도 같이 섭취하자.
- 인슐린 감수성 및 장 건강이 회복되었다면, 최종 목표는 저항성 전분의 섭취를 늘리는 것이다.
- 다양한 종류의 프로바이오틱 식품을 추가해 보면서 실험해보자.

주의사항

위장관 증상: 프리바이오틱 섬유질, 저항성 전분 혹은 프로바이오틱 식품을 지나치게 많이 혹은 빨리 섭취하면 복통, 위경련, 설사,

가스 및 팽만감 등 위장관 증상을 유발할 수 있다. 그러므로 조금씩 섭취하기 시작하여 천천히 늘려갈 것을 추천한다. 이러한 증상들은 장누수, 장내세균불균형, 소장내세균과증식, 과민성대장증후군 등과 연관 있기 때문에 이 질환들을 앓고 있는 사람들은 위장관과 관련된 부작용을 겪을 가능성이 더 크다.[26]

포드맵(FODMAPS): 제외식이를 통해 음식 감수성을 가려낸 후에도 위장관 증상이 남아 있다면, 고-포드맵 식품도 추가적으로 제외해 볼 수 있다. 포드맵은 발효되기 쉬운 올리고당, 이당류, 단당류, 당알코올 등 장에서 잘 흡수되지 않는 단쇄탄수화물 및 당알코올을 의미하는 용어다. 사실 대부분의 고-포드맵 식품은 우리가 권장하는 건강한 음식에 속한다. 다만 몇몇 사람에서는 소화가 잘되지 않아 다량 섭취했을 때 위장관 증상을 일으킬 수 있다. 최종 목표는 장을 치유해서 이러한 음식을 문제없이 소화할 수 있게 하는 것이다.

과민성대장증후군, 소장내세균과증식 혹은 위 운동성 저하 등 위장 기능 장애 등이 있을 때 저-포드맵 식단을 일시적으로 사용한다. 그 외에도 저-포드맵 식단은 하시모토 갑상선염, 다발경화증, 습진, 류마티스 관절염, 섬유근통 등 다른 질환의 증상을 완화하기 위해 처방될 수 있다. 또한 발효 음식, 사골국, 남은 음식, 알코올 등 고-히스타민 음식에 과민한 사람들에게도 도움될 수 있다. 저-포드맵 식단을 먹고 있다면 발효 음식 및 프로바이오틱스를 삼가자.

과민성 대장 증후군 환자가 포드맵 식품을 섭취하면, 장 미생물에 의해 포드맵이 급격히 발효되어 가스가 생성된다. 이는 복부 팽만감을 유발하고 장의 수축기능을 저하시켜 무른 변 혹은 변비를 유발할 수 있다. 소장내세균과증식은 본래 대장에 서식하는 세균이 소장으로 넘어갈 때 발생한다. 소장내 세균이 과도하게 증식하면 섬유질 및 발효 음식이 풍부한 식사를 한 직후에 (프리바이오틱스 및 저항성 전분 포함) 장 투과성 증가, 산 역류, 복부 팽만감 그리고 과민성 대장증후군 증상을 유발할 수 있다. 포드맵 식품을 제한하면 소장내 유해균의 먹이 공급을 끊을 수 있다. 저-포드맵 식단만으로는 소장내세균과증식을 치료할 수 없겠지만 분명 도움이 된다. 가끔 항생제 혹은 항균제 치료가 필요할 수도 있다. 기능의학 전문가가 소장내세균과증식 관련 검사 및 치료를 안내해 줄 수 있다.

포드맵 식품에 민감하면 나타나는 증상들은 다음과 같다:

- 가스 참
- 복부 팽만감
- 복통
- 설사
- 변비
- 이른 포만감

모든 제외식이와 마찬가지로 포드맵 식품을 3-6주간 제한하여 증상이 개선되는지 관찰하면 된다. 장이 치유될 시간을 충분히 준 후 음식을 하나씩 다시 시도하여 어떤 음식이 문제를 일으키는지 찾아내면 된다. 기억해야 할 점은 보통 포드맵 식품의 섭취량이 문제가 되는 경우가 많으며 양만 줄여도 증상을 예방할 수 있다는 것이다. 제외식이는 힘든 과정이다. 하지만 여러분의 몸을 자양하고 건강을 최적화하기 위한 평생 동안의 개인 맞춤 식단을 짤 수 있는 중요한 정보를 제공한다.

히스타민 불내성: 앞 장에서 언급했듯이, 특히 장누수가 있는 사람들은 히스타민에 과민하다. 히스타민은 우리의 면역계, 소화계 및 신경계를 보호하는 신경전달물질이다. 과민한 사람들은 히스타민이 많은 음식을 섭취했을 때 알레르기-유사 증상들이 유발된다. 히스타민이 많은 음식으로는 식초, 발효 음식, 사골국 등 있다. 앞서 언급한 사골국에 대한 부분을 참고하자.

PPI를 중단할 때 나타나는 리바운드 위식도역류질환 (전항 참고)

혈당 상승 (전항 참고)

제 1 0 장

피라미드 4단계: 현명히 선택하자

선택이 우리 자신을 만든다.
—장 폴 사르트르

동물성 단백질

옛날에는 야생 동물이 땅에서 풀을 뜯으며 자연식을 먹었다. 그들은 우리 조상에게 면역기능을 개선하고 염증을 완화하는 오메가−3 및 공액리놀레산이 풍부한 깨끗하고 기름기가 없는 건강한 동물성 단백질을 제공했다. 현대의 대규모 농업 기업은 효율성과 이익을 늘리기 위해 집중가축사육시설을 사용하여 슈퍼나 마트에 고기를 공급한다. 이 시설은 매우 좁고 대부분 비위생적인 환경에 동물을 가두고, 질병에 대항하기 위한 항생제를 투여하며, 빠르게 키우기 위해 성장 호르몬을 사용한다. 이러한 항생제와 호르몬은 우리에게 전달되어 항생제 내성 및 호르몬 불균형을 야기하며, 이는 성조숙증과

인슐린 저항성을 유발한다.[1] 집중가축사육시설에서 키우는 동물에게
는 인공 사료를 주로 먹이는데, 대부분 글리포세이트로 오염된 저렴
한 곡물로 구성되며 이로 인해 발생하는 염증은 고스란히 다시 우리
에게 전달된다.[2] 우리가 건강을 위해 곡물을 제한하더라도, 이런 문
제의 소지가 있는 곡물을 먹인 집중가축사육시설의 동물을 먹는 것
만으로 그 노력이 무용지물이 될 수 있다.

오키나와처럼 장수하는 사회에서는 야생 양 혹은 방목한 동물을
먹어 왔다.[3] 버리는 부분이 없었다. 하지만 현대에는 대개 닭가슴살,
갈은 쇠고기 등 살코기만 먹는다. 살코기는 메티오닌이라는 필수 아
미노산은 풍부하지만 콜라겐, 뼈, 껍데기, 내장 등에서 얻을 수 있는
글리신은 부족하다. 메티오닌 제한은 인슐린 감수성 개선, 지방 연
소 등 신진대사 및 장수에 더 유리하며, 메티오닌이 제대로 재활용되
지 않고 과도해지면 호모시스테인을 상승시킬 수 있다.[4] 건강을 최적
화하기 위해 메티오닌 섭취는 글리신 및 기타 아미노산과 균형을 이
루어야 한다.[5] 사골국 및 내장을 식단에 추가하면 이 균형을 이룰 수
있다. 간은 레티놀, 비타민 B_{12}, 콜린이 풍부하기 때문에 조금씩 먹는
것이 건강에 매우 좋다.

인지기능저하를 개선하기 위해서는 개개인의 필요에 따라 결정되
는 적정량의 깨끗한 동물성 단백질을 섭취할 것을 권장한다. 이는
자연의 상태와 최대한 비슷한 환경에서 자란 먹이를 섭취한 것을 고
르라는 뜻이다.

단백질 필요량 계산하기

케토플렉스 12/3에서 동물성 단백질은 선택이다. 만약 동물성 단백

질을 포함시켜 식단을 구성한다면, 이는 곁들이는 요리라고 생각해야 하며 이것이 주요리가 되어서는 안 된다.

우리 조상은 구할 수 있는 모든 것을 먹었는데, 여기에는 벌레, 나무껍질, 뿌리, 덩이줄기, 식물, 물고기, 알 그리고 가끔 사냥으로 얻은 고기 등이 포함되었다.[6] 동물성 단백질은 드물게 먹었으며 매 식사마다 먹는 주요리가 아니었다. 물론 필수 신체 기능을 유지하기 위해 단백질은 필요하지만, 평균적인 미국인은 지나치게 많이 섭취한다. 발터 롱고(Valter Longo) 박사의 연구에 따르면 중년기에 단백질 섭취량를 줄이고 나이 들수록 점점 늘려가는 것이 장수와 연관이 있다고 한다.[7] 건강한 사람은 제지방량(LBM) 1kg당 동물성 단백질 0.8−1g으로 제한하되, 개인마다 실제로 필요한 단백질 양은 다를 수 있음을 인지해야 한다. (자세한 사항은 제12장을 참고하자.) 몸 상태에 따라 처음에는 단백질을 더 많이 섭취해야 할 수 있으며, 기저질환이 치료되면서 필요한 양이 차츰 줄어들 것이다. 다음에 해당한다면 단백질 필요양이 더 많다:

- 위식도역류질환(특히 제산제를 복용하고 있다면), 소장내세균과증식, 과민성대장증후군 등 만성 위장관 질환이 있는 자
- 3형 ("독소로 인한") 알츠하이머병으로 진단받은 자
- 기저 질환, 활동성 염증이 있거나 수술 후 회복중인 자
- 65세 이상, 특히 근손실이 있는 자
- 체질량지수(BMI)가 여성은 18.5, 남성은 19보다 낮은 자
- 격렬한 운동 혹은 육체적으로 힘든 노동을 하는 자

위에 해당된다고 해서 무조건 단백질 섭취를 많이 해야 하는 것은 아니다. 건강하고, 위장관 기능이 양호하고 (특히 위산이 적정량 있고) 매일 운동을 통해 근육 성장을 도모하고 있다면 더욱 그렇다. 만약 위에서 언급한 사항에 해당된다면, 우리가 권장하는 단백질 양에서 10-20% 증량하면 되는데, 즉 제지방량 1kg당 1.1-1.2g을 섭취하면 된다. 관련된 기저질환이 해결되면 우리가 권장하는 양으로 목표를 줄여 나가면 된다.

단백질 양을 줄일 때 근손실을 예방하려면, 근력 운동을 하는 것이 중요하다. 체중 부하 운동을 하자(제13장 참고). 단백질 양을 줄일 때 근력의 변화가 느껴지는지 잘 관찰하자. 근육 혹은 체중이 지나치게 빠진다면 단백질 섭취량를 다시 늘리거나 단백질 흡수를 저하시키는 위장관 기능장애를 해결해야 한다.

건강에 이상이 없고 우리가 제시한 단백질 권장량 섭취를 잘 해내고 있다면, 자가포식을 장려하여 치유를 증진하기 위해 일주일에 며칠은 단백질 하루 섭취량을 15-25g으로 제한해 볼 수 있다. 또한 일주일에 하루 이상은 동물성 단백질을 빼고 섭취하는 것도 고려해 볼 수 있다.

모든 식물에는 단백질이 있다. 자연식품 식물에 포함된 단백질은 제한할 필요가 없다. 다양한 식물을 최대한 많이 섭취하여 단백질(그리고 더 많은 것)을 얻을 것을 권장한다. 채식주의자는 콩과 식물, 견과류, 씨앗류 그리고 채소에서 적정량의 단백질을 얻을 수 있다. 예를 들어, 피스타치오 1온스(oz)에서 얻을 수 있는 단백질은 방목한 닭의 달걀 한 개에서 얻을 수 있는 단백질의 양과 같다. 하지만 식물성 단백질은 완전하지 않고 보통 생체이용률이 낮다. 따라서 식물성 단백질에 의존하는 사람들은 뇌 건강에 중요한 오메가-3, 비타민 B_{12}, 레티놀, 비타민 D, 아연 및 콜린 등의 잠재적 결핍을 감안해야 한다. 제12장에 채식주의자들을 위한 정보가 있으니 참고하자.

뇌 건강을 위한 해산물과 달걀

최적의 인지기능을 유지하기 위해 어떠한 동물성 식품이 제일 좋을까? 자연산 해산물과 방목한 닭의 달걀이 가장 좋다. 사실 생선(오메가-3 지방산, 특히 DHA)과 달걀노른자(콜린)가 중요한 이유는 그들의 독특한 지방 때문이다. 둘 다 시냅스에 필수적이다.[8]

DHA: 우리 뇌의 60%는 지방이며, DHA는 뇌에 있는 오메가-3 지방산의 90%를 차지한다. 뇌는 자체적으로 DHA를 생산하지 못하고, 혈액뇌장벽을 통과하는 혈중 지질에서 DHA를 흡수함으로써 높은 DHA 수치를 유지한다.[9] DHA 농도의 유지는 임신, 수유기, 영아기부터 시작해서 생애주기 전반에 걸쳐 적절한 뇌 및 눈 발달을 위해 중요하다. 뇌는 초반 30년까지 수초화가 진행되기 때문에 젊은 뇌에서 지속적으로 DHA가 중요하다. 수초화는 축삭돌기에 수초가 감기는 현상이다.[10] DHA는 세포막에 존재하며 그 유동성을 좋게 하는데, 이는 세포 수송 및 소통에 필수적이다. 사실 DHA는 시냅스 구조에 중요한 지방 중 하나다. DHA는 또한 항알츠하이머 효과가 있는 뇌유래신경영양인자(BDNF)를 증가시켜 새로운 뇌세포의 생존을 돕고 기존에 있던 세포를 보호한다.[11] 나이 들수록 뇌 크기가 줄어들고 산화작용이 증가하며 세포막의 지질 구성이 변하기 때문에 DHA의 역할이 특히 중요하다.[12] 앞으로 설명할 교란 요인을 잘 고려해서 오메가-3 지방산 수치를 적정량으로 유지해야 (DHA, EPA 모두) 강력한 신경보호효과를 낼 수 있는 것으로 알려져 있다.

오메가-3 지방산의 신경보호효과를 극대화하기

1. 오메가-3를 충분히 섭취하고 있는지 확인해 보자. 여러 유전적 그리고 식이 관련 상호작용 때문에 이를 확인할 수 있는 유일한 방법은 오메가-3 인덱스 검사를 통해 혈중 수치를 측정하는 것이다. 오메가-3 인덱스는 적혈구 세포막 내 DHA 및 EPA의 비중을 측정하는 것이다. ApoE4 유전자가 없는 사람들은 8-10%를 유지해야 하며, ApoE4 유전자가 있으면 10% 이상을 유지하는 것이 좋다.[13] 오메가-6 대 오메가-3의 비율은 1:1에서 4:1 범위 내에 있어야 한다. 출혈 경향이 있거나 뇌출혈 가족력이 있다면(특히 ApoE4 동형접합체 남성), 0.5:1보다 낮은 비율일 때 출혈 경향도 증가한다는 것을 잊지 말자.

2. 호모시스테인 수치를 7μmol/L 이하로 유지하자. 최신 연구에 따르면, 호모시스테인 수치를 낮추지 않으면 오메가-3 지방산이 인지기능에 긍정적 영향을 미칠 수 없다고 한다.[14]

콜린: 달걀노른자, 생선 및 간은 콜린이 풍부한 음식이다. 콜린은 뇌에 중요한 미량 영양소다. 기억에 필수적인 시냅스 연결을 책임지는 아세틸콜린의 생성을 활성화한다. 또한 콜린은 포스파티딜콜린의 구성 성분 중 하나인데, 포스파티딜콜린은 알츠하이머병 환자의 뇌에서 감소하는 양상을 보인다. (포스파티딜콜린은 인지질이며, 인지질은 세포막을 구성하는 지질의 일종이다.) 수치가 높을수록 기억 수행 및 인지기능저하에 대한 저항력이 높다.[15] 콜린은 또한 호모시

스테인 수치를 낮추는데 기여한다. 호모시스테인은 앞서 말했듯 치매나 심혈관질환과 관련이 있다. 최근 한 연구에서 콜린이 임신한 쥐의 공간 기억을 향상시켰을 뿐 아니라, 추가적인 보충치료 없이도 이 효과가 여러 세대동안 이어져 콜린의 신경보호효과를 분명하게 보여줬다.[16]

동물성 단백질 고르는 법

생선: 오메가-3가 풍부하고 수은 함량이 낮은 자연산 냉수어가 좋다. 연어, 고등어, 멸치, 정어리, 청어가 좋고, 생물 혹은 급속 냉동된 것이 가장 좋다. 비스페놀 A(BPA)-프리 캔보다는 병에 담은 것이 낫다. 바다, 호수 및 모든 수로는 동적 생태계이므로 지속적으로 독소에 노출된다. 산업화 지역에서 멀리 떨어진 곳의 해산물이 보통 더 안전하다. 참치, 황새치, 상어 등 수명이 길거나(생물 축적) 입이 큰 (먹이 사슬 꼭대기) 생선은 보통 수은 함량이 높다. 일반적으로 크기가 작고 먹이 사슬 아래에 있는 생선이 안전하다. 또한 훈제 생선은 피하는 것이 좋은데, 여기엔 질산염이 많아 위암과 관련 있기 때문이다.

연어는 오메가-3가 풍부하고 오염이 적다. 태평양에서 특히 알래스카에서 잡은 자연산이 가장 좋다. 홍 연어, 킹 연어, 코호 연어, 케타 연어, 핑크 연어 모두 좋다. 신선한 자연산 연어는 5월에서 9월까지 구할 수 있으며, 급속 냉동된 것은 1년 내내 구할 수 있다. 시중에 파는 대부분의 연어는 양식 연어인데, 이는 주의해야 한다. 많은 식당들이 양식 연어를 자연산이라고 하기도 한다. 자연산 연어는 깊은 주홍색을 띠며 맛이 진하다. 양식 연어는 맛이 순하며 색이 옅고, 움직임이 덜하기 때문에 흰색 지방 마블링이 더 많다. 대부분의 양식 연어는 농약, 잔류성 유기오염물질, 폴리염화바이페닐, 수은, 카드뮴, 다이옥신, 항생제 등의 독소가 많다. 스트레스가 많은 밀집되고 더러운 환경 그리고 유전자변형 먹이로 인해 양식 생선은 병들어 있는 경우가 많고, 바다 이(sea lice) 같은 질병도 많다. 또한 오메가-3 같은 영양소도 적다.[17]

연어 외에 고등어, 멸치, 정어리, 청어는 모두 자연산이다. 알래스카 임연수 역시 좋은 선택지가 될 수 있고, 북대서양에서 건착망으로 잡은 청어와 고등어도 좋다. 삼치는 수은 함량이 많다. 멸치나 정어리의 부드러운 뼈에는 칼슘, 콜라겐 및 기타 영양분이 특히 풍부하다. 대서양 및 태평양 청어도 모두 괜찮다. 만약 북유럽식 청어 절임을 좋아한다면, 당이 적은 것을 선택하거나 스스로 절이도록 하자. 기타 수은 함량이 적은 생선으로는 자연산 대구, 명태 및 서대(혹은 도다리)가 있다.

조개, 갑각류 및 연체동물: 가능하면 자연산을 먹자. 새우는 반드시 자연산을 먹어야 한다. 미국에서 판매하는 대부분의 새우는 양식이며 수입된 것이라 되도록 피해야 한다. 양식 가리비, 조개, 홍합 및 굴은 대개 안전하다. 게는 자연산이며, 일반적으로 안전하다고 여겨지나 간혹 다이옥신 함량이 많을 때가 있다. 다이옥신은 우리 건강에 해로운 환경오염 물질이다. 게맛살에는 염증을 유발하는 트랜스글루타미나제가 많아 피하는 것이 좋다. 트랜스글루타미나제는 혈액뇌장벽을 통과하여 신경전달물질을 교란시킨다.

Environmental Defense Fund's Seafood Selector(역자 주: https://seafood.edf.org/), Monterey Bay Aquarium's Seafood Watch(역자 주:

https://www.seafoodwatch.org/), Environmental Working Group's Seafood Calculator(역자 주: https://www.ewg.org/consumer-guides/ewgs-consumer-guide-seafood) 등을 참고하면 독소가 적은 해산물을 고르는데 도움을 받을 수 있다.

달걀: 당연히 건강한 달걀은 건강한 암탉에서 나온다. 건강한 암탉은 무독성 초원에서 자란다. 방목한 암탉이 낳은 달걀은 오메가-3 지방산(방목하지 않은 일반 달걀의 13배), 비타민 B_{12}(70% 더), 엽산(50% 더), 비타민 A, E, 베타-카로틴 등 지용성 비타민(일반 달걀의 약 2배)이 풍부하다.[18] 방목한 암탉이 낳은 달걀노른자는 더 짙은 주황빛인데, 이는 그들의 자연적인 잡식 식단(풀, 잡초, 씨앗, 곤충 및 지렁이 등)을 반영한다.

목초 먹인 고기: 항생제 및 성장호르몬에 노출이 되지 않고 초원에서 방목하고 100% 목초 먹인 동물의 고기를 구하자. 목초 먹인 고기는 기름기가 없고 영양분은 더 많다. 많은 사람이 지방이 많고 곡식을 먹인 집중가축사육시설의 고기 맛에 익숙해져 있기 때문에 목초 먹인 고기는 냄새가 난다고 하는 경우도 있다. 목초 먹인 고기는 낮은 온도에서 천천히 익혀서 가볍게 시어링(역자 주: 고기 겉면을 바삭하게 익히는 것)해야 한다. 이렇게 하면 자연적으로 발생하는 당이 표면에서 캐러멜화 되고, 근섬유가 빠르게 수축하여 고기가 질겨지는 것을 방지할 수 있다.

하지만 USDA 유기농 표시가 있더라도, 비록 유기농 곡물이지만 곡물을 추가적으로 먹인다는 사실을 잊지 말자. 또한 원산지 표시에 대한 규제가 완화되어 100% 목초 먹인 고기를 구하는 것이 더 어려워졌다. American Grassfed Association의 Certified Grassfed 라벨을 찾거나, 홈페이지를 참고하여 여러분 가까이에 있는 목장을 찾자. EatWild 홈페이지(역자 주: http://www.eatwild.com/)도 도움이 될 것이다. 뉴질랜드 양은 모두 목초를 먹인 것이다. 붉은 고기(소, 양, 들소, 돼지)는 N-글리콜리뉴라민산(Neu5Gc Nglycolyneuraminic acid)이라는 당분자를 많이 함유하고 있기 때문에 붉은 고기를 제한할 것을 추천한다. 또한 북아메리카를 포함하여 노르웨이 및 대한민국에 영향을 미치고 있는 만성 소모성 질병으로 인해 사슴 고기(사슴, 무크, 엘크)도 먹지 않을 것을 권장한다. (뒤에서 설명할 '주의사항'을 참고하자.)

가금류: 우리의 목표는 불가능에 도전하는 것이다. 바로 100% 목초 먹인 닭, 오리, 거위, 칠면조를 찾는 것이다. 케이지-프리, 자연 방목 등의 식품에 붙어 있는 표시 때문에 여러분은 이러한 가금류가 자유롭게 돌아다니며 곡물을 추가적으로 먹지 않았을 것이라 오해하지만, 사실 그런 경우는 극히 드물다. 물론 야외를 돌아다니기도 하지만, 기회는 제한적이라 곡물도 추가적으로 먹게 되며, 이 곡물은 마치 우리가 직접 곡물을 먹은 것처럼 우리 몸에 염증을 유발한다. 그나마 USDA 유기농이라 표시된 제품은 항생제 및 성장 호르몬을 투여하지 않았기 때문에 조금 나으며, 물론 곡물도 먹이긴 하지만 농약 및 오염 염려가 없는 유기농 곡물을 먹인다는 장점이 있다.

가능하면 농부와 직접 대화를 나누며 사육에 사용한 먹이에 대해 물어보도록 하자. 농약, 제초제 및 기타 오염이 없는 땅에서 자유롭게 돌아다니며 풀, 잡초, 곤충, 벌레 등을 먹은 가금류를 구하는 것이 좋다. 실제로 방목한 가금류는 오메가-3 비율이 높다. 그렇지 않은 가금류보다는 크기가 더 작고 질기지만, 액체에서 천천히 조리하면 부드러워질 수 있다. 방목한 가금류가 적절한 영양을 공급받을 수 있는지에 대해서는 아직 논란이 있다. 특히 북쪽 지역에서는 겨울에 가금류의 먹이에 눈이 쌓이기 때문에 100% 방목된 가금류를 기르는 것은 불가능하다(만약 북쪽 지역에 산다면, 겨울 이전에 방목되고 급속 냉동시킨 가금류를 구매하자.)

실천 방법

- 건강한 사람은 동물성 단백질 섭취를 제지방량 1kg당 0.8-1g으로 제한해야 한다. 단, 앞에서 언급한 예외사항을 참고하자.
- 자가포식을 장려하기 위해서는 치유가 진행될수록 단백질 필요량이 줄어들 수 있음을 기억하자.
- 모든 식물은 단백질을 함유한다. 식물성 단백질을 제한할 필요는 없다.
- 자연산 해산물 및 방목한 달걀을 우선적으로 섭취하자.

주의사항

양식 연어 (이전 내용 참조)

양식 새우 (이전 내용 참조)

항생제 및 호르몬: 이미 제시한 방법에 따라 항생제 및 호르몬에 노출이 되지 않은 목초 먹인 고기를 구하자. USDA 유기농 가금류는 항생제 및 호르몬을 투여하지 않으나, 유기농 곡물을 추가적으로 먹인다는 사실도 참조하자.

중금속 및 기타 환경오염: 수은, 납, 카드뮴 및 그 외에 많은 독소들은 동물이 사는 물과 땅에 만연하기 때문에 완벽히 피하는 것은 불가능하다. 인간을 포함하여 동물의 지방과 뼈에 독소가 축적되고 저장되어 독소를 줄이려는 우리의 노력은 헛수고가 된다. 우리의 바다는 중금속뿐 아니라 플라스틱 쓰레기(미세플라스틱)로 가득 차고 있으며, 작은 물고기도 이를 섭취한다. 이러한 독소는 우리가 먹는 동물의 지방에 축적되어 우리에게 전달되며, 이 독소 대부분은 우리 건강에 누적효과가 있다. 이 책에서 깨끗한 동물성 단백질을 구하는 방법을 제시하고는 있지만, 독소 때문에 사실상 동물성 단백질 자체를 제한하는 것이 좋다.

곡물에의 노출 (이전 내용 참조)

당 관련 지표 상승: 탄수화물 섭취를 줄이기 시작하는 대부분의 사람은 단백질을 추가적으로 섭취한다. 식단에 지방을 추가하는 것을 꺼리기 때문이다. 하지만 단백질 과다섭취는 탄수화물 과다섭취와 마찬가지로 혈당 스파이크를 유발한다. 비전분성 채소 및 지방을 섭취하고 단백질을 제한하는 것이 포만감 및 케톤증을 유지할 수 있도록 도와주며 혈당을 낮게 유지해준다.

호모시스테인 상승 (이전 내용 참조)

트라이메틸아민옥사이드(TMAO): 일부 연구에서 붉은 고기를 섭취하면 TMAO 수치가 증가하여 심장질환, 암 그리고 전-원인 사망률이 증가한다고 한다. 그러나 이러한 사실에 대한 역학적 근거는 일관성이 없고, 신장질환 및 인슐린 저항성을 기여요인으로 간주하게 되면 그 연관성은 사실상 사라지게 된다.[19] 또한 이 연구들은 (TMAO가 기원하는) 장내 미생물의 건강을 고려하지 못하였고 건강한 피험자 편향(붉은 고기를 피하는 사람들이 전반적으로 더 건강한 습관을 가질 수 있다는 개념)을 과소평가했을 수 있다. 이 책에서 권장하는 채식 위주의 식단과 건강한 생활 습관에 소량의 가공되지 않은 깨끗한 동물성 단백질을 더하면, TMAO가 가지는 잠재적 부정적 영향을 최소화할 수 있을 것이다.

달걀 및 전립선암: 달걀과 전립선암 사이에는 일관성 없는 상관관계가 발견되었으며, 이는 북미에만 해당된다. 달걀 섭취가 많고 채소 섭취가 충분한 지역에서는 이 상관관계가 사라진다. 최신 연구들은 달걀 섭취와 전립선암이 관련되어 있다는 이 결과가 건강하지 않은 피험자 편향(unhealthy user bias)에 따른 것일 수 있음을 시사하고 있다.[20] 여기서 제안하는 채식 위주, 무설탕 지침을 잘 따르는 남성들에서는 오히려 잠재적 위험성이 줄어들 것이라 생각한다. 진행성 전립선 비대증 때문에 위험성이 높거나 혹은 전립선암으로 진단받은 남성은 콜린 요구량을 채우되 초과하지는 않도록 주의해야 한다.

인슐린 유사 성장인자-1(IGF-1) 상승: 단백질 과다 섭취가 좌식 생활 방식 및 서양식 식단과 만나면 인슐린과 분자 구조가 비슷한 IGF-1 수치를 증가시킬 수 있다. 높은 IGF-1 수치는 결장, 췌장, 자궁내막, 유방, 전립선암과 관련 있다.[21]

최종 당화 산물(AGEs): 최종 당화 산물은 단백질 및 지질에 당이 결합하면서 생기는 해로운 화합물이며, 익히지 않은 동물성 단백질을 포함한 여러 음식에 포함되어 있다. 특히 고열에서 또는 설탕을 첨가하여 동물성 단백질을 조리하면 AGEs가 급격하게 증가하는데, 이는 눈에 보이는 갈변과 탄화로 알 수 있다. AGE는 또한 단백질 및 지질이 혈액 내 당과 결합하여 체내에서 만들어진다. 내인성 및 외인성 AGE 모두 조기 노화를 불러오며, 알츠하이머병, 동맥경화, 당뇨, 신장질환 등 여러 만성 질환을 유발하거나 악화시킬 수 있다.[22] 동물성 단백질을 요리할 때는 건열(굽는 것)보다는 습열(삶거나 끓이거나 졸이는 것)을 사용해야 한다. 낮은 온도에서 오랫동안 익히고 식초, 시트러스, 와인 등으로 만든 양념장에 로즈마리 등의 허브 등을 추가하면 이러한 작용을 완화시킬 수 있다. 저온조리기를 활용해 볼 수도 있다.[23]

N-글리콜리뉴라민산(Neu5Gc): Neu5Gc는 인간을 제외한 대부분의 포유류에서 발견되는 당 분자다. 우리가 붉은 고기에 있는 Neu5Gc를 섭취하면, 우리 몸은 이 분자를 알아보지 못하여 염증을 일으키는 항체를 만들어낸다는 연구가 있다. 피험자를 4분위로 나누었을 때, Neu5Gc가 가장 높은 군은 가장 낮은 군에 비해 결장직장암의 위험성이 3배 높았다.[24]

만성 소모성 질환: 만성 소모성 질환은 북미, 노르웨이 및 대한민국의 사슴, 무스 및 엘크에 영향을 미치는 치명적 프리온병이다. 미국질병통제예방센터는 감염된 동물의 고기를 먹지 말라고 경고한다. 증상이 나타나기 전 잠복기가 길기 때문에 사슴고기는 일절 먹지 않는 것이 좋다.[25]

과일

과일을 "신의 사탕"이라 부르기도 한다. 본래 과일은 파이토뉴트리언트 및 식이섬유가 풍부하다. 하지만 현재의 과일은 예전의 모습과 많이 다르다. 우리가 오늘날 손쉽게 구할 수 있는 과일은 보다 달고, 크고, 먹기 쉽고, 운송하기 편하게 하기 위해 선택적으로 재배되었다.

이 인공적인 품종은 결과적으로 당 함량이 높고 식이섬유 함량은 낮다. 옛 우리 조상들은 겨울이 되기 전 살찌기 위해 여름이 끝날 무렵 과일을 먹었다. 현재 비만의 급속한 확산은 "오지 않는 겨울"에서 비롯된 것이라고 말하는 사람도 있다. 어떠한 과일도 계절에 상관없이 구할 수 있는 것만 봐도 그 사실을 알 수 있다.

신중히 선택한 특히 견과류와 함께 먹는 소량의 과일은 식사 후 안전하게 즐길 수 있는 완벽한 디저트다.[26] 혈당 지수 및 순탄수 함량이 낮은 유기농, 현지, 제철 과일을 선택하자. 늦여름 혹은 초가을에 시큼한 꽃사과를 호두 몇 개와 함께 먹는 것이 좋은 예다. 여기서 추천할 과일과 각 과일의 혈당 지수는 다음과 같다.

◦ 과일 ◦

빌베리**	그린 망고**
블랙베리**	그린 파파야**
블랙 커런트*	그린 플랜테인*
블루베리**	(익지 않은) 키위*
보이젠베리**	레몬*
타트체리*	라임*
코코넛*♥	오디**
꽃사과**(야생, 제철)	감***
크랜베리*	석류***
자몽*	라즈베리**
그린 바나나*	딸기**◆

혈당 지수: 낮음* 보통** 높음***
USDA 유기농: ◆
포화지방산 함량이 많음: ♥

야생 베리 같은 일부 과일은 제철이 아니어도 강력한 신경보호효과가 있다. 블루베리, 딸기, 라즈베리, 오디, 빌베리, 블랙커런트, 블랙베리, 보이젠베리, 크랜베리, 석류 같은 야생의 달지 않은 베리류 과일을 우선적으로 섭취해야 한다. 이 과일들의 폴리페놀 복합체가 인지기능저하를 예방하거나 교정할 수 있기 때문이다. 안토시아닌이라는 진한 색소 및 기타 플라바놀도 신경보호효과가 있다.[27]

블루베리는 특히 기억력 향상과 관련된 연구결과가 많다. 두 개의 무작위 대조 시험에서 블루베리는 언어적 기억, 작업 기억 및 실행 기능의 주요 부분인 작업 전환 등 인지기능 관련 부분들을 개선하였다.[28] 또한 블루베리 섭취 후 경도인지장애 환자의 기능적 뇌자기공명영상에서 혈류 내 산소 수준이 증가하는 양상을 보였다.[29] 신맛이 나는 체리도 심장 대사 건강, 산화 스트레스 및 염증을 개선한다고 한다. 작은 규모의 무작위 대조 시험에서 체리를 섭취한 참가자들이 언어 유창성, 단기 기억 및 장기 기억이 개선되었다고 보고하였다.[30] 프리바이오틱스의 훌륭한 공급원인 감도 신경보호효과를 보이지만, 혈당 지수도 높은 편이라 주의해야 한다.[31]

설탕을 첨가하지 않은 야생 신선 베리와 체리가 가장 좋지만, 냉동 상태도 괜찮다. (놀랍게도 말린 과일도 영양분이 풍부하며, 더 응축되어 있다.) 무가당 제품을 구매하자. 식이섬유를 유지하고 혈당지수를 낮추기 위해서는 주스보다 과일 자체를 먹는 것이 좋다. 크랜베리나 블랙커런트 같은 베리류 과일은 맛이 매우 시어서 입맛에 맞지 않을 수 있다. 적합한 감미료를 소량씩 이용하여 더 맛있게 만들 수 있는 방법을 연구해보자.

레몬이나 라임도 계절에 상관없이 자유롭게 즐길 수 있다. 비타민

C가 풍부하며 혈당 지수가 낮다. 샐러드, 동물성 단백질, 디저트 등에 상큼한 맛을 더할 수 있다. 껍질도 이용해서 많은 음식에 쉽고 건강하게 새로운 맛을 더할 수 있다. (참고: 산성 음식은 치아 에나멜을 부식 시킬 수 있다. 그러므로 산성분이 많은 음식을 섭취하고 나서 최소한 30분 후까지는 양치를 하는 것이 좋다.)

잘 익은 열대과일은 대개 혈당 지수가 높기 때문에 먹지 않은 것이 좋다. 당을 첨가하지 않은 코코넛(사실은 핵과) 그리고 저항성 전분이 포함된 그린 플랜테인, 그린 바나나, 그린 망고 및 그린 파파야는 예외다. 그린 바나나 및 그린 플랜테인은 익히면 저항성 전분 함량이 줄어든다. 키위는 자연 소화 효소를 갖고 있으며, 지질 수치를 개선하고 지방 산화를 줄이는 것으로 알려졌다.[32]

비트: 과일이 "신의 사탕"이라면 비트는 보석이다. 비트는 진한 루비색의 달콤한 비전분성 뿌리채소이며, 여러 기전을 통해 심장 및 뇌에 큰 이점을 제공한다. 비트는 질산염이 풍부하기로 유명하며, 질산염은 혈관 내피세포에서 산화질소로 전환된다. 산화질소는 혈관확장제로 혈압을 낮추고 혈류를 개선하여 뇌혈관 및 심혈관 건강에 좋으며, 특히 혈관성 인지기능저하에 효과적이다. 또한 비트의 우리딘 성분이 오메가-3 지방산 및 콜린과 만나면 시냅스 성장을 도와 뇌에 이롭다.[33] 최근 한 실험실 연구에서는 비트의 붉은색을 내는 성분인 베타닌이 뇌에서 베타-아밀로이드의 축적을 늦추는데 도움이 된다고 했다.[34] 비트는 또한 강력한 항산화 및 항염증 해독 작용을 가지고 있다.[35] 비트 뿌리 및 잎은 또한 눈 건강에 좋은 카로티노이드가 풍부하다.[36]

샐러드에 추가하면 맛있는 생비트는 혈당에 미치는 영향이 매우 적다. 비트를 익히면 감자와 비슷한 흙내음이 난다. 찌거나 구워도 단단함이 유지된다. 너무 오래 익히면 영양분이 없어지고 당 함량이 많아지기 때문에 주의해야 한다. 엑스트라 버진 올리브 오일(EVOO) 혹은 버터와 함께 섭취하면 혈당에 미치는 영향을 줄일 수 있다. 만약 굽거나 크와스(동유럽의 발효 비트 주스)를 만든다면, 특히 부드럽고 덜 쓴 어린 비트의 경우, 껍질을 벗기지 않아도 된다. 비트 껍질에는 미생물이 풍부하여 크와스에 건강한 미생물을 제공한다. 비트를 식초로 절이는 일은 피해야 하는데, 건강한 장 미생물을 파괴할 수 있기 때문이다. 혈당 지수가 높지만 건강에 대한 이점도 가지는 식품들 모두가 다 그렇듯, 균형이 중요하다. 식단에 조금씩 추가하여 먹고, 식후 1–2시간에 혈당 검사를 해서 여러분에게 직접 미치는 영향을 관찰하도록 하자.

실천 방법

- 제철 과일을 먹자. 거주 지역에 따라 다양한 선택지가 있을 것이다. 혈당에 미치는 영향을 건강상 이점과 비교하여 균형을 유지하자.
- 사계절 내내 야생 베리는 조금씩 즐겨도 좋다.
- 익지 않은 열대 과일(그린 플랜테인, 바나나, 망고, 파파야 및 키위)은 저항성 전분 및 자연 소화 효소를 포함하고 있어 조금씩 즐겨도 좋다.
- 레몬 및 라임은 비타민 C가 풍부하여 자유롭게 즐겨도 좋다.

주의사항

혈당 상승: 혈당 상승에 대해서는 위에서 설명했다. 과일을 먹고 나서 식후 1–2시간 후에 혈당 체크를 하자. 목표 수치가 궁금하다면 제18장을 참고하자. 과일을 견과류와 함께 섭취하거나, 식사 후 섭취하면 혈당에 미치는 효과를 완화할 수 있다.

옥살산염: 비트 및 라즈베리, 블루베리, 파파야, 키위 등은 옥살산염 함유량이 많다. 옥살산염은 유전적으로 감수성이 있거나 장이 건강하지 않은 사람들이 많은 양을 섭취하면 염증 혹은 신장 결석을 유발할 수 있는 식물 기반 화합물이다.

제 1 1 장

피라미드 5단계:
위험한 거래

지구는 모든 인간이 필요로 하는 것을 제공한다.
하지만 모든 인간의 욕심을 채워줄 수 없다.
—마하트마 간디

감미료

혈당 지수가 낮은 자연 식품 위주의 식단을 먹다 보면, 단맛에 대한 미각을 생각보다 빠르게 잃게 된다. 어느 순간부터 오렌지 먹듯 레몬이나 라임을 먹는 본인의 모습을 발견할 것이다. 이렇게 미뢰(味蕾)가 재교육이 되는 것은 설탕으로 가득 찬 맛있는 가짜 음식에서 벗어나고 있다는 긍정적인 신호다. 달콤한 승리를 즐기자. 그리고 감미료의 유혹에 다시는 넘어가지 말자. 어렵게 포기한 단맛에 미뢰가 다시 익숙해지는 것을 막아야한다. 근거에 따르면, 칼로리가 없는 감미료의 단맛도 몸을 속여 인슐린 및 혈당 조절과 관련된 기타 호르몬을 생성하게 한다고 한다. 이는 신진대사가 치유되는 것을 방해한다.[1] 제한적으로 사용 가능한 천연감미료는 다음과 같다.

스테비아: 순수한 스테비아는 아주 적은 양으로 사용 가능하다. 스테비아 식물은 단맛이 강하며 일본, 중국, 브라질, 파라과이 등 전 세계에서 자란다. 일반 설탕보다 단맛이 200-300배 더 강하기 때문에 소량이면 충분하다. 칼로리가 없으며, 다른 감미료와 혼합되는 경우가 많다. 하지만 혼합된 것은 피하는 것이 좋으며 최대한 순수한 상태로 섭취하는 것이 좋다. 스테비아의 뒷맛이 좋지 않다는 사람들도 종종 있는 반면, 괜찮다고 하는 사람들도 있다.

몽크프룻: 순수한 몽크프룻 역시 적은 양으로 사용 가능하다. 몽크프룻(나한과)은 동남아에서 자라는 작고 둥근 과일이다. 8세기 전이 과일을 재배한 '수도승(monk)'에서 명명된 것으로 전해진다. 일반 설탕보다 단맛이 100-250배 더 강하지만 칼로리는 없다. 스테비아처럼 다른 감미료와 혼합되는 경우가 많은데, 혼합된 것을 되도록 피하는 것이 좋다.

꿀: 조상들로부터 내려오는 음식을 중시하면서, 꿀을 언급하지 않는 것은 직무를 소홀히 하는 것과 다름이 없다. 꿀은 여러 건강상 이점을 가지고 있다. 하지만 혈당 지수 또한 매우 높다. 그렇기 때문에 인슐린 저항성이 없는 사람들만 소량으로 섭취해야 하며, 혈당 작용을 완화시키기 위해 섬유질 및 지방이 풍부한 식사와 함께 섭취해야 한다. 현지에서 재배하고 가공하지 않은 (저온 살균하지 않은) 꿀은 유기산 및 페놀화합물로 구성되며 이들은 강력한 항산화제로 작용한다.[2] 또한 꿀은 프리바이오틱스로 장 건강에 도움이 되는 소화 효소들을 함유하고 있다.[3] 항균, 항진균 작용도 있으며, 현지에서 재배한 꿀은 알레르기에 대해 탈감작화하는 역할을 한다는 근거도 있다.[4]

꿀을 섭취할 때는 식후 혈당 검사를 하여 꿀이 여러분에게 미치는 영향을 꼭 확인하도록 하자. 저녁 단식 후 마시는 커피에는 꿀을 타지 말자. 그렇게 되면 케톤증을 유지하기 어렵다.

당알코올: 썩어가는 과일 혹은 발효 음식에서 자연스럽게 만들어지기도 하지만, 대부분 시중에서 판매하는 제품들은 (에리스티롤, 소르비톨, 만니톨) 고도로 가공되었으며, 유전자 변형 옥수수 전분의 포도당에서 얻어진다. 자이리톨은 예외이며, 이는 견목재에서 추출한다. 당알코올은 위장관 증상 그리고 두통을 유발하기도 한다. 과민성대장증후군, 소장내세균과증식 등을 악화시킬 수 있으며, 적은 양으로도 설사를 유발할 수 있다.[5] 장내 미생물 군집에도 안 좋은 영향을 미치는데, 대장균, 살모넬라균, 이질균, 연쇄상구균 등 유해한 미생물에 먹이를 제공한다.[6]

실천 방법

■ 만약 필요하다면, 허용된 감미료를 소량만 이용하자.

주의사항

혈당 증가: 꿀은 혈당을 상승시킬 수 있으므로, 신진대사가 건강한 사람만 소량으로 섭취할 것을 권장한다(앞 내용 참조).

알레르기: 벌독 알레르기가 있다면 꿀은 주의하자.

코코아 플라바놀

우리가 사랑하는 초콜릿은 비록 소량이지만, 먹어도 괜찮다. 초콜릿은 코코아 플라바놀이 풍부한데, 이는 여러 건강상 이점을 가지는 반면 독성과 관련된 우려도 있다. 코코아 플라바놀은 카카오빈에 있는 파이토뉴트리언트가 독특하게 혼합된 것이며, 카카오빈을 커피빈과 혼동해서는 안 된다. 또한 '카카오'와 '코코아'도 혼동하여 사용하는 경우가 많은데, '카카오'는 카카오나무의 열매에서 얻은 종자이고, '코코아'는 이 종자를 수확하여 발효, 건조, 높은 온도에서 로스팅한 가공 제품을 말하는 것이다. 코코아 플라바놀은 카카오 닙스, 코코아 분말, 카카오 분말 및 초콜릿으로 섭취할 수 있다.

코코아 플라바놀이 신경보호에 효과적이라는 강력한 근거가 있다. 몇몇 연구들은 카카오 플라바놀이 인지기능을 개선시킬 뿐 아니라, 노화에 따른 인지기능저하와 관련된 뇌 부위의 순환상태도 개선한다는 것을 보여줬다.[7] 코코아 플라바놀은 또한 혈관 기능을 개선하여 신체 곳곳에 산소 및 영양소 공급을 원활하게 하며 혈압을 안정시키고 전체적인 신진대사도 좋게 한다.[8]

하지만 코코아 플라바놀의 독성에 대해서도 잘 따져봐야 한다. 카드뮴과 납이 인공 오염물을 통해 코코아 제품에 영향을 미친다. 둘 다 몸에 축적되는 중금속이며 건강에 해롭다고 알려졌다. 카드뮴은 중추신경계에 작용하여 집중력 저하, 후각 저하, 기억 장애 등을 야기한다. 그 외에도 몸의 여러 장기에 영향을 주는 독성 물질이며 발암 물질로 분류한다.[9] 세계보건기구는 건조된 식물 기준으로 카드뮴을 0.3mcg/g으로 제한할 것을 권고한다.[10] 미국 전체를 아우르는 기준은 없지만, 캘리포니아의 경우는 하루 섭취량당 4.1mcg이 넘어가면 경고문을 붙이게 한다. 납 또한 여러 장기에 영향을 미치며, 뇌에 침투하여 비가역적인 뇌손상을 일으켜 인지기능 및 지적 능력을 저하시킨다. 소아 및 임산부는 특히 취약하다.[11] 세계보건기구(WHO)에서 정한 기준치는 없다.[12] 미국 식품의약국(FDA)은 소아의 하루 기준을 3.0mcg, 성인의 하루 기준을 12.5mcg로 정하였다.[13] 캘리포니아는 모든 사람에서 5.0mcg으로 제한한다.[14]

코코아 플라바놀을 포함한 식품을 선택할 때 여러 가지를 고려해야 하는데, 다음과 같은 카카오를 선택하면 된다:

- 고플라바놀. 일반적으로 카카오 비율이 높을수록 플라바놀 함량도 높다.[15]
- 저당. 일반적으로 카카오 비율이 높을수록 설탕 함량은 낮다.
- 앞서 언급한 기준을 참고하여 카드뮴이 가장 적게 포함된 것을 선택하자.
- 앞서 언급한 기준을 참고하여 납이 가장 적게 포함된 것을 선택하자.

적절한 제품을 선택하기 위한 팁을 공유하자면, 첫째, 본인이 먹을 수 있는 범위 내에서 카카오 비율이 가장 높은 제품을 선택하자. 카카오 100%가 플라바놀 비율이 가장 높고 설탕 함량이 가장 낮지만, 맛이 매우 쓰기 때문에 적응하는데 시간이 걸린다. 되도록 카카오 비율이 85% 이상인 초콜릿을 구매하자. 설탕 함량을 보기 위해서는 제품에 표시된 영양성분표를 참고하자. 가능하면 카드뮴과 납의 함량도 고려하여 제품을 선택하자. 카카오 플라바놀 제품은 매우 다양하다. 초콜릿, 코코아 같이 잘 알려진 제품도 있으며, 카카오 닙스, 카카오 분말 같이 잘 알려지지 않은 제품도 있다. 대부분의 제품들이 뛰어난 건강상 이점을 내세우지만, 독성에 대한 언급은 하지 않는다.

카카오 닙스: 바삭한 식감을 가진 카카오 닙스는 카카오 빈의 가장 순수한 형태로, 살짝 로스팅하고 잘게 부순 것이다. 발효된 형태와 발효되지 않은 형태가 있는데 발효되지 않은 형태가 덜 쓰다. 위에서 언급한 파이토뉴트리언트의 이점들을 제공함과 동시에 프리바이오틱스도 제공한다. 하지만 안타깝게도 카드뮴 함량이 높다. 세계보건기구의 기준을 만족하는 제품이 드물다. 독성 물질의 함량이 가장 낮은 제품을 찾아야 하며, 간간이 한 숟가락 복용하는 것 외에는 복용을 제한하는 것이 좋다.

코코아 분말: 코코아 분말은 코코아 음료 및 초콜릿을 만드는데 사용된다. 더 높은 온도에서 로스팅하며 더 잘게 부순다. 순수한 상태에서는 달지 않으며, 건강한 플라바놀도 어느 정도 함유하고 있다. 카드뮴 및 납의 함량은 코코아 분말에 더 많으며, 세계보건기구의 기준에 부합하는 제품은 없다. 그렇기 때문에 코코아 분말의 섭취는 제한할 것을 추천한다.

카카오 분말: 카카오 분말은 코코아 분말과 다르다. 카카오 닙스를 냉압착하여 풀 같은 형태로 만든 뒤 이를 건조하여 분말 형태로 만든 것이다. 카카오가 가장 많이 농축된 형태로 카드뮴 및 납의 함량 역시 가장 높다. 그래서 시중에서 판매하는 제품 중 추천할 만한 제품은 없다.

초콜릿: 다행히도 카드뮴과 납의 수치는 대개 초콜릿에서 가장 낮다. 하지만 초콜릿에는 설탕의 양이 아주 많으며 플라바놀의 양은 무시해도 될 정도로 매우 적다. 여러분의 목표는 최대한 적은 양의 설탕과 많은 양의 플라바놀 그리고 적은 양의 독성 물질을 함유한 것을 찾는 것이다. 초콜릿에 표시된 카카오의 비율은 실제로 순수한 카카오빈 및 부산물의 비율을 표시한 것이다. 대개 카카오의 비율이 높으면 설탕이 적고 플라바놀이 많다. 신중하게 고른 초콜릿을 조금만 섭취하는 것은 안전하면서도 건강한 식사 후 맛있는 디저트가 될 수 있다.

실천 방법

- 플라바놀의 건강상 이점을 얻기 위해, 카카오가 많고 설탕, 카드뮴 및 납의 함량이 적은 초콜릿을 소량 씩 즐기자.
- 독성에 대한 우려가 있으므로, 카카오 닙스는 제한하고 코코아 및 카카오 분말은 피하자.
- 플라바놀 보조제도 사용을 고려해 보자.

주의사항

혈당증가

중금속 독성

유제품

유제품은 많은 사람에게 염증을 일으키고, 염증은 알츠하이머병의 주요 원인이기 때문에 여기서는 유제품 사용을 제한할 것을 추천한다. 만약 지금 커피에 크림을 잔뜩 넣어 즐기고 있다면, 매우 가슴 아픈 이야기일 수 있다. 이 책에서는 이러한 여러분의 마음을 이해하며, 조금이라도 더 건강한 대안책들을 제시해보려 한다.

유제품이 염증을 일으키는 원인은 다양하다. 전 세계 인구 중 70% 정도가 유당불내증이 있고 그중 대부분은 이를 모르고 산다. 유당불내증은 유아기 이후 유당을 분해하는 능력이 저하된 것을 뜻한다. 유럽 외 지역에서 흔하며, 동아시아인의 90%가 갖고 있다.[16] 유당불내증의 흔한 증상은 복통, 팽만감, 가스 참, 설사 등이다. 조금 덜 알려진 증상으로는 위장 운동성 저하, 오심, 구토, 변비, 습진, 부비동염, 관절염, 근육통, 관절통, 피로, 부정맥, 단기 기억 상실, 두통, 구강 궤양 등이 있다. 곧 다양한 신체 기관에 영향을 미치는 광범위한 염증이 일어나는 것이다.[17]

유제품은 또한 글루텐 감수성을 가진 사람들에게 염증을 일으킬 수 있는데, 이는 분자 모방 때문이다. 유제품 내 카제인 단백질은 글루텐의 글리아딘 단백질과 비슷해서 면역계를 혼란스럽게 한다. 우리가 어떠한 음식에 민감하면, 우리의 면역계는 이 "나쁜 놈"에 대한 항체를 만든다. 만약 여기서 "나쁜 놈"이 글루텐이라면, 우리가 글루텐을 먹을 때 마다 알람이 울리고 항체들은 공격모드에 들어간다. 하지만 우리 면역계는 완벽하지 않아서 분자 구조가 비슷한 단백질을 혼동할 수 있는데, 카제인과 글리아딘이 그렇다. 결과적으로 염증

을 일으키는 사이토카인이 급증하며, 그 음식을 빼고 섭취하지 않으면 만성 염증이 일어난다.[18]

우유 공급의 발달 및 변화로 글루텐 감수성이나 유당불내증이 없는 사람도 유제품에 민감해졌다. 대자연은 모든 포유류에게 새끼를 양육하기 위한 완벽한 음식을 제공하였는데, 그것은 바로 모유다. 지난 수천 년간 포유류들은 모유를 각자의 새끼에게만 먹였다. 우리의 조상들은 소의 젖을 먹지 않았다. 약 10,000년 전 농업과 가축이 등장하면서 반추동물의 모유를 우리의 영양을 위해 먹기 시작했다.[19]

원래 인간을 포함한 모든 포유류는 A2라는 모유를 생산하였다. 약 8,000년 전, 유럽의 소에서 변이가 일어났고 A1이라는 새로운 우유가 만들어졌다. 이러한 변이가 어떻게 그리고 왜 일어났는지는 모른다. A1 품종이 우유를 더 잘 생산했고, 농부들은 생산량을 늘리기 위해 점점 A1 품종을 키우게 되었다고 추측하는 사람들도 있다. 시간이 지나면서 서양에서는 점점 우유를 혼합하는 방향으로 변화했고, 그중 A1이 많은 비중을 차지하게 되었다.[20]

약 25년 전, 과학자들은 흥미로운 발견을 했다. 이 두 가지 우유의 분자 구조에는 작은 차이가 있다는 것이다. 우유 내 가장 흔한 단백질인 베타-카제인은 209개의 아미노산으로 구성된다. A2 우유의 67번째 아미노산은 프롤린이며, A1 우유는 히스타딘이다. 209개의 아미노산 중 겨우 하나가 다른 것이 별 것 아닌 것처럼 느껴지겠지만, 이 작은 차이 때문에 구조는 바뀌며 우리의 면역계는 이를 인식한다.[21] (또 다른 예로, 겸상적혈구증은 헤모글로빈의 아미노산 중 하나가 바뀌어 생기는 질환이다.) A1 우유가 1형 당뇨, 심혈관계 질환 등 각종 염증성 질환과 관련이 있을 것이라는 근거가 점점 축적되고 있다.[22] 또한 A1 우유를 소화시킬 때 위장관에서 염증성 물질을 만들어 여러 소화 관련 문제 그리고 심지어 신경학적 장애를 일으킨다는 연구들도 있다.[23] 이러한 결과들은 A1 우유를 생산하는 농부들로부터 저항을 받았는데, 그들은 이러한 연구가 A2 제조업의 지원을 받았다고 주장했다. 하지만 지원을 받지 않은 연구들도 우려할 만한 상황이라는 결론을 내고 있다.[24] 장과 뇌 사이의 밀접한 관계 그리고 알츠하이머병에서 염증이 차지하는 비중을 고려한다면, 유제품이 먹고 싶을 때 A1보다는 A2를 먹을 것을 추천하며 최소한으로 섭취할 것을 권장한다.

우유: 많은 슈퍼 및 마트에서 A2 우유는 비교적 쉽게 찾을 수 있다. 그중 목초를 먹고 자란 A2 전지유를 선택하는 것이 가장 좋은데, 이를 찾는 것은 조금 더 어려울 것이다. 전지류의 지방은 우유 내 당의 작용을 완화시켜주는 역할을 한다. 염소유, 양유, 물소유, 낙타유 혹은 야크유는 모두 목초를 먹인 A2 우유다. 괜찮은 대안책으로는 아몬드(만약 렉틴에 민감하다면 데친 아몬드), 코코넛, 아마, 헤이즐넛, 햄프, 마카다미아 혹은 USDA 유기농 콩으로 만든 무설탕 우유도 있다. (캐슈 우유는 렉틴 함유량이 많아 염증을 일으킬 수 있다. 쌀 우유는 탄수화물 함유량이 많다.) 여기에서 언급한 대안책들은 크림 대신 커피에 추가해도 좋다. 커피에 코코넛 오일 소량 혹은 바닐라 첨가 기 버터를 추가하는 사람들도 있다.

또한 유제품 및 유제품 대안책이 여러분의 단식 상태를 깬다는 사실도 잊지 말자. 만약에 단식 시간 동안 커피를 마신다면, 블랙으로 즐기되 소량의 허용된 감미료를 추가해도 괜찮다. 인슐린 저항성이 있는데 단식 시간을 늘리고자 노력하는 중이라면 코코넛 오일을 이용하여 케톤증을 장려할 수 있다. 제7장을 참고하자.

요거트: 염소유, 양유, 물소유, 낙타유, 야크유로 만든 요거트는 종종 즐겨도 좋다. 유기농, 목초 먹인 동물의 우유로 만들고 활생균을 포함하는 것을 찾자. 성분표를 확인하는 버릇을 들이자. 반드시 무가당을 구매하자. 단맛을 원한다면 견과류 혹은 베리류를 추가할 수 있다. 만약 필요하다면, 허용된 감미료를 소량 추가해도 좋다. 무가당 유기농 코코넛 혹은 콩으로 만든 요거트도 섭취를 시도해보자. 설탕 같은 기타 첨가물이 들어가지 않은 요거트를 찾기가 쉽지 않다. 그래서 직접 만들어 먹는 사람들도 많다.

케피르: 케피르는 신맛이 나는 발효 음료로 프로바이오틱스가 풍부하여 건강에 매우 좋다. 일반적으로 요거트보다 더 많은 그리고 다양한 건강한 박테리아를 포함하고 있다. 요거트 부분에서 언급한 주의 사항은 모두 케피르에도 해당된다.

치즈: 우리가 위에서 언급한 동물들에서 얻은 치즈는 소량씩 먹어도 좋다. 염소, 양 및 물소 치즈는 쉽게 구할 수 있다.

실천 방법

- 유기농, 목초 먹인 유제품 이외의 일반 동물성 유제품은 피하자.
- 이상반응이 나타나지 않는다면, A2 유제품은 소량씩 즐겨도 좋다.

주의사항

위장관 증상

염증

혈중 지질 상승: 대부분의 전지 유제품은 포화지방이 많다. 그리고 몇몇 사람에서는 LDL 콜레스테롤 수치를 높일 수 있는데, 특히 ApoE4 유전자를 가진 사람에서 그렇다. 그렇다고 완전히 제한할 필요는 없지만, 섭취할 때 주의해야 한다. (제8장 참고)

암 유발 가능성: 젖소는 임신기간 동안에도 우유를 짜내는데, 이로써 우리는 그들의 생식 호르몬에 노출된다. 유방, 자궁, 전립선 등 호르몬에 민감한 암은 유제품 내 호르몬 및 성장 인자의 영향을 받을 수 있다.[25] 전립선 암 위험성과는 특히 관련 있다.[26]

알코올

인생을 위하여 건배! 듣고 싶지 않겠지만, 지나친 음주는 치매의 위험성을 높이는 것이 명백하다.[27] 하지만 '지나친'의 기준은 애매하며, 당혹스럽게도 완전한 금주 역시도 위험성을 높인다고 알려졌다.[28] 그러나 금주하는 사람이 음주를 시작해야 한다는 근거는 부족하다. ApoE4 유전자 보유자는 조금만 음주해도 좋지 않다는 몇몇 근거도 있다.[29]

알코올이 우리에게 해를 끼치는 기전은 다양하다. 뇌의 여러 구조물을 손상시키는 신경독소로 작용하여 발작(대개는 금단 현상), 뇌 위축, 기억 상실, 수면 장애, 소뇌 문제(자세 불안정, 어삽, 보행 문제) 등을 야기할 수 있다. 또한 케톤증을 방해한다.[30] 간의 해독 경로도 방해하여 전반적인 건강을 위협한다.[31] 렘수면에 도달할 수 있는 능력을 저하시켜 수면을 방해하고 기억 생성 및 전반적인 인지기능을 저하시킨다. (렘⟨REM⟩은 '급속안구운동'을 뜻하며, 밤 동안 여러 차례 반복되는 수면 단계 중 하나다.)[32] 또한 알코올은 간암, 직장암, 인후암 그리고 여성에서 유방암의 원인이기도 하다.[33]

혹시 모르니, 인지기능저하 증상이 보이거나, ApoE4 유전자를 갖고 있거나, 알코올 남용 과거력이 있는 등 위험성이 높은 사람에게는 금주를 추천한다. 이들은 그리고 어쩌면 그 외 사람들도, 술을 조금만 마셔도 인지기능저하를 일으킬 위험성이 증가할 수 있다. 알코올 남용은 전반적인 건강에도 악영향을 미친다. 만약에 술을 끊기 힘들다면 도움을 받도록 하자. 임신 중 혹은 모유수유 중이라면 반드시 금주해야 한다.

만약 가끔 술 한 잔 즐기고 싶다면, 드라이한 레드 와인을 소량씩 마실 것을 추천하다. 기타 술 종류에서는 찾을 수 없는 건강상 이점을 갖고 있다는 연구도 있다.[34] 일반적으로 레드 와인 한 잔의 양은 5온스(oz)인데, 이보다 더 많이 따르는 식당도 많다. 계량컵을 이용하여 1온스가 어느 정도 인지 알고 있으면 좋다.

여러분이 알다시피, 와인은 절제력을 잃게 하고, 더 많이 마시고 폭식하도록 부추긴다. 레드 와인의 당은 케톤증 상태를 깨버릴 수 있다. 건강한 식사 후 마시도록 하자. 와인 한 잔을 마시고 1시간 혹은 2시간 후에 혈당 체크를 하는 것은 도움이 된다.

아침에 일어날 때 개운하고, 정신이 맑고, 하루에 대한 기대감으로 가득차면 최고다. 만약에 술 한 잔 하고 싶다면, 혈당, 수면의 질 그리고 인지기능에 미치는 영향을 기록해 보도록 하자.

실천 방법

- 알코올은 신경독소이다. 인지기능저하를 겪고 있거나 위험성이 있다면 피하는 것이 좋다.
- 만약 가끔씩 마신다면, 알코올 도수가 낮은 유기농 무가당 제품을 찾자.

주의사항

앞서 언급된 내용을 참고하자.

제12장

사소하지만 중요한 것

우리가 생각은 일반론적으로 한다고 하지만,
사실 사소한 것에 좌지우지되며 산다.
—앨프리드 노스 화이트헤드

비건 및 베지테리언

베지테리언이든, 비건이든, 잡식주의자이든, 목표는 인지기능저하를
예방하고 되돌릴 수 있는 신경화학적 변화를 만드는 것이다. 상황에
맞게 식단을 어떻게 조절해야 하는지 알고 있다면, 육류 없이도 목
표를 이룰 수 있다.

　케토플렉스 12/3 식단은 채소가 풍부한 식단이다. 동물성 단백질
은 선택사항이다. 비건 및 베지테리언들은 적절하게 준비된 견과류,
씨앗류, 콩과식물 및 채소를 통해 단백질을 충분히 섭취할 수 있다.
대부분의 식물성 단백질은 몇몇 필수 아미노산이 부족하기 때문에
불완전하지만, 식물성 단백질을 다양하게 많은 양 섭취한다면, 아홉

가지 필수아미노산 모두 섭취할 수 있다.

■ 단백질이 풍부한 식물성 음식 ■

에다마메(CP)*◆x(1컵=22g)	치아씨드(CP)*x(1oz=4.7g)
템페(CP)*◆(3.5oz=19g)*	호두*(1oz=4.3g)
렌틸**x(1컵=18g)	야생벼***x(반컵=3.5g)
낫또(CP)**◆(3.5oz=18g)	아몬드 버터*(1티스푼=3.3g)
콩**(평균, 1컵=15g)	방울양배추*x(1컵=3.3g)
미소(CP)**◆(3.5oz=12g)	아스파라거스*(1컵=2.9g)
헴프하트(CP)*(1oz=10g)	브로콜리*(1컵=2.6g)
아마란스***x(1컵=9.4g)	컬리플라워*(1컵=2g)
두부(CP)**◆*(3.5oz=9.2g)	겨자잎*(1컵=1.5g)
테프***x(1컵=9.1g)	알팔파싹*(1컵=1.3g)
완두콩*x(1컵=9g)	시금치*◆(1컵=1g)
퀴노아(CP)***x(1컵=8.1g)	청경채*(1컵=1g)
아몬드*x(1oz=6g)	콜라드그린*(1컵=0.9g)
피스타치오*(1oz=6g)	물냉이*(1컵=0.8g)

완전단백질(CP)
혈당지수: 낮음* 보통** 높음***
USDA 유기농: ◆
렉틴 풍부: x

모든 식물성 단백질이 불완전한 것은 아니다. 헴프, 치아, 퀴노아 및 대두는 완전단백질이다. 헴프씨의 안쪽인 헴프하트는 샐러드에 뿌려 맛있게 섭취할 수 있다. 젖소 우유 대신으로 무가당 헴프 우유가 좋은 대안책이다. 치아씨드는 물에 담그면 피토산염을 줄일 수 있으며, 스무디나 푸딩에 넣어 먹기 편하다. 대두에 대해서는 근거를 종합했을 때, USDA 유기농(유전자 변형 농산물이 아닌 것), 가급적 발효된 그리고 갑상샘종 유발 효과를 최대한 낮추는데 신경을 쓴 대두는 케토플렉스 12/3 식단에서 아주 건강한 선택지다(제8장을 참고할 것). 템페, 미소 및 낫또도 발효 과정을 통해 항영양소 일부가 파괴되기 때문에 좋은 선택이다. 유기농 두부 및 에다마메도 괜찮지만, 특히 콩에 민감한 사람들에게는 피토산염이 영양 흡수를 방해할 수 있어 섭취량을 제한해야 한다. 퀴노아는 탄수화물 함량이 높기 때문에 제한이 필요할 수 있다. (혈당을 측정하면서 관리하자.) 스피루리나 및 영양 이스트를 제외하고는 동물성이든 식물성이든 단백질 보충제(파우더)는 추천하지 않는다.

대개 식물성 단백질은 렉틴, 피토산염 및 옥살산염 등 항영양소를 포함하기 때문에 동물성 단백질보다 생체 이용률이 낮다. 이러한 식물성 복합체들은 위장관 내 영양소의 흡수를 방해한다. 물에 담그고, 발아시키고, 발효시키고 조리하는 등의 방법을 이용하여 식물성 단백질을 적절하게 준비하면 이러한 문제를 해결할 수 있다. 영양소의 흡수율을 개선하기 위해 위장관 건강을 최적화하는 것도 중요하다. (제9장을 참고하자.)

비건 및 베지테리언도 자연 식품을 활용하면 식단에 안전하게 적용할 수 있는데, 몇 가지 중요한 주의사항을 지켜야한다. 엄격한 비건은 오메가-3, 콜린, 비타민 B_{12}, 비타민 D, 레티놀 및 아연 결핍 등 알츠하이머병 환자와 비슷한 영양결핍이 나타날 수 있음을 명심하자. 이 영양소는 특히 시냅스 형성, 유지, 지지 등 뇌 건강을 포함한 여러 신체 기능에 중요하다. 또한 적절한 비타민 K_2 섭취를 유지해야 뼈 및 혈관을 보호하고 비타민 D 및 레티놀의 효능이 발휘될 수 있다. 다음 부분에서 이야기하겠지만, 여러분의 유전자 또한 이러한 영양소를 활용하는 신체의 능력에 관여한다. 여러분이 음식을 신중하게 고르고, 여러 결핍을 해결하기 위해 적절한 영양제를 섭취한다면, 동물성 식품 없이도 건강한 식단을 유지할 수 있다. 잡식주의자라고 마음 놓을 수는 없다. 유전적 감수성 그리고 각자의 식단에 따라 모든 사람들에게 인지 최적화와 전반적인 건강에 영향을 미치는 영양소의 결핍이 일어날 수 있다.

오메가-3: ALA는 식물성 오메가-3로, 치아씨드, 방울 양배추, 헴프씨드, 호두, 플랙씨드, 해초 및 들기름 등 여러 건강한 음식에 포함되어 있다. 하지만 최적의 뇌 건강에 필요한 이점을 제공하기 위해서는 ALA가 더 길고 보다 생리 활성적 상태인 EPA 및 DHA로 전환되어야 한다. 그러나 안타깝게도 신체가 ALA를 EPA로 전환시키는 비율은 단 5%이며, DHA로 전환시키는 비율은 0.5% 미만이다.[1] 이러한 전환 비율은 특정 유전자, 성별(가임기 여성에서 더 효율적으로 전환된다), 나이 및 건강 상태에 따라 감소한다.[2] 만약 생선을 선호하지 않는다면 ALA가 포함된 음식 섭취를 늘리고 해조오일로 보충하는 것도 도움이 될 것이다. 오메가-3 인덱스 검사는 적혈구의 EPA+DHA를 분석하는 혈액검사인데, ApoE4를 보유하지 않은 사람의 수치는 8-10%이며, ApoE4 보유자는 10% 이상이다. 또한 오메가-6 대 오메가-3의 비율은 4:1 이하여야 하지만, 혈액이 지나치게 묽어지는 것을 방지하기 위해 1:1 밑으로 떨어져서는 안 된다.

콜린: 콜린은 강력한 항산화 효과를 가지는 필수 영양소다. 포스파티딜콜린과 같은 세포막 인지질의 주요 구성 요소이며, 기억에 매우 중요한 신경전달물질인 아세틸콜린의 전구물질이다. 콜린은 뉴런 시냅스의 형성 및 유지에 필수적이며, 콜린성 시스템을 지원하는 것

이 뇌 건강 유지에 필수적이다.[3] 콜린 결핍은 많은 사람에서 나타나며, 콜린이 동물성 식품에 많이 포함되므로 식물성 식단만 섭취하는 사람들이 특히 결핍에 취약하다. 콜린이 포함된 식물성 식품으로는 브로콜리, 아몬드, 호두, 핀토빈, 아보카도, 방울 양배추, 근대, 콜라드그린 등이 있는데, 식물성 식품만으로 필요량을 채우기에는 역부족이다. 생선, 가금류 및 고기를 섭취하지는 않지만 달걀과 유제품은 섭취하는 락토−오보 베지테리언은 달걀을 통해 하루 목표치를 채울 수 있다. 시티콜린은 식물성 보충제다. Alpha−GPC도 비건에게 적합하다. 식이 섭취의 목표치는 남성에서 550 mg/일, 여성에서 425 mg/일이다.

비타민 B_{12}: 비타민 B_{12}는 뇌 및 전반적인 건강에 중요한 영양소다. 현재 미국 참고치(200−900pb/mL)의 최저치는 사실상 너무 낮게 설정되어 있다. "정상" 비타민 B_{12}의 범위라도 350pg/mL 미만이면 빈혈 및 치매 증상이 나타날 수 있기 때문이다. 비타민 B_{12}는 엽산, B_6와 함께 호모시스테인 최적화에 필수적이다. 호모시스테인 상승은 인지 기능저하 및 뇌 위축 증가와 관련 있다.[4] 권장되는 호모시스테인 목표치는 $7\mu mol/L$ 이하인데, 만약 B_{12} 혹은 엽산 수치가 정상이 아니라면 이 목표치에 도달하기 힘들다. (호모시스테인을 낮추는 팁은 추후 이 챕터 내 "유전자를 바탕으로 식단 선택하기"를 참고하자.)

몇몇 버섯(꾀꼬리, 뿔나팔, 표고) 그리고 식용 해초류인 김(green or purple nori)을 포함한 여러 식물들이 B_{12}를 포함하고 있다. 비건들이 파마산 치즈 대용으로 사용하는 영양 효모 그리고 무가당 아몬드유 및 코코넛 오일 등 몇 가지 강화식품에도 포함되어 있다. B_{12} 보조제는 손쉽게 구할 수 있다. 설하 메틸코발라민이 좋은 공급원이다.

목표는 500-1500pg/mL을 유지하는 것이다.

비타민 D: 비타민 D는 햇빛 비타민으로 널리 알려져 있다. 하지만 현대에는 실내 생활의 비율이 압도적으로 높기 때문에 햇빛 노출로 이상적 수치를 유지할 수 있는 사람은 많지 않다. 비타민 D는 비타민 D 수용체에 결합하여 세포핵에 들어가 900개 이상의 유전자를 켠다. 비타민 D의 중요한 역할 중 하나는 뇌 시냅스를 형성하고 유지하는 것이다. 수치의 감소는 인지기능저하와 관련된다.[5] 비타민 D가 풍부한 음식 대부분은 동물성이지만, 버섯 및 강화된 무가당 아몬드 오일 및 코코넛 오일도 좋은 식물성 공급원이다. 락토-오보 베지테리언은 달걀노른자, A2 우유, 치즈를 통해 비타민 D를 공급받을 수 있다. 비타민 D_2는 식물성이다. 지의류(이끼)의 비타민 D_3도 비건들에게 적합하다. 목표 수치는 50-80ng/mL이며, 이는 주기적으로 혈중 비타민 D(25-hydroxy vitamin D) 검사를 통해 측정할 수 있다. 하루 비타민 D 섭취량이 1000IU를 넘는다면 비타민 K_2도 100mcg 이상 같이 복용해야 한다. 다음 페이지에서 언급할 비타민 K_2 부분을 참고하자.

레티놀/비타민 A: 비타민 A는 두 가지 레티노이드인 레티놀 및 카로티노이드(여기에는 베타-카로틴도 포함된다)로 구성된다. 베타-카로틴은 고구마, 당근 및 진한 잎채소 등 많은 식물에 포함되어 있다. 레티놀은 주로 대구간유, 간, 콩팥, 달걀, 유제품 등 동물성 제품에 많이 존재한다. 특정 유전자 다형성을 가져 베타-카로틴을 레티놀로 전환하는 능력이 떨어지는 비건들은 필수 영양소인 비타민 A가 부족할 수 있다. 비타민 A는 눈 건강 및 면역력에 크게 관여한다. 조금이라도 낮은 수치는 알츠하이머병 발병과 관련 있다. 최근 한 연구에서 낮은 레티놀 수치가 ApoE4 및 ApoE2 유전자 보유자 모두에서 인지기능저하의 발병 위험성을 증가시켰다.[6] 대개 베타-카로틴이 풍부한 음식을 충분히 섭취하고, 여기에 지방까지 곁들이는 것만으로 충분하다. (비타민 A는 지용성이기 때문에 지방이 부족하면 흡수율이 떨어진다.) 비건들, 그중 특히 유전적으로 위험성이 있는 비건들은 적정 수준의 레티놀을 유지하고 있는지 검사하면 좋다. 혈청 레티놀의 참고치는 38-98mcg/dL이다. 되도록 식단 조절로 이 범위의 중간쯤을 유지하는 것이 좋다.

비타민 K₂: 지용성인 비타민 D와 A가 효율적으로 작용하기 위해서는 적정 수준의 비타민 K가 필요하다. 비타민 K는 혈액 응고 그리고 뼈, 심장 및 인지 건강에 필수적이다.[7] 비타민 K는 칼슘을 뼈로 보내며, 또한 칼슘이 혈관에 들어가 손상을 입히는 것을 방지하는 역할을 한다. 비타민 K에는 K_1과 K_2 두 종류가 있다. 비타민 K_1은 케일, 시금치, 순무잎, 콜라드, 근대, 겨잣잎, 파슬리, 로메인, 녹색잎 상추, 방울 양배추, 브로콜리, 콜리플라워, 양배추 등 많은 잎채소 및 채소에 풍부하지만, 신체 흡수율은 떨어진다. 반면 K_2는 낫또를 제외하고는 대부분 동물성 음식에서 발견된다. 비건들은 K_2를 사워크라우트, 식물성 케피르, 저온살균하지 않은 콤부차, 비건 김치 등 발효 음식에서 얻을 수 있지만 각 식품의 K_2 양이 일정하지 않다. 낫또로 만든 비건용 K_2 보충제가 있는데, 이 제품을 사용하면 적정량을 섭취할 수 있다.

아연: 아연 결핍과 구리 과다는 치매와 관련 있다. 이들은 흡수되기 위해 서로 경쟁하는 밀접한 대립관계를 형성한다. 아연이 부족하면 구리가 신체 조직에 축적되어 건강에 해로운 영향을 미친다. 엄격

한 비건들에게 흔한 문제인데, 그들의 식단은 대개 아연이 부족하고 구리가 많기 때문이다. 전 세계적으로 약 10억 명이 아연 결핍이 있을 정도로 흔하며, 특히 PPI를 복용하는 사람에서 그러하다. 아연은 뇌뿐만 아니라 염증 감소 및 면역력 증강에 중요한 역할을 한다. 아연은 육류, 달걀 및 해산물에 풍부하고 생체 이용률이 높다. 그 외에도 청대콩 및 검정콩(두부, 템페), 병아리콩, 렌팅 등 콩과식물, 호두, 캐슈, 아몬드, 피칸, 호박씨, 해바라기씨, 헴프씨 등 견과류 및 씨앗류에서도 발견된다. 불행히도 이러한 식물성 음식에는 항영양소 역시 많다. 그러므로 섭취 전 적절하게 준비하는 과정이 필요하다. 많은 콩과식물, 견과류 및 씨앗류에는 구리도 풍부하다는 사실도 잊지 말아야 하며, 건강하게 균형을 이루기 위해서는 구리 섭취량을 줄여야 한다. 이러한 이유로 소량의 보충제를 고려하는 것이 현명할 수 있다. 강화된 영양 효모가 좋은 선택지다. 2큰술은 하루에 필요한 아연의 20%를 제공한다. 아연 수치를 100mcg/dL로 유지하고, 덩달아 구리도 동일 양으로 1:1 비율을 유지하는 것이 목표이다. 만약 필요하다면, 비건용 아연 보충제도 시중에서 쉽게 구할 수 있다. 하지만 적은 양으로도 충분한 효과를 얻을 수 있기 때문에 섭취량을 잘 조절해야 한다. 아연 결핍이 있다면, 아연 피콜리네이트 20-50mg을 섭취하는 것이 도움이 된다. 의사의 지시가 있지 않는 한 하루에 50mg 이상을 복용해서는 안 된다.

유전자를 바탕으로 식단 선택하기

유전 정보는 우리가 더 많은 정보를 바탕으로 효율적인 선택을 할 수 있게 도와준다. 만약 여러분이 이미 유전자 관련 몇몇 검사를 진행해 봤다면 이미 여러분의 게놈 일부에 대해 알고 있을 것이다. 유전자에 대한 정보를 알아 두게 되면, 뇌 건강을 위해 영양을 최적화할 수 있다. 최근에는 유전 정보를 해석하고 개인 맞춤 결과지를 제공하여 건강을 최적화할 수 있게 도와주는 가격대가 다양한 서비스들도 많다.

더 자세히 살펴보기 전에 여러분이 만약 아직 유전 검사를 해본 적이 없다면, 검사 키트를 구매하기 전에 고려해야할 금전적, 법적 그리고 감정적인 부분들이 있다는 것을 알아야한다. ApoE4 보유 여부를 아는 것이 고통스럽고 감당하기 힘들 수 있다. ApoE4 보유 여부를 아는 많은 사람들이 이 정보를 아는 것에 대해 감사해 하며, 이를 바탕으로 건강을 증진하고자 노력한다[8]. 그렇다. 유전 정보를 통해 우리는 더욱 더 건강한 선택을 할 수 있다. 아는 것이 힘이다!

인체를 구성하는 엄청난 수의 세포 각각은 DNA를 저장하는 핵을 가지고 있다. DNA는 세대에서 세대로 전달되는 형질을 책임지는 유전학적 청사진이다. 우리의 DNA는 사이토신(C), 아데닌(A), 구아닌(G), 타이민(T) 같이 각기 다른 4개의 뉴클리오티드로 구성되어 있다. 이 뉴클리오티드의 특정 서열이 여러분의 단백질 서열뿐 아니라 조절 정보까지 지정하게 된다. 모든 사람들은 유전자를 부모로부터 하나씩 물려받아 2개의 유전자 복사본을 갖게 된다. (단, 남성들은 X염색체, Y염색체 하나씩만 갖고 있기 때문에 X 염색체에 있는 대부분의 유전자에 대해서는 하나의 복사본만 갖고 있다.) 세포가 분열하면 새로운 세포들이 형성되며, 형성된 각각의 세포는 핵 안에 유전자 코드 전체를 저장하고 있다. 우리의 게놈은 서로 약 99.9% 일치한다 할지라도, 각각은 3000개 이상의 차이점을 갖고 있다. 이것이 우리가 유전적으로 각자 독특한 이유다. 3000개 이상의 차이점은 대부분 한 부위에서 한 "글자(A, C, G, T)"가 다른 것이며, 이를 "단일염기다형성(SNP)"이라 부르고 "스닙"이라 읽는다.

SNP는 유전자에 적힌 단백질 레시피에 차이점을 만들어 사람간 생물학적 차이를 발생시킨다. 그러한 차이는 결과적으로 여러 형질에 영향을 미칠 수 있는데, 여기에는 음식 내사 방식, 특정 영양소 결핍의 경향성, 특정 질환에 대한 감수성 등이 포함된다.

지금부터 영양에 영향을 미치는 중요한 유전자를 몇 가지 설명할 것이다. 이렇게 다양한 SNP들은 표식 및 번호를 붙여 구분하는데 "rs"와 각각의 참고 번호를 이용한다. ("rs"는 "Reference SNP Cluster ID"의 약자다.)

오메가-3

- rs1535(G;G) ALA의 EPA로의 전환 능력 저하

건강한 젊은 여성은 총 ALA 섭취량의 5%만 EPA로 전환할 수 있다. 그런데, 상기 다형성을 가지고 있다면 전환율은 더더욱 낮아지는데, 가장 높은 전환율을 가진 사람(A;A)보다 약 29% 낮다. (A;G) 유형의 경우, 중간 정도의 전환율을 가지며, 약 18.6% 더 낮다.[9] 이는 특히 엄격한 비건에서 의미가 있는데, 이들은 EPA 및 DHA 목표치를 유지하기 위해 ALA 전환이 필요하기 때문이다.

오메가-3/ApoE4

- rs429358(C;T) 및 rs7412(C;C) ApoE4 유전자 복사본 1개

- rs429358(C;C) 및 rs7412(C;C) ApoE4 유전자 복사본 2개

예전에는 ApoE4를 보유한 사람의 경우, 오메가-3가 풍부한 식단을 유지하더라도 인지기능 관련 이점이 그다지 없을 것이라 생각했으며, 반면 기타 ApoE 유전자형은 인지기능저하의 위험성이 줄어들 것이라 생각했다.[10] 최근 한 연구에서는 ApoE4 보유자가 오메가-3 섭취에도 불구하고 이점이 그다지 없는 이유가 그들은 생선, 생선알, 크릴 오일 등에서 발견되는 인지질 DHA 같은 다른 형태가 필요하기 때문이라는 가설을 내세웠다.[11] 또한 ApoE4 보유자는 생선 및 보충제를 섭취한 후에 혈중 오메가-3 지방산 수치가 더 낮아진다고 한다.[12] 이들은 지방산 대사가 원활하지 않기 때문에 더 많은 오메가-3 지방산이 필요할 수 있다는 근거가 점점 많아지고 있다. 실제로 다른 ApoE 유전자형은 DHA를 저장하는 반면 ApoE4 보유자들은 DHA를 우선적으로 대사시킨다.[13] ApoE4 보유자로 구성된 데이터베이스에 따르면, 오메가-3 수치가 높은 사람들이 낮은 사람들보다 인지기능검사에서 더 좋은 결과를 보였고, 뇌의 부피도 더 컸다.[14]

　주의해야할 점은 출혈 경향성이 있으면 오메가-3 지방산 섭취를 최소화해야 한다는 것이다. 이는 특히 뇌아밀로이드혈관병증(CAA) 환자에서 중요한데, CAA는 특히 뇌출혈 가족력을 가지는 ApoE4 동형접합체에서 많이 발병한다. 만약 CAA가 의심이 된다면, 감지되지 않는 출혈을 발견하기 위해 MRI검사를 받는 것이 중요하다.

콜린

- rs174548 (G;G) (C;G)

상기 유전자 다형성은 포스파티딜콜린 수치 감소와 관련이 있다. G가 위험 대립 유전자이며, 동형접합체에서 가장 낮은 수치를 보인다. 이형접합체는 중간 정도의 수치를 갖고 있다. 포스파티딜콜린은 콜린을 포함하는 인지질 중 하나이다. 콜린은 신경전달물질인 아세틸콜린의 전구물질로, 아세틸콜린은 기억 형성에 필수적이고 알츠하이머병 환자의 뇌에서 감소한다.

- rs7946 (T;T) (C;T)

상기 유전자 다형성은 간에서의 포스파티딜콜린 생성 저하와 관련 있다. T가 위험 대립 유전자이며, 동형접합체들이 가장 적게 생성한다. 낮은 포스파티딜콜린 수치는 간에서 지방 청소를 방해할 수 있다.[15] 불충분한 콜린은 호모시스테인 수치를 상승시킬 수 있다.[16] 콜린 수치가 낮은 사람은 식단 혹은 보충제를 통해 섭취를 늘리는 것이 좋다.

B_{12}

- rs602662 (A;G) (G;G)
- rs601338 (A;G) (G;G)

상기 유전자 다형성에서는 흡수 불량에 의한 B_{12} 수치 저하가 발생한다. G가 위험 대립 유전자이며, 동형접합체가 더 많은 영향을 받는다. B_{12} 부족은 치매의 원인이 되는 가역적 요소이다.[17] 흡수불량에는 설하 B_{12} 투여가 특히 효과적이다. 이는 비건들 혹은 적정량을 유지하려고 노력하는 모든 사람들에게 중요하다.[18] 이 중 (A;A)가 높은 흡수력과 높은 B_{12} 수치를 보인다.

MTHFR (메틸렌사수소엽산환원효소)

- rs1801133 (T;T) (C;T) MTHFR 효소 활동 감소; (T;T)에서 65% 감소, (C;T)에서 35% 감소
- rs1801131 (C;C) (A;C) MTHFR 효율 감소; (C;C)에서 40% 감소, (A;C)에서 17% 감소

상기 대립 유전자들은 따로 또는 같이, 인구의 약 70%에 존재하며, 이들은 건강에 전반적으로 영향을 미치는 엽산 대사 저하 및 메틸화와 관련 있다. 이 유전자 다형성을 가지고 있으면 호모시스테인 수치가 높아질 위험성이 있고, 이는 인지기능저하와 뇌 위축으로 이어질 수 있다.[19] 여러분의 목표는 7.0μmol/L 이하로 유지하는 것이다. rs1801133 다형성을 가지고 있는 사람은 리보플라빈에도 신경을 써야 한다.[20] 일반적으로 메틸화가 감소된 사람은 B_6의 활성 형태인 P5P(pyridoxal 5-phosphate)와 함께 메틸화된 형태의 비타민 B_{12} 및 엽산을 섭취해야 한다. 기억해야 할 점은 적정량의 오메가-3 및 콜린이 없으면 비타민 B가 호모시스테인 수치를 낮추는데 효과적이지 않다는 것이다.[21] 또한 최근 한 연구에 따르면, 비타민 B가 부족하여 호모시스테인 수치가 증가하면, 오메가-3 지방산의 인지기능 보호 효과가 저하된다고 한다. 그동안 연구들이 상반된 결과를 보여준 이유가 여기에 있을 것이다. 여러 영양소가 서로 밀접하게 연결되어 있기 때문에 여러분 각각이 자신의 취약점을 정확하게 알고 치료해야

한다.

비타민D

- rs10741657 (G;G)
- rs12794714 (A;A)
- rs2060793 (A;A)

이들은 혈중 비타민 D 수치를 감소시킬 수 있는 CYP2R1 유전자 (vitamin D 25-hydroxylase)의 몇 가지 변이이다. 비타민 D가 부족한 사람은 치매에 걸릴 확률이 2배 더 높다.[22] 만약 이 유전자 다형성 중 하나라도 갖고 있다면 비타민 D 보충제를 복용하는 것이 그다지 효과적이지 못할 수 있다. 그러므로 혈청 수치를 알아야만 하며, 이를 바탕으로 복용량을 조절하여 최적화된 수치를 유지해야 한다.

레티놀/비타민 A

- rs7501331 (C;T) (T;T)
- rs12934922 (A;T) (T;T)

이 두 가지 유전자 다형성은 모두 함께 또는 따로 식물성 베타-카로틴을 레티놀 혹은 비타민 A로 전환할 수 있는 능력을 저하시킨다. 동물성 레티놀(대구간유 혹은 간)이 생체이용률이 가장 높으며, 이 다형성을 극복하는데 도움이 될 수 있다. 비타민 A가 조금만 부족해도 인지기능이 저하되고, 신경가소성 및 신경발생이 감소한다.[23] 또한 비타민 A, D, K 등은 시너지 효과가 있어 함께 있을 때 최적의 효과

를 발휘하고 심혈관질환 위험을 줄인다.[24]

다량 영양소 비율 추적 관찰하기

케톤증을 처음 시도할 때는 다량 영양소 비율을 추적 관찰하는 것
이 도움이 될 수 있다. 그렇게하면 몇 주 내로 케톤증을 유도하는 식
단을 파악할 수 있을 것이며, 더 중요하게는 케톤증 느낌에 익숙해
질 것이다. 여기서 강조하고 싶은 것은 다량 영양소 비율은 개인 맞
춤으로 조절할 수 있는 여지가 많다는 것이다. 케톤증에 도달했는지
알기 위해서는 케톤 수치를 측정하는 것이 중요하다. (제18장 "성공
을 위한 도구"를 참고하자) 아침 목표는 공복 BHB > 0.5mM이며, 낮
동안 1.5정도까지 (많게는 4.0까지) 오르게 된다. 어떤 사람은 단식을
깨기 직전에 가장 높은 수치가 나타난다. 또 어떠한 사람은 하루 종
일 단식, 운동, 저탄수화물 식단 등 케토플렉스 12/3 전략을 시행한
후에 가장 높은 수치에 도달한다. 여러분의 수치는 언제 가장 높은
지 시험해 보도록 하자. (아침 시간에는 "새벽 효과" 때문에 수치가
가장 낮은 경우가 일반적이다. 이는 간이 하루를 준비하기 위해 포도
당을 내보내기 때문이다.) 수주 혹은 수개월 동안 관찰하다 보면, 목
표를 이루기 위해 어떠한 음식들을 섭취해야 하는지, 그리고 케톤증
에 이르렀을 때의 느낌을 더 잘 알게 되므로 더 이상 추적할 필요가
없어진다. 많은 사람들이 혈당 오르내림 없이 한결 같은 에너지를 느
낀다고 이야기하며, 동시에 인지기능이 명확해진다고 느낀다.

다량영양소는 신체가 최적으로 기능하기 위해 다량으로 필요한
영양소를 말한다. 이들은 크게 단백질, 지방, 탄수화물 총 3가지로
나눌 수 있으며, 대부분의 음식은 여러 다량영양소가 혼합되어 있

다. 단백질과 탄수화물은 1g 당 4kcal의 열량을 내고, 지방은 1g 당 9kcal의 열량을 낸다. (이는 다음에 설명할 계산식을 위해 알아두도록 하자.)

1. TDEE (1일 총 에너지 소비량): 여러분에게 최적화된 다량영양소 비율을 알기 위해서는 여러분의 1일 총에너지 소비량(TDEE, total daily energy expenditure)을 알아야 한다. TDEE는 여러분의 기초 대사량(BMR), 즉 휴식 상태에서 사용하는 칼로리에 신체 활동 지수를 더한 값이다.

TDEE = BMR + 신체 활동 지수

BMR을 알기 위해서는 https://www.calculator.net/bmr-calculator.html에 제시된 계산기를 이용할 수 있다. 나이, 성별, 키, 몸무게를 입력하면, 신체 활동 지수에 따라 다양한 결과를 얻을 수 있다. 이는 현재의 체중을 유지하기 위해 필요한 칼로리양을 제시한다. 예를 들어, 키가 5피트 6인치이고 체중이 130파운드인 65세 여성이 일주일에 4-5회 운동을 한다고 가정해보자. 계산기에 수치를 입력하면:

TDEE(1760) = BMR(1201) + 신체 활동 지수(559)

그 다음, 최적화된 다량영양소 비율을 구해보자.

2. 단백질: 우리는 하루에 제지방량(LBM, lean body mass) 1kg당 단백질을 0.8-1g 섭취할 것을 권장한다. 신체 활동이 많으면, 이 범위 내에서 조금 더 많이 섭취해야 하며, 활동량이 적으면 이 범위 내에서 적게 섭취해야 한다.

제지방량은 온라인 계산기를 이용하여 알 수 있다. 앞서 언급한 여성의 예시를 이용하면, 그녀의 제지방량은 101파운드다. 이를 2.2로 나누면 제지방량을 kg으로 환산할 수 있다. 그녀는 신체 활동이 많은 편이기 때문에 제지방량에 1을 곱하면 하루 단백질 필요량을 알 수 있다.

101 lbs LBM ÷ 2.2kg/lb = 45.9(46kg) LBM

46kg LBM x 1g 단백질/kg LBM = 46g 단백질/일

이상적인 단백질 섭취량을 계산한 후, 이 숫자에 4를 곱하면 (단백질 1g당 4kcal) 그녀에게 하루 동안 필요한 단백질 칼로리를 알 수 있다. 단백질이 총칼로리에서 차지해야 하는 비중을 알기 위해서는 그녀의 TDEE를 이 숫자로 나눠보자.

46g 단백질/일 x 4kcal/g 단백질 = 184 단백질 칼로리

1760 칼로리 TDEE ÷ 184 칼로리 단백질/일 = 9.57% (10%)

이 여성은 섭취하는 총칼로리의 10%가 단백질이어야 한다. 이 정도 양은 다음과 같다:

- 작은 목초 달걀 2개 (단백질 10g)
- 자연산 연어 5온스 (단백질 36g)

3. **지방:** 이제 지방에 대해 알아보자. 인슐린 저항성 및 인지기능 저하를 개선하기 위한 케톤증을 향해 첫 발을 내딛을 때는 전체 칼로리의 75%를 지방으로 채울 것을 추천한다. 물론 조금씩 개인차는 있을 것이다. 만약 단식을 길게 하고 운동을 할

수 있다면, 단식과 운동도 케톤을 생성하므로 식이지방의 섭취
는 상대적으로 줄여도 된다. 아직 목표치에 이르기 위해 노력
하는 중이라면 처음에는 지방 섭취를 늘리고 탄수화물 섭취를
줄여야 할 것이다. 대개 단백질 필요량은 비교적 일정하게 유지
되지만(하지만 치유가 이뤄지면서 조금씩 줄어든다), 지방과 탄
수화물은 케톤증에 이르기 위해 비율을 조금씩 바꿔야한다.
정기적으로 BHB를 검사해야만 여러분에게 필요한 양을 알 수
있다.

'지방이 너무 많은 것이 아닌가?'라는 의문이 들 수 있지만,
지방이 단백질과 탄수화물에 비해 칼로리 밀도가 높다는 것을
고려하면 사실 그렇지도 않다. 앞서 언급했듯이, 단백질과 탄
수화물이 1g당 4kcal의 열량을 내고, 지방은 2배 이상인 9kcal
의 열량을 낸다. 지방을 추가할 수 있는 손쉬운 방법은 샐러드
나 채소에 엑스트라 버진 올리브 오일(EVOO)을 추가하는 것이
다. 발사믹 식초, 레몬, 라임주스 등의 산과 함께 배합하면
더욱 맛있다.

채소를 먹을 때 맛을 향상시키고 영양소의 생체이용률을 높
이기 위해 올리브 오일에 신선한 허브 및 향신료를 넣은 소스
를 준비하는 것도 좋다. 아보카도, 견과류 및 씨앗류도 샐러드
에 넣거나 간식으로 먹으면 좋다.

앞서 언급한 여성의 예시로 다시 돌아가 그녀가 필요한 지방
칼로리를 계산하기 위해서는 TDEE의 75%를 구하면 된다. 필
요한 지방의 양을 g으로 알기 위해서는 지방 1g이 9kcal의 열
량을 내기 때문에 총지방 칼로리를 9로 나누면 된다.

$$1760 \text{ 칼로리(TDEE)} \times 0.75 = 1320 \text{ 지방/일}$$

$$1320 \text{ 칼로리 지방/일} \div 9 \text{ 칼로리/g 지방} = 146.7g \ (147g)/\text{일}$$

이 여성은 아래 음식을 활용하면 목표치를 이룰 수 있다:

- 고폴리페놀 엑스트라 버진 올리브 오일 4 큰술 (지방 53.3g)
- 작은 아보카도 1개 (지방 21g)
- 해바라기씨 2큰술 (지방 8g)
- 마카다미아 1/4컵 (지방 25g)
- 호두 1/4컵 (지방 19.1g)
- 목초 달걀 2개 (지방 9.3g)*
- 자연산 연어 5온스 (지방 11.5 g)*

*단백질 부분에서도 언급되었던 식품이다. 대부분의 음식은 여러 다량영양소가 혼합되어 있으므로 여러 항목에 걸쳐 있는 경우가 많다.

　대사 유연성, 인슐린 감수성, 인지기능 명료성을 얻기 위해서 필요한 지방의 양은 시간이 지나면서 변할 것이다. 케토플렉스 12/3 (식단, 단식, 운동) 생활 방식을 따르다 보면 자연스럽게 식이지방 없이도 케톤증에 도달하기 때문에 갈수록 필요한 지방의 양이 줄어드는 것을 경험할 수 있다. 또한 인슐린 저항성이 치료되고 대사 유연성이 회복되면, 건강한 저항성 전분을 추가해보면서 인지기능에 미치는 영향을 기록해보자. 어떤 사람은 건강이 회복되면 높은 수준의 케톤증이 필요 없어진다. 이것은 개인 맞춤 프로그램이다. 공복 혈당, 인슐린, 당화혈색소, 인지기능 등을 바탕으로 식단을 조절하자.

4. **탄수화물:** 마지막으로 탄수화물에 대해 알아보자. 앞에서 이
야기한 여성으로 계속 예를 들어보면, 그녀의 탄수화물 비율
을 구하기 위해서는 단백질 비율(10%)과 지방 비율(75%)을 더
하고 이것을 100에서 빼면 된다.

100% - (10% 단백질 + 75% 지방) = 15% 탄수화물

이 여성은 총칼로리에서 15%를 탄수화물로 섭취하면 된다.
이것을 칼로리로 계산하려면 TDEE에 0.15를 곱하면 되고, 탄
수화물 1g당 4kcal의 열량을 내기 때문에 g으로 계산하기 위해
서는 이 칼로리를 4로 나누면 된다.

1760 칼로리 (TDEE) x 0.15 = 264 칼로리/일

264 칼로리/일 ÷ 4 칼로리/g = 66g 탄수화물/일

앞서 우리가 섬유질의 중요성을 강조하기 위해 "순탄수"(전체
탄수화물 총섬유질)를 언급했지만, 여기서 계산을 위해서는
총탄수화물을 이용하여야 한다. 얼핏 보면 탄수화물 15%(혹은
66g)가 적어 보일 수 있지만, 우리의 목표가 다양한 색의 유기
농, 제철, 현지에서 재배된 영양소가 풍부한 비전분성 채소를
우선시하는 것이라는 것을 상기하면, 의외로 많은 것을 즐길
수 있다는 것을 깨닫게 될 것이다. 아래 목록을 합치면 탄수화
물 66g을 채울 수 있다. (만약 순탄수로 계산한다면, 총 39.3g
이 된다.)

■ 루꼴라 1컵 (0.7g)

- 시금치 1컵 (1.1g)

- 적로메인 1컵 (1.5g)

- 케일 1컵 (1.4g)

- 버섯 반 컵 (1.6g)

- 익힌 브로콜리 1컵 (11.2g)

- 익힌 콜리플라워 1컵 (5.1g)

- 중간 크기 아스파라거스 10개 (6.2g)

- 생히카마 반 컵 (1.6g)

- 신선한 바질 1/4컵 (0.3g)

- 발효 채소 1/4컵 (4g)

- 저항성 전분으로써 조리하고 식힌 고구마 1/4개 (5.9g)

- 목초 달걀 2개 (1g)*

- 작은 아보카도 1개 (11.8g)*

- 호두 1/4컵 (4g)*

- 마카다미아 1/4컵 (4.6g)*

- 해바라기씨 2.5큰술 (3.9g)*

*앞부분에서도 언급되었던 식품이다. 대부분의 음식은 여러 다량영양소가 혼합되어 있으므로 여러 항목에 걸쳐 있는 경우가 많다.

추적 관찰하는 방법

개인적으로 필요한 다량영양소 비율을 계산했다면, 이제 어떻게 추적 관찰해야 하는지 알아보자. Cronometer라는 온라인 어플의 도움을 받을 수 있다. 먹는 것을 기록하는 음식 다이어리로 여러분의 다량영양소 비율을 계산하여 그래프로 보여준다. Cronometer를 사용하는 방법은 다음과 같다.

1. "Macronutrients" 항목의 Setting 아래 "Target"에서 "Tracking carbohydrates as"를 "net carbs"가 아닌 "total"로 설정하자.
2. 또한 "Macronutrients"에서 "Fixed Values" 혹은 "Ketogenic Calculater" 대신 "Macro Ratios"를 선택하자. (하지만 이 앱 안의 계산기 활용은 추천하지는 않는다. 케토플렉스 12/3에서는 단식 및 운동을 병행하기 때문에 보통 탄수화물을 더 섭취해도 괜찮다.)
3. "Macronutrients" 항목에서 여러분의 "Protein", "Carbohydrate", "Fat"를 입력하자.
4. 여러분의 다량영양소 비율을 원형 그래프로 보고 싶다면, Settings의 Display로 가서 "Show Calories Summary in Diary" 로 설정하자. 여러분의 다량영양소 비율이 음식 다이어리 아래에 원형 그래프로 나타날 것이다.

Cronometer는 도움이 되는 부분이 많고 또한 한계점도 있다. 아래를 참고하자.

- **체중:** 체중을 감량 혹은 증량해야 할 때 Cronometer가 도움이 될 수 있다. Settings의 Profile에서 키와 몸무게를 입력하고, Target에는 목표 체중을 입력하자. 여러분이 체중을 감량 혹은 증량하고자 하는 속도를 결정할 수 있다. 건강하고 지속적

인 결과를 위해서는 일주일에 약 0.5-1kg을 넘지 않는 것이 좋다. 여러분이 목표를 이룰 수 있도록 Cronometer가 자동적으로 TDEE를 계산해 줄 것이다.

■ **포화지방:** 식이지방을 과흡수하는 사람들(특히 ApoE4 보유자)은 포화지방산을 추적하는 것이 좋다. Food Diary 항목에서 그래프 아래 "Lipids"를 보자. 여기서 여러분이 섭취하는 지방을 모두 분석하여 포화지방 섭취량을 제시해준다.

■ **오메가-3 대 오메가-6 비율:** Food Diary 내 "Lipids"에서 이 비율을 추적하여 이를 바탕으로 항염증에 도움이 되는 방향으로 조정할 수 있다. 즉 ALA, EPA 및 DHA가 풍부한 음식의 섭취량을 늘림과 동시에 오메가-6를 줄이는 것이다.

■ **완전 및 비완전 단백질:** Cronometer는 단백질을 완전 단백질과 비완전 단백질로 구분해 주지 않기 때문에 여러분이 잎채소 등 비완전 단백질로 단백질 필요량을 채우고 있다고 착각할 수 있다. 하지만 그렇지 않다. 추적 관찰의 목적을 위해서는, 총단백질에 비완전 식물성 단백질을 포함시킬 필요가 없다. 채소 섭취량을 줄일 필요가 전혀 없다! Food Diary의 "Add Note"를 이용하여 총단백질을 따로 계산하고 추적 관찰할 수 있다.

■ **필수아미노산:** 비건 및 베지테리언은 Cronometer를 이용하여 히스티딘, 이소루신, 류신, 리신, 메티오닌, 페닐알라닌, 트레오닌, 트립토판, 발린 등 필수아미노산의 목표량을 섭취하고 있는지 추적할 수 있다. "Nutrient Targets" 내 "Protein"으로 이동하자.

■ **미량영양소:** Cronometer는 또한 미량영양소 섭취량도 알려주지만 이는 참고만 하는 것이 좋은데, 베타−카로틴과 레티놀 혹은 ALA, EPA와 DHA를 구분하지 못하기 때문이다. 이를 간과한 채 영양학적 목표를 이루었다고 생각하지 말자. 또한 Cronometer에서 특정 영양학적 목표를 이루었다고 해서 이것이 혈중 수치와 일치하지는 않는다. "유전자를 바탕으로 식단 선택하기"에서 언급했듯이, 음식을 통해 다양한 영양소를 합성하는 능력은 우리의 유전자 및 전반적인 건강에 달려있다.

만약 다량영양소를 추적하겠다고 마음먹었다면, 성능 좋은 저울에 투자하자. 예전 방식으로 음식을 측정하는 것보다 시간을 많이 아낄 수 있다. (제18장 "성공을 위한 도구"를 참고하자.)

여러분이 즐길 수 있는 맛있는 식사의 몇 가지 예를 지금 제시할 텐데, 이는 제안일 뿐이다. 여러분의 선호도, 알레르기, 감수성 등에 따라 변경해도 좋다. 가능성은 무한하다. 창의성을 발휘하자. 첫 번째로는 케토플렉스 12/3 "아침식사"의 예인데, 사실 이는 12−16시간 단식 후 이른 오후에 먹게 되는 것이 일반적이다.

이 식사는 목초 달걀 2개, 피망을 곁들인 찐 브로콜리, 양파와 구운 시금치로 구성된다. 장건강을 위해 조리한 후 식힌 고구마 웨지(저항성 전분), 발효된 사우어크라우트(프로바이오틱스) 그리고 사골국 한 컵을 포함한다. 고폴리페놀 엑스트라 버진 올리브 오일(EVOO)을 작은 접시에 준비하여 채소를 찍어먹도록 하자.

두 번째 예시는 더 늦은 시간에 먹을 수 있는 일반적인 식사인데, 자연산 알래스카 연어, 찐 아스파라거스, 적채, 시금치, 셀러리, 방울

토마토, 칼라마타 올리브, 잘게 썬 아몬드, 아보카도, 레몬을 첨가한
고폴리페놀 엑스트라 버진 올리브 오일(EVOO)을 포함한다.

이는 인슐린 감수성과 약한 케톤증을 지지하고 인지를 돕는 영양
소를 제공하는 맛있는 식사의 두 가지 예시일 뿐이라는 점 다시 한
번 기억하자.

제 1 3 장

운동: 움직일 수 있다면 그 무엇이든

나이가 들어서 운동을 하지 않는 것이 아니다.
운동을 하지 않기 때문에 나이가 드는 것이다.
—케네스 쿠퍼

대부분의 문제를 해결할 수 있는 단 한 가지는 춤이다.
—제임스 브라운

케토플렉스(KetoFLEX) 12/3 생활 방식의 세 번째 요소는 운동이다. 매우 간단하다. 우리 몸은 움직이게끔 만들어져 있다. 그것도 아주 많이. 우리 조상이 주로 앉아 있는 생활에서 수렵 채집 생활 방식으로 전환하기 시작했을 때, 유산소 활동이 증가하면서 수명이 크게 연장되었을 것이다. 호미니드(수렵 활동을 한 인류의 조상)의 출현 시점부터 우리는 나무에서 사바나로 내려와 먹이를 찾기 위해 먼 길을 여행하고 먹이를 쫓아 달리기 시작했다. 우리의 수명은 활동 수준에 정확히 비례하여 증가했다.[1] ApoE4 조상들이 번창할 수 있었던 전략은 오늘날 우리의 삶을 최적화하는데 큰 단서를 제공한다. 진화의 역사는 우리가 달리기 위해 태어났음을 보여준다. 사실 우리가 권장하는 모든 방법 중 운동만큼 과학적 증거가 충분한 것은 없다.[2] 신체활동은 인지기능저하를 예방하고 개선하기 위해 사용할 수 있는 가장 중요한 전략이다. 그러나 이 프로토콜의 다른 구성 요소와 마찬가지로 운동만으로는 충분하지 않으며 프로토콜의 다른 요소와 병행했을 때 최상의 효과를 발휘한다. 실제로 41편의 이전 논문을 분석한 최근 연구에 따르면 신체 운동과 인지 훈련을 병행했을 때 인지기능이 보다 더 개선되었다.[3]

운동은 세포수준에서 우리를 보호한다. Nrf2는 후생유전자 보호 기능을 제공하여 환경 스트레스 요인에 대한 복원력을 높이고 질병을 예방하고 저항할 수 있는 세포의 능력을 높여 줌으로써 우리 세포를 보호하는 기능을 강화한다.[4] 운동은 또한 인슐린 저항성을 동반하는 손상된 미토콘드리아를 치유하는 중요한 전략이다. 절식과 우리의 권장 식이를 병행하는 것이 회복에 도움이 되지만 이러한 전략을 운동과 함께 하는 것이 필수적이다.[5] 미토콘드리아는 흔히 우리 몸 각 세포의 배터리로 묘사된다. 운동은 미토콘드리아를 촉진하여 본질적으로 가용성에 따라 지방이나 포도당을 연료로 대사하는 신진 대사 유연성을 "켜게" 한다.[6] 신체 전체 무게의 2%에 지나지 않는 뇌가 전체 신체 에너지의 20%나 필요로 한다는 점을 고려하면 안정적인 에너지 공급은 인지기능 유지에 필수적이다.[7]

운동은 다른 여러 측면에서도 이점이 있다. 운동은 건강한 체질량지수(BMI) 유지, 인슐린 저항성과 혈압, 심혈관계질환 및 뇌졸중 위험 감소에 도움이 된다. 또한 기분 완화와 수면 개선으로 스트레스와 불안의 정도를 낮춘다. 놀라운 사실은 걷기부터 정원 손질, 춤추기까지 그 어떤 신체 활동이라도 뇌 부피를 증가시킨다는 것이다.[10]

모든 운동 프로그램을 시작할 때는 담당 주치의에게 해당 운동이 현재의 신체가 감당할 수 있는 수준인지 확인할 필요가 있다. 운동을 시작하면 의욕이 앞서는 경향이 있는데 그러다 보면 부상을 입게 되며 그로 인한 치료가 필요하게 되면 도리어 더 해로울 수 있다.

유산소 운동은 근력 운동보다 더 많은 연구가 이루어졌으며 뇌 건강에 더 좋다고 할 수 있지만, 두 운동 모두 나이가 들어감에 따라 매우 중요한 것으로 알려져 있다. 유산소 운동은 지속적인 신체 활동(걷기, 조깅, 자전거 타기, 조정 등)을 요하는 모든 것에 적용될 수 있으며 심혈관 기능을 향상시킨다. 2018년 발표된 23편의 논문을 분석한 메타분석에 따르면 운동은 알츠하이머병으로 진단되었거나 위험성이 있을 때 인지기능감소를 지연시킬 수 있으며, 특히 유산소 운동이 가장 효과적인 것으로 밝혀졌다.[11]

최근 한 연구에서는 경도인지장애로 진단된 70명의 노인을 대상으로 두 가지 다른 운동의 효과를 조사했다. 모든 피험자는 매주 4회, 45분~1시간 운동을 했다. 한 그룹은 스트레칭 위주, 다른 한 그룹은 트레드밀을 사용한 유산소운동을 위주로 했다. 6개월 뒤 결과는 놀라웠다. 뇌 영상 검사 결과, 알츠하이머병의 신경 섬유 얽힘 및 수축과 관련되어 있다고 알려진 타우(tau)단백질 수치가 유산소 운동을 한 그룹에서 감소한 것이다. 또한 유산소 운동 그룹에서는 뇌의 기억과 처리를 관장하는 영역뿐 아니라 집중, 계획, 실행 기능이라 할 수 있는 조직 능력을 담당하는 영역의 혈류까지 증가하였다.[12] 폐기능이 건강한 노인은 전반적 뇌 부피가 더 잘 보존되었으며 피질 두께의 증가 및 더 우수한 백질 보전성이 있었다는 보고도 있다.[13]

유산소 운동은 여러 기전으로 도움이 된다. 가장 중요한 것은 뇌

혈류를 더욱 일정하고 지속적으로 유지하게 한다는 것이다.[14] 뇌혈류 증가는 매우 중요한데, 뇌혈류의 감소가 알츠하이머병 진행을 예측할 수 있는 첫 번째 징후 중 하나이기 때문이다.[15] 또한 유산소 운동은 새로운 뇌신경세포(신경전구체) 생성을 자극하고 시냅스 연결을 유지하는 뇌유래신경영양인자(Brain-derived Neurotrophic Factor, BDNF)를 촉진한다. BDNF의 감소는 영양 공급 부족으로 이어지며 결국 인지기능장애를 초래한다.[16]

최근 신경교세포의 또 다른 역할이 드러남에 따라 뇌 건강에 도움이 되는 운동의 새로운 기전이 밝혀졌다. 신경교세포는 림프계와 유사한 방식의 글림프 시스템(glymphatic system)이라는 뇌의 폐기물 처리 시스템을 형성한다. 베타아밀로이드와 다른 세포 외 단백질은 이 새롭게 밝혀진 기전을 따라 정리된다.[17] 5주간 운동한 쥐는 두 배 이상의 강한 글림프 시스템 자극을 보였다.[18] (수면 역시 또 다른 강력하고도 독립적인 글림프 시스템 촉진인자이며 이는 제14장에서 다룰 예정이다.)

근력 운동은 인지 건강과의 관련성이 많이 연구되지는 않았으나 건강 측면에서 강한 근력은 매우 중요하다. 24편의 논문을 분석한 최근의 메타분석에 따르면 근력 운동은 알츠하이머병 평가 점수의 개선과 강한 상관관계가 있었으며 특히 실행 능력에서 그 개선이 가장 두드러졌다.[19] 근력 운동은 노화에 따른 자연스러운 근육량 감소인 근감소증을 예방한다.[20] 근감소증은 인지기능저하와 관련이 있다.[21] 근력 운동은 또한 골 감소증을 예방하며 인지기능저하 위험성을 감소시키고 노화의 속도를 늦추며 뇌 위축을 방지한다.[22] 근력 운동을 하는 성인은 인지기능의 개선, 뇌백질의 감소, 보행의 개선, 일

상생활 수행 능력의 향상 등을 보였다.[23]

운동에 대한 인식을 바꾸자. 운동을 의무로 생각하기보다는 하루의 하이라이트로 삼자. 자연 속에서 오랜 시간 명상을 하든 자전거 동호회에서 사이클링을 하든, 어떤 것이든 이 성스러운 시간에 맞추어 다른 모든 것을 계획하자. 이 시간은 여러분의 강한 신체를 움직이기 위해 주어진 시간이다. 즐거움과 기쁨을 계속 경험한다면 머지않아 여러분 스스로의 습관이 된다. 운동이 강한 신경보호효과를 갖는다는 것을 아는 것도 중요하지만 그 지식을 실천으로 옮기는 것이 더욱 중요하다.

야외로 나가자. 한 연구에 따르면 자연 속에서 시간을 보내는 것은 건강에 도움이 되고 또한 당연히 뇌에도 도움이 된다.[24] 야외에서 보내는 시간은 스트레스를 줄이고 창의력과 문제 해결 능력을 높이며 집중력을 향상시키고 반추(rumination)을 감소시킨다.[25] 또 다른 야외에서의 운동, 특히 아침 운동의 이점은 눈을 햇빛에 노출시켜 수면을 개선하여 건강한 하루주기 리듬을 유지하게 하는 것이다.[26]

걷자. 가장 간단한 유산소 운동이면서 체중 부하를 견디기 때문에 자연스럽게 근력 운동도 되는 것 중 하나가 걷기이다. 매일 걷기를 생활화하자. 마치 약속에 늦은 것처럼 목적성을 가지고 걸어보자. 현재 건강 상태에 따라 느린 속도로 시작해도 좋다. 하루 30분 이상 걸을 수 있을 때까지 매일 조금씩 걷는 시간을 늘려 가면 된다.

건강을 위한 걷기 운동을 할 때 잘 맞는 신발의 중요성은 아무리 강조해도 지나치지 않다. 많은 사람들이 잘못된 신발을 신고 운동하여 결국 골반, 무릎, 발목 부상을 입곤 한다. 우리가 적극 권장하는 빠른 속도의 걷기를 실행하기 위해선, 워킹화가 아닌 러닝화를 신도록 하자.

러닝화는 보통 워킹화보다 쿠션이 좋고 가볍다. 걷기 위해 만들어진 신발을 신고 뛰는 것은 부상으로 이어질 수 있다. 여러분이 걷는 (또는 뛰는) 형태를 보고 가장 잘 맞는 신발을 선별해 줄 수 있는 훈련된 전문가가 있는 운동용품매점을 찾도록 하자. 많은 사람들이 걸을 때 발이 약간 안쪽이나 바깥쪽으로 돌아가는 과다 혹은 과소 내전을 한다. 여러분의 발에 딱 맞는 신발을 찾게 되면 그 기능 차이에 깜짝 놀랄 것이다. 보행 거리에 따라 6개월에서 1년이 지나면 발목, 무릎, 골반에 약간의 통증이 지속되는지 확인해야 한다. 이는 보통 과도한 마모로 인해 발생하며 새 신발이 필요하다는 신호이다. 지금부터 걷기 효율을 극대화하기 위한 전략을 소개한다.

- **친구와 함께 걷는다.** 다른 사람과의 교류는 뇌 건강 유지에 필수적이다.[27] 운동과 사교를 병행한다.
- **속도를 즐긴다.** 매일 걷기에 익숙해지면 속도를 올리거나 중간에 달리기나 전력 질주를 추가해 보자.
- **음악과 함께한다.** 혼자 걸을 때는 가장 좋아하는 노래를 듣고 불러 보기도 하자. 걸으면서 긴장 해소를 위해 명상 음악을 듣는 것도 좋다.
- **뇌를 훈련한다.** 매일 걷기에 뇌 인지 훈련을 포함시켜 보자. 걸으면서 알파벳을 거꾸로 센다. 100부터 6, 7, 8 또는 9씩 빼 봐도 좋다.
- **"태우면서" 배운다.** 몸과 마음을 연결하는 힘을 활용하여 체지방을 태우면서 무언가를 배우는 시간으로 운동을 활용한다. 운동을 하며 새로운 언어를 배우거나 교육 팟캐스트나 오

디오북을 들어 보자. 운동하다 보면 "머리에 쏙쏙 들어오는" 것이 느껴질 것이다. 혼자 운동하는 시간은 더 멀리 더 빠르게 갈 수 있는 시간이며 서로 다른 두 성취감을 줄 것이다.

- **중량 조끼를 사용한다.** 특히 골밀도를 올리기 위한 운동에 도움이 된다. 연구에 따르면 이는 신체 요구량 증가와 골밀도 개선에 안전하고도 효과적인 운동법이다[28]. 중량은 체중의 4~10%정도가 적당하다. 저중량부터 시작하여 조금씩 증량한다. 근력이 강해짐에 따라 증량 가능한 조끼를 구하는 것이 좋다.

- **워킹 런지를 병행한다.** 걷기 운동 중 런지를 일부 병행하면 운동법도 다양해지고 다리 근력도 좋아진다.

- **주변의 모든 것을 활용한다.** 런지 정도에서 멈출 필요는 없다. 걷기 운동에 추가할 수 있는 다양한 맨몸 운동 방법을 찾아보자. 예를 들면 벤치나 통나무를 지나갈 때 잠깐 멈춰서 삼두운동이나 팔굽혀펴기를 하는 방법 등이 있다. 창의성은 재미를 높여준다.

- **반려동물과 함께 해 본다.** 반려동물이 주는 이점은 여러 가지가 있는데, 그중에서도 반려동물은 하루에도 수차례 산책을 필요로 하기 때문에 여기서 걷기 운동에 대한 동기를 얻을 수 있다는 점이 있다. 반려동물은 또한 아주 좋은 동료가 되며 우리를 보다 사회적으로 만들어준다.

- **운동을 기록한다.** 만보기를 사용하여 운동량을 측정하자. 지속적인 방사선 노출을 줄이기 위해 와이파이를 사용하는 최신 기기나 앱보다 기본적이고 저렴한 모델이 좋다. 현재 건강

상태에 맞추어 현실적인 목표를 설정하고 조금씩 하루 10,000 보를 향해 늘려간다. 운동이 인지기능, 기분상태, 수면, 외모 에 미치는 영향을 기록하며 꾸준히 관찰한다.

여러 가지를 함께 하자. 반드시 매일 걷기만 할 필요는 없다. 즐기 자. 신선함을 유지하자. 크로스 트레이닝은 중요하다. 운동 종류를 바꾸면서 새 근육을 깨워보자. 지역 체육관, YMCA, 시니어 센터나 커뮤니티 센터에 가입하여 그룹 운동을 하거나 트레이너의 지도를 받으며 전문적으로 기획된 프로그램으로 목표를 달성해 보자. 서로 지지가 되며 에너지가 있는 운동 분위기는 운동의 즐거움에 많은 도 움을 준다.

수영을 해 보자. 복싱 수업이나 탁구로 반사 신경을 날카롭게 해 보자. 피클볼이나 줌바를 시도해 보자. 건강을 유지하기 위해 항상 즐거운 경험을 하자. 자전거를 타 보자. 산악자전거, 로드 자전거, 도 로용 무변속 자전거, 리컴번트바이크까지 지형과 운동 수준에 맞춘 많은 종류의 자전거가 있다. 점점 더 많은 도시들이 전용 자전거 도 로를 만들어 오염, 교통 체증에서 벗어나 자연 속에서 시간을 보낼 수 있게 하고 있다. 북쪽 기후에 거주한다고 해서 추운 날씨 때문에 운동을 게을리하지는 말자. 스노우슈잉은 아주 좋은 운동이다. 크 로스컨트리 스키는 더 좋다. 두 운동 모두 막 쌓인 깨끗한 눈의 조용 한 아름다움을 즐길 수 있게 한다. 물가 근처에 거주한다면 격렬한 상체 운동을 위한 카약킹에 도전해 볼 수 있다. 골프처럼 이미 즐기 고 있는 스포츠가 있다면 이를 더욱 도전적으로 만들 수 있는 방법 을 찾아보자. 카트를 타지 않고 직접 골프백을 들고 코스를 걷는 방법 등 말이다. 만일 테니스를 하고 있다면 실력 향상을 위해 레슨을 듣자. 리그대회에 나가보는 것도 좋다. 운동 실력이 올라가면서 사교에도 도움이 될 수 있다.

춤도 잊지 말자! 최근 여러 형태의 운동과 복잡한 춤 안무를 배우는 것을 6개월에 걸쳐 비교한 연구가 발표되었는데, 그 결과 춤만이 유의하게 뇌 영상을 개선했다. 연구자들은 육체적, 인지적, 사회적 개입이 시너지 효과를 냈다고 설명했다.[30]

운동 밴드를 활용하자. 홈 트레이닝 (혹은 체육관 운동) 없이 근력 운동을 하는 가장 좋은 방법은 운동 밴드를 사용하는 것이다. 운동 밴드는 저렴하고 가벼우며 휴대가 간편하고 사용하지 않을 때 치워 두기 편하다. 여행을 자주 다니는 사람에게는 더없이 완벽한 운동 도구이다. 운동 밴드는 각자의 근력에 맞춘 다른 탄성으로 만들어진 큰 고무 밴드이다. 기계와 프리 웨이트의 동작을 모방한 방법으로 다양하게 활용할 수 있다.

몸-마음의 커넥션을 활용하자. 요가와 필라테스는 모두 스트레스를 완화하며 유연성과 균형감각, 전반적인 근력을 증진한다. 요가는 보다 유연성과 넓은 근육군 운동에 초점이 있고 정신적인 요소가 있으며 필라테스는 신체 조절, 근육 토닝, 코어 강화에 무게를 두고 있다. 두 운동은 인지기능과 다른 많은 건강 지표에 도움이 되는 것으로 알려진 강력한 몸-마음의 커넥션을 필요로 한다.[31] 기공과 태극권 역시 스트레스를 경감하는 명상적 요소가 있어 강한 몸-마음의 커넥션을 요구한다.[32] (제15장에 관련 내용이 있다.) 일부 요가 동작은 놀라운 방법으로 신경보호작용을 한다. 신경과학자이자 숙련된 요가 수련자인 라모한 라오(Rammohan Rao) 박사는 글림프 시스

템의 활성화를 위한 다운워드 도그와 같은
부드러운 반전 자세를 시도해 볼 것을
장려한다.

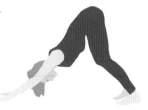

다운워드 요가 자세

점프하자. 또 다른 흥미로운 (또한
놀라울 만큼 효과적인) 운동법은 리
바운딩이다. 리바운딩은 단순히 작은
트램펄린에서 뛰어올랐다가 내려오는
것이다. 많은 건강상 이점이 있는데 가장 중요한 점은 림프 순환을
활성화하여 독소 제거를 촉진하는 것이다.[32] 림프계는 조직과 기관의
네트워크로서 신체가 독소, 노폐물, 이상 물질 등을 배출할 수 있게
한다. 이는 특히 3형(독성) 알츠하이머병 치료에 중요하다.[33] 림프계의
주요 기능은 감염에 대항하는 백혈구를 함유한 체액인 림프액을 신
체 전체로 순환시키는 것이다. 심장 펌프에 의해 순환하는 혈액과 달
리 림프계는 온전히 신체 활동이나 마사지에 의해 순환이 촉진된다.
리바운딩의 또 다른 장점은

- 아주 훌륭한 유산소 운동이다–달리기에 비해 68%나 효과적
  이며, 신체 부담도 덜하다.[34]
- 최대 산소흡기량을 증가시킨다. $(VO_2\ max)$[35]
- 면역계를 강력하게 자극한다.[36]
- 골밀도를 증가시킨다.[37]
- 충격량이 적어 관절에 부담이 덜하다.[38]
- 변비가 있을 경우 소화를 촉진하고 대장 운동을 자극한다.[39]
- 고령층에게 필수적인 균형 감각을 개선한다.[40]

트램펄린의 안전성이 걱정된다면 균형막대가 있는 모델을 구입하도록 한다. 배뇨 문제가 있다면 운동 전 방광을 비우도록 하고 요의가 느껴질 때마다 바로 운동을 중단한다. 트램펄린 바닥과 떨어지지 않고 가볍게 뛰면서 시작한다. 충분히 준비가 되면 발이 표면에서 수 인치 정도 떠오르는 정도까지 뛰는 것을 유지한다. 나만의 페이스를 유지하면서 15분까지 일정한 점프를 계속한다. 익숙해질수록 점핑 잭, 무릎높이뛰기, 허리비틀기 또는 제자리뛰기 등 다양한 동작을 추가할 수 있다.

하체운동을 하자. 하체 근력이 인지 연령과 전반적 뇌 구조를 유의하게 예측한다는 흥미로운 연구 결과가 발표되었다.[41] 레그 프레스에서 높은 중량을 들어 올릴수록 이후 10년간 더 우수한 인지기능과 큰 대뇌 부피 그리고 더 건강한 인지 연령이 나타나는 것으로 예측했다. 하체 근력의 중요성을 고려하여 매일 운동 루틴에 스쿼트를 추가하고 싶을 수 있다. 만일 하체 근력이 약하다면 의자 앞에서 의자에 앉으려는 듯한 자세를 취하는 방식으로 시작할 수 있다. 의자 바로 위에 엉덩이가 위치하게 하고 할 수 있는 한 가장 오래 그 자세를 유지한다. 앞쪽 허벅지 근육인 대퇴사두근에 타는 듯한 느낌이 들어야 한다. 만일 힘들면 의자에 잠시 주저앉아도 좋다. (이것이 의자 앞에서 하는 이유이다.) 다시 일어서서 여러 번 반복한다. 거듭할수록 하체 근력이 좋아질 것이다. 매일 15회 반복하여 3세트를 한다.

베스트 샷으로 나를 "히트(HIIT)"한다. 고강도 인터벌 트레이닝 (High−intensity interval training, HIIT)은 어느 정도 근력이 있으면서 시간적 여유가 많지 않은 사람에게 좋은 대체운동법이다. HIIT는 짧은 집중 훈련과 회복으로 이루어진다. 목표는 짧은 시간 동안 근

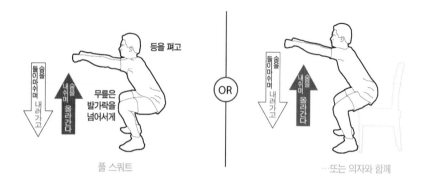

등을 펴고

숨을 들이마쉬며 내려가고

내쉬며 올라간다

무릎은 발가락을 넘어서게

OR

숨을 들이마쉬며 내려가고

내쉬며 올라간다

풀 스쿼트

…또는 의자와 함께

스쿼트로 하체 근육 개선

육과 심혈관계 기능을 최대치까지 끌어올리는 것이다.

운동 시간은 각자의 몸 상태에 따라 달라지지만 대개 30분 이하로 매우 짧게 한다. HIIT는 더 짧은 시간에 기존 운동법과 비슷한 체지방 감량, 심박수 및 혈압 저하와 같은 신체적 이득을 준다.[42] 또한 HIIT는 기존 운동법보다 혈당 감소 및 인슐린 민감도 개선에 도움이 될 수도 있다.[43] 가장 중요한 것은 HIIT는 고령층의 인지기능을 향상시키며 그중에서도 속도 처리, 기억 및 실행 능력이 가장 크게 향상된다는 점이다.[44]

HIIT를 시도하기 전에 여러분의 최고 심박수를 알아두어야 한다. 220에서 현재 연령을 빼면 된다. 예를 들면 60세라면 220에서 60을 뺀 160이 최고 심박수이다. 이는 운동 시 심장이 분당 박동하는 평균 최고 횟수이다. 맨몸 운동, 걷기/달리기, 근력 운동, 그 외에도 수없이 많은 운동법이 포함될 수 있다. 전통적 예시는 고정식 자전거에서 하는 것이다. 짧은 워밍업 후 최고 속도와 텐션의 50% 정도의 안정되고 편안한 상태를 유지한다. 이 강도로 2-4분간 유지 후 현재 신체 능력에 따라 할 수 있는 100%의 최고 속도와 텐션으로 30초에서 1분간 끌어올린 후 다시 이전 상태로 2-4분간 돌아온다. 4-6회 정도의 고강도 인터벌과 사이의 쿨다운을 위한 안정 시기로 돌아오는 것이 전형적인 운동법이다.

너무 힘들면?

∎

심장외과 의사이자 《플랜트패러독스(The Plant Paradox)》의 저자인 스티븐 건드리(Steven Gundry)는 극한의 HIIT, 마라톤, 기타 고강도 운동과 같은 강도 높은 운동이 심근 손상을 시사하는 단백질인 트로포닌(troponin)을 일시적으로 상승시킬 수 있음을 밝혀냈다. 혈중 트로포닌 검사는 보통 병원 응급실에서 심근경색(심장마비) 여부를 판단하기 위해 시행한다. 건드리 박사는 매우 민감도가 높은(100배가량) 심장 트로포닌 검사를 사용한다. 흥미롭게도 그는 ApoE4 보유자가 극한 운동 시 트로포닌이 상승한다는 것을 밝혀냈다. 이는 ApoE4 대립 유전자가 염증을 유발한다는 이전 연구결과와 잘 부합한다.45 그렇다면 ApoE4 보유자는 HIIT를 해서는 안 된다는 뜻일까? 아니다. 이 고위험군은 고강도 운동이 가장 필요한 집단이다. 그러나 그는 이러한 사람들은 매우 격렬한 운동해서는 안 된다는 경고를 하고 있다. HIIT는 강도를 낮추어서 할 수도 있다. 진화론적으로 수렵 채집하던 시절에도 ApoE4 보유자는 하루 종일 돌아다니며 격렬한 사냥과 같은 고강도 운동이라 할 수 있는 음식 채집에 나섰다.46 HIIT의 변형뿐 아니라 이러한 사람들에게는 일상의 지속적인 활동이 훨씬 더 중요할 수 있다.

이-뭐라고?(EWOT와 같은 발음: E-WHAT?) EWOT는 산소 트레이닝과 함께 하는 운동의 약어이다. 순환계질환 위험성이나 과거력이 있는 경우 특히 도움이 된다. 많은 이점이 있지만 그중에서 도 EWOT는 말단부와 뇌의 혈류를 개선한다.[47] EWOT를 위해 특별 히 제작된 산소마스크 사용이 중요하며 최소 8–10리터(분당)의 순수 (90–95%)산소를 운동 중 공급한다. 그리고 산소통을 휴대하는 것은 비실용적이기 때문에 트레드밀이나 고정식 자전거와 같은 운동에 보 다 적합하다. 처음 상태에 따라 주 3일 최대 15분의 세션이 필요할 수 있다.

일상생활 속에서 늘 움직이자. 매일 운동에 시간을 할애하는 것 은 필수적이지만 사실 그만큼 중요한 것이 일상에서 항상 움직이는 것이다. 앉아 있는 것은 흡연과 같다는 말을 들어 보았을 것이다. 슬 프게도 이는 사실이다. 그리고 하루 한 번의 운동시간만으로는 좌식 생활에 영향을 주기에 역부족이다. 매 시간 가벼운 신체 활동은 뇌 부피를 1.1년 전과 같게 만든다는 새로운 연구 결과가 있었다.[48] 일상 에서 운동할 수 있는 숨은 기회를 찾아보자. 목적지에서 일부러 최 대한 멀리 주차하여 볼일을 보면서 오래 걸을 수 있도록 하는 것도 좋다. 엘리베이터나 에스컬레이터를 타야 할 때 대신 계단을 이용하 는 것도 있다. 집안일을 부담감을 느끼기보다 활동 수준을 높일 수 있는 기회로 삼아 보자. 특히 정원일이 도움이 된다. 잡초를 뽑고, 뿌 리 덮개를 펴고, 눈을 쓸거나 긁어모으거나 퍼내는 모든 것이 여러 분을 활동적이고 강하게 만들어 준다. 세탁물을 계단 위 아래로 옮 기거나 받침목을 청소하기 위해 몸을 구부리거나 바닥 걸레질과 같 은 집안일도 근육을 단련하는 데 도움이 된다.

불완전한 신체로도 운동을 하자. 요가와 필라테스는 모두 일시적 혹은 장기간 움직임에 제한이 있는 사람들에게 특히 도움이 된다.

대부분의 동작이 바닥 매트 위에서 이루어지므로 발, 발목, 무릎, 골반의 문제가 있다고 하더라도 지장이 없다. 기공과 태극권은 아주 좋은 느린 페이스의 운동법이다. 좌식 운동 교실은 부상에서 회복 중이거나 움직임에 제한이 있는 경우에 또 다른 좋은 선택지이다. 특별히 제작된 의자를 사용한 운동은 다양한 운동 범위 내에서 웬만한 운동도 가능하게 한다. 여러분의 트레이너가 부상으로 인해 수행에 어려움이 있는 운동 동작을 적절히 변형해 줄 것이다.

　매일하는 운동과 비슷한 효과를 갖는 FDA 승인 의약품(파이프라인에도 없다)은 없다는 것을 기억하자. 다시 한번 말하지만 없다. 운동은 비용이 들지 않고 누구나 할 수 있다. 조심스레 시작한 첫 발걸음은 어느 덧 자연 속에서 신나는 하이킹으로 변해갈 것이다. 여러분이 더욱 활동적일수록 더욱 좋은 기분을 느끼고 더 많은 운동을 하고 싶어 질 것이다.

제14장

수면: 신성한 의식

수면은 신이다. 알현하라.

—짐 부처

그리스 신화 밤의 신 닉스(Nyx)는 매우 강하여 제우스조차도 그의 영역에 들어가기를 두려워했다. 그녀의 아들 히프노스 (Hypnos)는 잠이 의인화된 것으로 모든 신들 중 가장 큰 치유의 힘 이 있었다고 한다. 지난 20년간 폭발적인 과학의 발견은 수면이 우리 의 인지기능과 전반적인 건강 상태에 미치는 근본적인 역할에 대한 새로운 관점을 제시하고 있다. 수면은 우리의 집중력, 학습 능률, 기 억력, 논리적 의사결정력을 높인다. 누구에게나 생애 전 과정에서 수 면은 매우 중요하다. 수면 결핍은 전반적 건강에 영향을 미쳐 비만, 당뇨, 심장질환, 염증수치 상승, 면역체계 저하로 이어진다. 이 모든 상태는 양방향이며 뇌 건강에도 영향을 미친다.[1] 수면은 매우 중요하다. 그래서 이미 언급했듯이 우리는 수면을 케토플렉스 12/3 생활 방식의 기초로 삼았다. 실제로 수면회복은 매우 중요하기 때문에 이 뒷받침이 없이는 전체 프로토콜을 구현하기가 매우 어렵다.

　수면의 가장 중요한 역할 중 하나는 기억을 공고히 하는 것이다. 하루의 일과 동안 뇌는 엄청난 양의 정보를 처리한다. 이 객관적 사실과 경험은 뇌에 바로 기록되고 저장되지 않는다. 먼저 전 처리 과정을 거친 뒤 저장된다. 이 대부분의 과정은 수면 회복 중 진행된다. 정보의 조각들을 리뷰하여 일부는 폐기하고 일부는 통합하여 잠정적인 단기 기억에서 더 안전한 장기 기억으로 이전된다. 이 과정을 공고화(consolidation)라고 한다.[2] 지나치게 적은 수면이나 수면 중 방해가 되면 집중력, 학습 능력, 기억 형성, 효과적인 의사 결정의 실행 등을 포함한 인지의 많은 측면에 중대한 영향을 끼치게 된다.[3]

　수면의 생물학적 필요성에 대해서는 아직 밝혀지지 않았지만 몇 개의 흥미로운 연구에 따르면 뇌는 수면 중 중요한 복원 작업에 참여한다고 한다. 최근 발견된 뇌의 폐기물 처리 시스템으로 작용하는 신경교세포로 구성된 글림프 시스템은 베타-아밀로이드 제거에 필수적인 역할을 한다.[4] 한 연구에서 글림프 시스템 기능은 깊은 수면에서 효율이 극대화되는데 10배에서 20배의 청소율을 보인다고 밝힌 바 있다. 깊은 수면 중 신경교세포는 60%까지 수축하여 독성 잔여물을 철저히 청소하고 제거한다. 하루만 잠을 자지 못해도 베타-아밀로이드 청소율이 저하된다.[5] 최근 연구에 따르면 글림프 운반을 촉진하기 위해서는 옆으로 누운 자세가 좋으며 그 이유는 이 자세가 베타-아밀로이드를 가장 효과적으로 제거하기 때문이라고 한다.[6] 등을 바닥에 대고 바로 누워 자는 것을 선호한다면 베개를 등에 대고 옆으로 자는 것을 시도해 볼 수 있다.

폐쇄성 수면 무호흡증 같은 수면 중 산소 포화도를 저하시키는 모든 상황이 실제로 알츠하이머병의 중요한 위험인자로 부각되고 있다.[7] 폐쇄성 수면 무호흡증은 상기도의 완전 또는 부분폐쇄로 인해 발생하며 흔히 코골이와 연관이 있다. 수면 중 반복적으로 호흡이 얕거나 일시적으로 중지되는 증상이 특징이며 일반적으로 혈중 산소 포화도 저하와 관련이 있다. 만일 여러분이나 여러분의 배우자가 코골이가 있다면 이를 확인하는 것이 중요하다. 사실 산소포화도 저하는 매우 흔하며 인지기능저하에서 매우 중요하므로 인지기능저하가 있는 모든 사람에게 야간 산소포화도가 96-98%로 유지되는지 반드시 확인해야 한다. 휴대용 연속성 맥박 산소포화도 측정기로 야간 산소량이 너무 적지 않은 지 확인하는 것부터 시작하자. (자세한 내용은 제18장 "성공을 위한 도구"를 참조.) 여기에서 문제가 발견되면 수면 전문의의 진료를 받고 수면검사를 받을 수 있도록 요청하자. 수면검사 후 진단이 명확해지면, 증상 치료에 도움이 되도록 CPAP이라는 지속적인 기도 양압 기능이 있는 휴대용 산소 기계를 활용한 치료 계획을 정한다. 또한 처음 CPAP을 사용할 때, 치료가 효과적인지 확인하기 위해 야간 동안 산소 포화도를 일정 주기로 관찰하는 것이 큰 도움이 된다.

숙면은 이렇게 이루어진다

정말 많은 사람들이 눕자마자 잠들 수 있다고 잘못 생각한다. 슬프게도 우리 중 대부분에서 이는 사실이 아니며, 이것이 나이가 들수록 점점 더 우리를 괴롭힌다. 야간 수면의 질을 개선하기 위해선 어

느 정도의 노력과 준비가 필요하다. 다행히 우리는 수면을 최적화할
수 있다. 아래 나오는 방법을 시행하면 수면의 질과 양을 모두 개선
하는 데 도움이 될 것이다.

- **나만의 서카디언리듬을 찾는다.** 아주 옛날 수렵 채집 시절 선
  조들은 자연스럽게 일몰과 함께 취침했고 일출과 함께 일어났
  다. 여러분의 일정과 서카디언리듬이 허락하는 대로 이 패턴
  을 따르도록 해보자. 우리는 모두 개개인만의 수십 년에 걸쳐
  크게 변화된 수면-기상 패턴을 가지고 있다. 이 주기를 조절
  하는 것은 수면 회복, 인지기능 최적화 및 생산성을 촉진하는
  강력한 방법이다.
- **수면 시간을 일정하게 한다.** 수면 시간을 가능한 일정하게 유
  지하자. 가족이나 업무 때문에 이를 항상 유지하기는 쉽지 않
  지만 잠자리에 들고 일어나는 시간을 가능한 일정하게 하자.
  이상적으로는 해가 지면 하루의 마무리를 시작해야 한다.
- **수면 목표를 설정한다.** 7-8시간을 자는 것을 목표로 하자. 성
  인의 6시간 미만 또는 9시간 이상 수면은 부정적 영향이 있다
  는 연구 결과가 있다. 나이 든 어른일수록 더 적은 수면이 필
  요하다는 것은 미신에 불과하다.
- **낮잠을 잘까 말까?** 수면이 부족하면 낮잠이 필요한데 이는 어
  느 정도 도움이 된다. 그러나 잦은 낮잠은 수면 회복의 질과
  양을 손상시킬 우려가 있다.
- **카페인을 제한한다.** 오후 12시 이후에는 카페인 (또는 다른 각
  성음료나 보충제)을 금한다. 어떤 보충제가 각성 효과가 있는

지 확인하고, 이런 보충제는 되도록 아침에 먹도록 한다.

- **자가포식(autophagy)을 촉진한다.** 적어도 잠자리에 들기 3시간 이전에 마지막 식사를 끝내자. 이는 세포 노폐물을 청소하는 자가포식을 유도하는데 도움이 된다. 빈속에 잠드는 것이 훨씬 쉽기도 하다.

- **야간 저혈당에 주의한다.** 인슐린 저항성이 있는 경우 저혈당이 한밤 중 각성을 유발할 수도 있음을 인지해야 한다. 연속혈당 측정기(continuous glucose monitoring, CGM)가 여기에 많은 도움이 될 수 있다. 케토플렉스 12/3 생활습관으로 인슐린에 민감해지면 이는 해결된다. 제7장과 제18장에 보다 자세한 내용이 있다.

- **취침 전 술 한잔을 절제하자.** 수면이 힘들다면 이는 절주해야 하는 또 다른 이유가 된다. 알코올의 매혹적인 효과는 수면에 도움이 된다고 생각하게 할 수 있지만 연구에 따르면 알코올은 오히려 수면주기를 강하게 방해하여 기억 통합을 손상시키는 것으로 밝혀졌다.

- **일찍 운동한다.** 잠들기 3시간 전부터는 운동을 자제하자. 운동은 아드레날린 분비를 자극하여 수면을 방해한다.

- **야간 화장실 가는 횟수를 줄인다.** 보충제는 취침 1시간 전 가능한 한 적은 양의 물과 함께 복용하자. 낮 동안에는 수분 공급이 중요하지만, 화장실을 가기 위해 밤에 깨지는 않게 하는 것이 좋다.

- **심신을 이완하자.** 취침 전 몇 시간 전부터는 자극적인 활동이나 대화를 삼간다.

- **블루라이트를 차단한다.** 우리가 제시하는 권장 사용 지침에 따라 취침 3시간 전 블루라이트 차단 안경을 착용한다. "멜라토닌 생성을 돕는 수면 도우미"를 참조하자.

- **침실은 수면을 위한 공간이다.** 침실을 여러분의 안식처가 되도록 꾸미자. 깨끗하고 정돈된 상태로 어떤 작업이나 업무로부터 해방된 곳이어야 한다.

- **혼자 자는 것도 괜찮다.** 수면에 지장이 생길 것 같다면 혼자 자도록 하자. 여러분과 여러분의 배우자가 업무나 다른 일로 인해 수면 습관이 다르다면 이는 더욱 중요하다.

- **침실에는 TV를 두지 않는다.** TV는 흡입력이 매우 강하다. 반드시 시청해야 한다면 수면 타이머 설정법을 익혀 두고 자동으로 꺼질 수 있게 하자. 또한 블루라이트 차단 비닐을 씌워 야간 화면 시청에 지장이 없도록 한다.

- **전자파 노출을 최소화한다.** 침실의 전자파를 최소화하자. 전자기장 공간(Wi-Fi 포함)의 방사선이 전반적인 건강에 악영향을 미칠 수 있다는 수많은 연구 결과가 있다. 모든 침실 내 전자기기의 전원이 꺼졌는지 확인하고 침대에서 가능한 한 멀리 두거나 수면 시 비행기 모드로 전환하도록 한다.

- **취침 전 독서를 즐긴다.** 취침 전 독서를 할 경우, 자려고 램프를 끄는 간단한 행위만으로도 잠이 다시 깨서 잠들기 어렵게 되기도 한다. 그렇다고 램프를 켠 채로 잠드는 것은 멜라토닌 생성을 방해한다. 그럴 때는 램프를 끄기 위해 침대에서 일어나야 할 필요 없이 자동으로 화면이 켜지고 (가장 어두운 비행기 모드로 설정) 꺼지는 e북이나 태블릿을 사용하는 것을

추천한다. 아이패드의 Night Shift기능과 같이 블루라이트 차단 프로그램이 있는 장치를 구입한다. 블루라이트 차단 기능이 없다면 취침 전 간단히 블루라이트 차단 비닐을 붙이면 된다. 다른 방법은 자동 전원 꺼짐 기능이 있는 오디오북을 듣는 것이다. 종이책을 읽는 것을 선호한다면 침대 옆 램프로 저렴한 적색 백열전구나 블루라이트 차단 LED 전구를 두는 것이 좋다.

■ **방을 어둡게 유지한다.** 방을 완전히 어둡게 하거나 수면 안대를 사용하자. 아주 작은 빛이라도 야간에는 멜라토닌 생성에 영향을 준다.

■ **몸을 데운다.** 취침 전 따뜻한 물에 샤워나 목욕 또는 사우나를 해보자. 이후 이어지는 찬 공기는 취침 준비에 도움이 될 것이다.

■ **선선하게 한다.** 침실을 선선하게 유지하자. 연구에 따르면 선호에 따라 화씨 65°F(섭씨 약 18℃) 전후로 유지하는 것이 수면에 가장 적합하다고 한다. 춥게 느껴진다면 따뜻한 담요를 덮도록 한다. 또 선선함을 유지하기 위해 나체로 잠자리에 드는 것도 좋다.

■ **친환경을 유지한다.** 야간에 집 전체를 선선하게 유지하는 것이 낭비라고 생각된다면 매트리스 냉각 패드를 사용해 보자. OOLER는 물을 사용하여 선선함을 유지하고 침대에서 전자 온도 조절 장치를 멀리 떨어뜨려 놓을 수 있게 해주는 하나의 예시이다. 또한 블루투스로 작동 및 조절이 가능하므로 Wi-Fi노출을 최소화하기 위해서도 온도 조절 방법으로 추천

한다. 초기 비용은 비싸지만 길게 보면 비용(과 에너지) 절약
이 가능하다. 아주 온난한 기후에 거주하거나 온도가 잘 내려
가지 않는 방이 있는 경우 특히 적합하다.

■ **두껍게 싸매어 본다.** 무게가 있는 담요를 써 보자. 아기를 단
단히 싸면 깊이 잘 자는 것처럼 일부 성인에서도 무게가 있는
담요가 비슷한 효과를 낸다.

■ **소음을 차단한다.** 난방 기기, 에어컨, 외부 교통소음, 이웃 등
외부 소음으로 지속적인 수면에 지장이 있다면 백색 소음기기
를 사용해 보자. 심신을 이완하는 다양한 자연의 소리(비, 바
람, 파도 등)를 원하는 음량으로 설정하여 원치 않는 소음을
차단할 수 있다. 가능한 한 침대에서 먼 곳에 기계를 두어 (거
리에 적절한 음량과 함께) 전자파에 노출되지 않도록 한다.

■ **깨끗한 환경에서 수면을 취한다.** 침대에 가능한 한 독성 물질
이 없게 하자. 많은 매트리스나 다른 침구류(매트리스 패드,
베개, 시트, 담요 등) 심지어 잠옷에서도 내연제와 같은 해로
운 화학물질이 처리되어 있다. 이러한 독성 물질에 노출되면
신경학적 질환과 같은 심각한 건강상의 문제를 야기할 수 있
다.[8] 침구류를 교체할 시기가 되면 유기농 또는 친환경 제품을
찾도록 하자.

■ **아로마테라피를 시도해 보자.** 라벤더 오일은 심박수를 낮추고
근육을 이완하며 느린 수면파를 유도한다는 것이 입증된 바
있다. 솜뭉치에 소량의 오일을 묻혀 침대 근처에 두고 효과를
체험해 보자.

과거 안 좋았던 일이나 미래에 대한 걱정 등으로 인한 불안이나 스트레스로 밤에 깬다면 감각적 사고법을 시도해 보자.

간단하게 자신의 부드럽고 자연스러운 호흡 리듬에 집중하는 것으로 시작한다.

천천히 숨을 들이마시고 내뱉는다.

점차 여러분의 오감에 동시에 집중한다. 피부에 닿는 부드러운 담요, 라벤더 향, 여러분의 숨소리, 감은 눈 뒤로 보이는 오묘한 이미지, 양치를 끝낸 입에서 느껴지는 깨끗한 맛을 느껴보자.

과거나 현재를 생각하지 않고 온전히 현재에 집중하는 것으로 여러분은 편안함과 안정을 느낄 수 있다. 연습을 거듭할수록 이 방법이 당신을 매우 이완시켜 줄 것이며 잠에 빠져들 수 있게 해 줄 것이다. 매일 규칙적으로 명상을 하는 것도 수면을 최적화하는데 도움이 된다.

이러한 최선의 노력에도 불구하고 잠들지 못한다면? 스트레스를 받으며 잠자리에 들지 말자. 우리가 결코 원하지 않는 것은 당신이 당신의 침실을 잠에 들지 못하는 스트레스와 연관 짓게 되는 것이다. 이는 잠재적인 반응 패턴이 될 수도 있다. 일어나서 다른 방으로 가 블루라이트가 차단된 낮은 조도의 조명으로 독서를 하는 등 가벼운 활동을 해 보자.

잠이 들려고 할 때만 침실로 돌아간다. 잠에 들거나 수면을 유지하는데 어려움이 있고 이미 기존 수면 관련 검사와 수면유도법을 해 보았다면 불면증 인지 행동 치료(cognitive behavioral therapy for insomnia, CBT-I)를 해 보자.

수면 장애인가 우울증인가?

■

우울증이 수면의 질에 악영향을 미친다는 것은 익히 알려져 있다. 수면부족은 우울증을 유발할 수 있으며 우울증이 있으면 수면에 어려움을 겪는다(또는 지나치게 수면이 많아진다). 만연한 슬픔, 오래된 취미에 대한 흥미 상실, 식욕의 변화, 에너지 상실, 집중력 저하 등은 수면 장애가 아닌 우울증을 시사하는 증상이다.[9] 3형(독성) 알츠하이머병 환자가 독성 물질에 대한 노출로 인한 만성 염증이 근본적인 병인일 때 대부분 우울증이 있는 것으로 밝혀졌다.[10] 만일 여러분이 여기에 해당한다고 생각되면 주치의와 상의하여 증상의 원인을 찾아보도록 하자. 가능하면 기분 상태와 수면 모두를 개선할 자연스러운 방법을 택한다. 아세틸콜린은 학습과 기억에 중점적으로 관여하는데 많은 항우울제는 항콜린 작용이 있어 기억력 유지를 방해한다(도네페질 같은 주요 알츠하이머병 약물은 아세틸콜린의 분해를 방지하여 농도를 증가시킨다).[11] 많은 사람에게 수면의 질과 양의 회복은 우울증 완화에 도움이 된다. 그렇지 않은 경우 근본 원인을 찾는 것이 필수적이다.

치료약은 없을까?

수면제는 일시적으로는 수면에 도움이 되는 것 같지만 장기적으로는 인지기능저하 위험성을 증가시킬 수 있다. 벤조디아제핀계 약제를 3~6개월간 복용하면 알츠하이머병 위험성이 32% 증가하며 6개월 이상 복용하면 84%까지 상승한다.[12] 벤조디아제핀계 약제를 1년간 복용하면 인지기능장애가 발생할 수 있으며 약물 중단 후 최대 3.5년까지 지속될 수 있다.[13] 이러한 약물은 중독성을 가지고 있어 금단 증상을 예방하기 위해 천천히 신중하게 용량을 감량해야 한다. 일반

적인 벤조디아제핀계 수면제에는 트리아졸람(triazolam), 에스타졸람
(estazolam) 및 테마제팜(temazepam)이 포함된다.

비벤조디아제핀계 수면제와 항히스타민제 역시 아주 흔히 처방
되지만 이들 역시 혈중 아세틸콜린 농도를 저하시켜 인지기능에 악
영향을 미칠 수 있다.[14] 항콜린제는 치매 위험성 증가와 연관이 있
는 것으로 밝혀졌으며 그 영향은 약물 용량과 사용 기간에 비례한
다.[15] 일반적인 항콜린 수면제에는 졸피뎀(zolpidem), 에스조피클론
(eszopiclone), 잘레프론(zaleplon)이 있으며 항히스타민제로는 디펜히
드라민(diphenhydramine)이 있다.

다행스럽게도 인체에 도움이 되고 신경 보호 작용이 있으며 부작
용 없이 자연스럽게 양질의 수면을 유도할 수 있는 여러 보충제와 약
물이 있다. 한 번에 하나씩 시도하고 효과를 자세히 기록하도록 하
자. 한 번에 여러 가지를 동시에 복용하면 다른 효과가 생길 수 있
다. 도움이 되는 조합을 찾을 때까지 천천히 시도해 보자.

- **멜라토닌** 멜라토닌은 인체에서 생성되는 호르몬으로 나이가
  들면서 양이 감소한다. 멜라토닌 보충제는 진정 효과가 아닌
  알츠하이머병 환자에게서 흔히 깨지는 건강한 서카디언 리듬
  을 촉진함으로써 보다 양질의 수면을 유도하는데 효과적인 것
  으로 밝혀진 바 있다.[16] 멜라토닌은 또한 미토콘드리아 기능을
  개선하고 타우(tau) 수치를 감소시키며 알츠하이머병 생쥐 모
  델에서 인지기능을 개선하였다.[17]
- **트립토판** 우유, 계란, 가금류, 생선, 호박과 참깨 씨앗을 포
  함한 많은 음식에 있는 아미노산이다. 트립토판은 5HTP(5-

hydroxytryptophan)의 전구체이며 신경전달물질이자 양
방향 장-뇌 축을 조절하는 핵심 역할을 하는 세로토닌
(5-hydroxytryptamine)으로 전환되어 인지기능을 위장관과 연
결시킨다.[18] 세로토닌은 또한 수면-기상 주기의 조절을 돕는
멜라토닌 호르몬의 전구체이다. 한밤중에 복용하는 트립토판
이나 5HTP는 자다가 중간에 깨서 다시 잠드는 데 어려움을
겪는 사람들에게 도움이 될 수 있다.

- **GABA** GABA는 뇌의 신경 세포 사이의 자극을 차단하고
  진정 효과가 있는 신경전달물질이라는 것을 기억할 것이다.
  GABA보충제는 수면을 효과적으로 돕는 것으로 밝혀졌으며
  심지어 알츠하이머병의 잠재적인 치료제로써 연구된 바 있다.[19]

- **마그네슘** 많은 사람들이 마그네슘 결핍 상태이다. 마그네슘은
  우리 몸 수백 개의 화학 반응에 중요한 무기질이며 특히 무엇
  보다도 뇌 기능에 매우 중요하다. 마그네슘에는 진정작용이 있
  다. 취침 전 마그네슘 복용은 코티솔 순환 감소, 멜라토닌 분
  비 촉진, 수면의 질 개선 등의 효과가 있는 것으로 알려졌다.[20]
  생물학적으로 보다 자연스러운 형태로 사용 가능한 마그네슘
  인 마그네슘 트레온산은 고령층의 인지기능을 개선하는 것으
  로 밝혀졌다.[21]

- **아슈와간다** 아유르베다에서 흔히 사용되는 약재인 아슈와간
  다는 신체가 스트레스에 적응할 수 있게 돕고 신체 과정에 정
  상화 효과를 발휘하는 적응제이다. 아슈와간다는 건강에 다
  양한 도움을 주는데 여기에 스트레스를 경감하여 수면을 유
  도하는 것이 포함된다.[22] 최근 한 연구에서는 이 약재의 잎에

서 발견된 트리에틸린글리콜이 수면유도효과가 있음을 밝혔다.[23] 아슈와간다는 또한 경도인지장애 환자의 기억력과 실행능력, 집중력 및 정보 처리 속도를 개선하는 것으로 알려졌다.[24]

■ **바고파 몬니에리** 이 약재는 여러 효과가 있는데 그중에서 아세틸콜린 농도를 증가시키고 인지기능을 향상시키는 또 다른 아유르베다 약재이다.[25] 스트레스로 인한 수면 장애를 겪고 있는 경우 도움이 될 수 있다. 일부에서는 반대로 자양강장 효과를 줄 수 있다. 처음에는 잠자리에 들기 몇 시간 전 저용량 (예 : 100mg)부터 시작하여 효과를 시험해 보자.

■ **기타** 또 다른 수면 보충제로는 테아닌, 카모마일, 레몬 밤, 발레리안 뿌리, 패션 플라워(시계꽃), 라벤더, CBD오일 등이 있다.

■ **생동일성 호르몬 대체요법**(Bioidentical hormone replacement therapy, BHRT) BHRT를 받는 많은 여성들이 부작용으로 수면개선을 경험한다. 프로게스테론은 진정 작용 보다는 폐경기 여성의 수면장애를 회복하는 것으로 밝혀졌지만, 에스트로겐 보충제만 사용하는 여성도 상당 부분 수면개선을 경험한다.[26] 타이밍을 잘 맞춰 신중히 BHRT를 사용하면 인지기능에도 긍정적인 영향을 미칠 수 있다.[27] 방법론적 문제로 호르몬 대체요법이 인지기능에 미치는 영향에 대한 많은 논란이 있었지만 여러 연구를 주의 깊게 분석한 결과, 인지기능에 긍정적인 영향이 있는 것으로 나타났다.[28] 실제로 폐경기 전에 난소를 제거한 여성이 호르몬 대체요법을 받지 않는 경우 인지기능저하

위험이 크게 증가하였다.[29] 이에 대한 근거 연구에서는 에스트로겐 유형이 중요하다는 것을 밝혔다. 즉 생동일성 에스트로겐(동일한 분자 구조의 체내 에스트로겐)은 합성 에스트로겐(임신한 말의 소변과 합성 원료로 제조)보다 더욱 인지기능개선 효과가 있었다. 또 다른 중요한 점은 에스트로겐 투여 방법인데 경구보다는 경피가 더 이점이 많은 것으로 드러났다.[30] 자궁이 있는 여성은 자궁 세포가 과성장하여 암으로 이어지는 것을 방지하기 위해 에스트로겐과 함께 프로게스테론을 병용해야 한다. 자궁을 적출한 경우 수면 개선을 위해 같은 방법을 선택할 수 있다. 프로게스틴이라고 명명된 합성 프로게스테론은 피하는 것이 좋은데 유방암 발병 위험성이 증가할 수 있기 때문이다.[31] 프로게스테론이 인지기능에 미치는 영향은 긍정과 부정 모두 혼재되어 있다. 일부 연구에서는 프로게스테론 장기 사용은 인지기능에 악영향을 미칠 수 있는 반면, 간헐적 사용은 분명 긍정적 효과가 있었으며 특히 기억 공고화에서 그 효과가 두드러진다고 하였다.[32] 여성의 자연주기를 모방한 보름간의 사용이 지방 조직 증가를 방지하며, 최적의 인지기능에 대한 효과를 얻을 수 있는 가장 적절한 복용법이다. 호르몬 감소를 조기에 치료하는 것이 여성의 인지기능을 가장 잘 보호할 수 있다는 가설이 있는데, 최근 경도인지장애 진단을 받은 폐경기 여성(57~82세)을 대상으로 한 BHRT 무작위 배정 대조 시험 결과, BHRT는 대조군에 비해 유의하게 인지기능을 보존하는 것으로 드러났다.[33] 하지만 BHRT는 해당 과 전문의의 도움을 받아 위험성과 잠재적 이득을 신중히 평가한 후 시작해야 한다.

멜라토닌 생성을 돕는 수면 도우미

■

유명 디자이너가 참여한 블루라이트 차단 안경은 실제 효과가 있기 때문에 점점 더 인기를 얻고 있다. 점점 더 많은 사람들이 숙면을 위해 잠자리에 들기 몇 시간 전 이 괴상하게 생긴 오렌지색 안경을 쓰고 있다.

유행보다 과학적인 측면에서 분석해 보자. 이는 현대 문명과 우리의 원시 생물학 사이의 불일치와 관련이 있다. 오랜 세월 동안 인류는 일출과 함께 기상했고 일몰과 함께 잠들었다. 불의 발견으로 고대 인류는 보온과 짐승으로부터의 보호를 위해 공동체의 나무 모닥불 주위에 둘러앉게 되었지만 거기에서는 부드러운 황적색 불빛이 발산하고 있었다. 사람들이 24시간에 맞추어 일하는 현대로 빠르게 넘어가 보자. 형광등, LED 및 백열등(모두 청색광)은 24시간 사용 가능하기 때문에 언제든 일하는 것이 가능하지만 반대로 자연스러운 서카디언 리듬(수면-각성주기라고도 한다)을 어지럽히기도 한다. 전자기기나 텔레비전에서 나오는 청색광은 더욱 좋지 않은데 특히 수면 직전의 노출은 더욱 그러하다.

자연은 잠이 들고 유지하는데 필요한 멜라토닌이 송과체에서 자동적으로 생성될 수 있도록 신호를 보내는 점진적 어둠을 제공함으로서 우리가 편안히 잠들 수 있게 해 주었다. 낮처럼 밝은 실내조명과 블루 라이트를 방출하는 전자기기는 우리의 송과체를 혼란에 빠뜨려 수면에 필수 호르몬을 제대로 생성하지 못하게 된다. 멜라토닌은 또한 강력한 프리라디칼 제거제이자 미토콘드리아 산화스트레스로부터 보호하는 동시에 면역학적 이점을 제공하는 광범위한 항산화제이다.[34] 나이가 들면서 멜라토닌 생성은 자연스레 감소하지만 블루라이트 차단은 생성을 증가시킨다.

소비자 단체는 저렴한 블루라이트 차단 안경도 비싼 제품만큼 효과가 있다는 것을 밝혀냈다. 수면 유도용으로 디자인된 주황색 안경(중간 또는 밝은 노란

색이 아니다)을 구하자. 블루 라이트 차단 안경을 쓰는 사람을 위한 스타일이
있다. 아래의 효과 극대화를 위한 팁을 보자.

　주기적으로 (가능하다면 매일 밤) 착용한다. 수면제와 같은 작용은 아니지
만 시간이 지날수록 멜라토닌 생성을 증가시켜 생리적 회복을 유도한다.

- 이미 멜라토닌을 복용 중이라면 블루 라이트 차단 안경이 멜라토닌 생성
  을 증가시키기 때문에 시간이 지남에 따라 복용량을 줄여야 할 수도 있
  다.
- 수면 약 3시간 전부터 착용한다. 집에서 착용할 수도 있고 저녁 파티에
  쓰고 간다면 뜨거운 화젯거리를 제공할 수도 있다.
- 모든 블루라이트를 차단하는 모델을 고르자.
- 욕실에 블루라이트 차단 전등(작은 램프로 쉽게 설치 가능)이 없다면 안
  경을 착용하기 전에 세안을 마치도록 한다. 그렇지 않으면 잠자리에 들
  기 직전에 강렬한 블루라이트에 잠시 노출된다.
- 블루라이트 차단을 하였더라도 수면에 들기 직전까지 전자기기에 대한
  노출을 최소화하도록 노력한다. 가벼운 대화나 독서 같은 다른 이완 활
  동을 하는 것이 좋다.
- 잠자리에 들 준비가 되었다면 침실이 100% 불빛으로부터 차단되었거
  나 혹은 수면 안대를 착용하였는지 확인하여 멜라토닌 효과를 유지할
  수 있도록 한다.
- 아침에 일어나면 블라인드를 끝까지 올리도록 한다. 아니면 최대한 빨리
  밖으로 나가는 것이 더 좋을 수도 있다. 특히 아침에 눈이 블루라이트에
  노출되면 서카디안리듬이 돌아오는 데 도움을 준다.

　수면장애는 극복할 수 있는 위험 요소이다. 비록 기껏해야 최대
60% 정도의 정확도를 나타내지만 수면 경향성에 대한 대략적인 정보

를 제공할 수 있다는 점에서 수면 추적기의 사용도 고려할 만하다. (자세한 것은 제18장 "성공을 위한 도구"를 참조) 이러한 모든 수면 최적화 전략을 지속적으로 시행하면 수면이 실제로 이완과 회복을 기대할 수 있는 밤의 의식이 될 수 있다. 또한 수면의 질이 개선되면 기분 상태와 전반적 인지기능에 거의 즉각적인 긍정적 효과가 나타 날 것이다. 더 많은 정보를 알고 싶다면 매튜 워커(Matthew Walker) 박사의 《왜 우리는 자는가(Why we sleep)》를 읽어보기를 추천한다.

제 15 장

스트레스: 돛을 다듬자

> 긍정적인 삶의 태도는 부정적인 스트레스를
> 긍정적으로 변화시킬 수 있다.
> ―한스 셀리에

스트레스 전문가인 한스 셀리에(Hans Selye) 교수는 스트레스가 분명히 노화를 촉진한다고 지목했다. 따라서 스트레스를 예방하고 관리하는 것, 즉 삶의 예상치 못한 변화에 맞추어 "돛을 다듬는 것"은 노화 방지 효과가 있으며, 이는 인지기능저하를 예방하거나 회복하는 최적화 전략에서 중요한 부분이다. 궁극적인 목표는 외부 스트레스 요인에 대한 반응을 스스로 조절할 수 있도록 하는 것이지만, 단기적으로 스트레스는 외부의 해로운 요소로부터 우리를 보호하는 긍정적 요소로 작용한다. 더욱이 운동이나 절식과 같은 회복을 위한 과정에서 발생하는 가벼운 스트레스는 우리를 보호한다. 이를 호르메시스(hormesis)라고 한다. 인지기능저하의 위험을 증가시키는

것은 만성적이고, 해결되지 않거나 또는 심한 스트레스이다.[1] 이 점을
이해하면, 우리 삶의 일상적인 스트레스에 대처하는 데 도움이 된다.

위험이 임박했음을 감지하면 신경전달물질이 뇌에서 감정 신호
를 처리하는 부분인 편도체에 정보를 보내어 위험 경보가 시상하부
에 전달된다. 그러면 시상하부가 신경계를 통해 신체의 나머지 부분
에 신호를 전하여 투쟁 또는 도피 반응을 활성화하는 스위치보드 역
할을 한다. 그러면 수백 개의 불수의적 신체기능이 활성화된다. 아
드레날린이 분비되어 심박수를 증가시켜 근육과 필수적인 기관에 혈
류를 제공한다. 호흡이 가빠지고 폐의 세기관지가 열려 뇌에 산소를
공급한다. 혈관이 확장되고 혈압이 상승하며 감각이 예민해진다. 혈
당이 분비되어 전신에 에너지를 공급하고 인지된 위험요소에 대응할
수 있는 힘을 생성한다. 이렇게 절묘하게 내재된 불수의적 보호 반응
이 없었다면 우리는 퓨마로부터 도망치거나 불타는 건물에서 도움이
필요한 사람을 구할 수 없었을 것이다. 문제는 상대적으로 유해하지
않은 상황을 더 큰 위협으로 인지하기 시작할 때, 이 스트레스 반응
을 차단하지 못하여 발생한다. 위에서 언급했듯 스트레스에 대한 만
성적인 노출은 고혈압, 심장질환, 비만, 수면장애, 심지어 뇌의 변화
까지 야기할 수 있다.[2]

우리는 가정과 직장에서 언제나 스트레스에 노출되어 있다. 이는
정상이다. 우리 중 대다수가 간과하는 것은 일상의 스트레스에 대한
우리의 반응은 먼 과거나 다른 충격적인 경험과 연관되어 있을 수
있다는 것이다. 유년기에 세상이 때때로 안전하지 않은 곳이라는 것
을 알게 되면 미래의 모든 스트레스에 대한 반응을 색칠하는 악순
환의 고리로 이어질 수 있다.[3] 유년기에 정신적 충격을 겪지 않는 사

람은 거의 없다. 연구자들은 이러한 경험을 평가할 수 있는 도구로써 Adverse Childhood Experiences(ACEs)라는 설문지를 창안하였다. 당연히 높은 점수를 받은 사람은 알코올 및 약물남용, 비만, 우울증 및 수면장애와 같은 대처 능력이나 건강상의 위험에 처해 있다. 더욱 놀라운 부분은 점수가 높은 사람은 생물학적으로도 당뇨, 자가면역 질환, 호흡기질환, 심장질환 및 암 같은 만성 질환에 걸릴 위험이 높아지는 쪽으로 변화한다는 것이다.[4] 인지 건강 측면에서 ACE점수가 높은 사람들은 조기 뇌 노화, 텔로미어 단축, 염증 수치 상승, 치매 및 알츠하이머병 위험 증가를 보인다.[5]

　희망적인 소식은 우리가 스트레스에 대한 각자의 대처법을 충분히 바꿀 수 있다는 것이다. 첫 번째는 현재의 대응법이 건강에 좋지 않음을 이해하는 것이다. 우리 중 대부분은 끊임없이 과거 행동을 후회하거나 스스로 의심하며 하루를 보낸다. 여기에 더욱 빠져들수록 이런 생각은 더욱 깊게 뿌리내린다. 많은 사람이 무의식적으로 어린 시절 부모나 학교 교사의 비판을 되풀이한다. 또는 배우자나 친구 또는 직장 상사가 "넌 절대 살 못 뺄거야"라던가 "너는 내게 항상 실망감을 준다"와 같은 최근에 우리를 비판한 말을 스스로 반복할 수 있다. 최근 교통사고, 실직, 사랑하는 사람 또는 관계를 잃는 것과 같은 육체적 또는 정신적 충격으로 인한 스트레스를 받은 사람은 더욱 복합적인 반응을 경험할 수 있다. 때로는 일이 잘 풀리더라도 과거의 경험을 바탕으로 나쁜 일이 일어날 것이라고 속단해 버린다. 과거로부터의 끊임없는 공격은 무의식적으로 우리와 현재 세계에 대한 우리의 반응에 영향을 미칠 수 있다. 또한 과거의 부정적인 경험은 미래를 지나치게 걱정하게 한다. 마음 챙김(mindfulness)이라는 관념을 도입하면 자각을 깨우고 악순환의 고리를 멈추며 우리의 반응 패턴을 재설정할 수 있다.

마음 챙김(Mindfulness) 아주 간단한 실천법이다. 우리가 온전히 존재함을 인식하고, 의식적으로 우리 자신과 주변의 세계를 인식할 때 우리는 과거를 뒤돌아보거나 스스로에게 습관적으로 부정적으로 말하지 않게 된다. 미래를 걱정하거나 두려워하지 않으며, 우리 자신이 단순히 비판단적이고 관찰적인 방식으로 온전하게 존재함을 인식하는 방법이다.

마음 챙김은 출근하는 운전 길에 보이는 일출의 아름다움을 알아채거나 식료품점 계산대 점원의 눈을 보고 친절히 말하는 것, 천천히 의식적으로 영양가 있는 음식에 감사하면서 먹는 방식으로 시행할 수 있다. 반면 무념(Unmindfulness)이란 일출을 알아채지도 못한 채 직장에 헐레벌떡 출근하는 것, 식료품점 계산대에서 여러분을 서빙해 주는 점원을 무시하는 것, 무심하게 TV를 보며 음식을 입 안으로 밀어 넣는 것이다. 여러분은 간단한 마음 챙김이 여러분이 세상을 바라보는 관점을 바꾸는 강한 힘이 있음을 체험할 수 있을 것이다. 이를 일상에 적용하다 보면, 그동안 의식하지 못했던 '어떻게 과거가 (또는 미래에 대한 걱정이) 우리의 잠재의식에 스며드는지' 더욱 잘 알게 될 것이다.

마음 챙김은 종종 명상의 출발점으로 사용된다.

마음가짐에 대한 과학적 연구가 없어 터무니없는 이야기일까봐 걱정되는가? 노벨상 수상자인 살바도르 루리아(Salvador Luria)에게 사사받은 메사추세츠 공과대학의 분자생물학박사 존 카밧-진(Jon Kabat-Zinn)은 마음 챙김을 대중화하는데 크게 기여했다. 학부생 시절 그는 불교 승려들과 함께 명상을 배웠으며 후일 불교적인 부분을 빼고 마음 챙김에 과학적 언어를 도입하여 마음 챙김 기반 스트레스 감소기법(Mindfulness—Based Stress Reduction, MBSR)이라는 8주 과정을 만들었다.[6] 실제 연구에 따르면 마음 챙김은 코티솔과 혈압을 낮추고 수면을 개선하며 임상적으로 스트레스, 우울 및 불안을 줄이고 주의력을 향상시키는 것으로 밝혀졌다.[7] 가장 중요한 점은 마음 챙김이 스트레스가 정신 건강에 미치는 영향으로부터 중장년 및 노년층을 강력하게 보호한다는 것이다.[8]

즉각적으로 스트레스를 해결할 수 있는 마음 챙김 호흡운동을 시도해 보자. 깊은 호흡은 미주신경을 자극하여 스트레스를 완화하는 데 도움을 준다. 이 운동은 단순한 집중만으로도 궁극적으로 호흡을 조절함으로써 마음에 대한 인식이 가능하게 한다. 언제 어디서나 시행할 수 있는 강력한 기술이다.

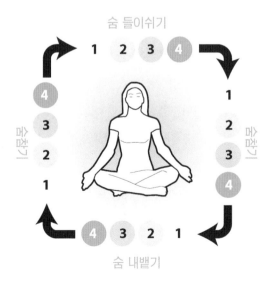

4호흡법

1. 정좌세로 앉아 호흡에 집중한다.
2. 4를 셀 동안 입으로 천천히 숨을 내쉰다. 4를 셀 동안 멈춘다.
3. 4를 셀 동안 코로 천천히 숨을 들이 마쉰다. 4를 셀 동안 멈춘다.
4. 몇 분간 반복한다.

인터넷에서 무료로 사용할 수 있는 이와 같은 진정용 마음 챙김법은 수백 가지가 있다. MBSR을 배울 수 있는 수많은 온오프라인 강의 역시 다양하다.

명상(Meditation) 마음 챙김 다음으로 명상을 시도해 볼 수 있다. 명상은 특정 단어나 생각에 초점을 맞추어 마음을 평온하고 밝은 상태로 바꾸는 수행법이다. 이는 많은 종교의 수행법에 기원을 두고 있다. 명상은 의학적으로 수면개선, 혈압강하, 통증 완화, 스트레스와 불안 감소, 우울증 개선 등의 효과가 있는 것으로 잘 알려져 있다.[9] 명상은 실제로 스트레스로 인한 우울증에서 보이는 사이토카인 패턴을 역전시킨다.[10] 사이토카인은 염증 및 다른 종류의 세포 신호와 관련된 작은 단백질이다. 염증과 관련된 유전자는 명상을 하는 사람들에서 덜 활성화된다. 염증반응을 일으키는 스위치로 작용하며 아밀로이드 생성을 촉진하는 핵심 단백질인 nuclear factor kappa B(NFκB)는 명상을 하는 사람에서 저하된다. 이는 만성 스트레스가 유전자 발현에 미치는 영향과 반대이며 명상 수행이 염증 관련 질병의 위험을 감소시킬 수 있음을 시사한다. 가장 중요한 점은 명상이 인지기능, 실행능력, 작업기억, 주의력 및 처리 속도를 향상시킨다는 것이다.[11] 아직 확신이 들지 않는가? 명상이 실제로 뇌 영상을 변화시킨다는 것을 보여주는 많은 연구결과가 있다. 명상은 백질 연결성을 향상시키며 여러 뇌 영역에서 피질 두께와 회백질 농도를 증가시킨다.[12]

여러 종류의 명상이 있다. 그중 마음 챙김에만 집중하는 것도 있고 초월 명상(transcendental meditation, TM) 같이 다른 기법을 사용하는 것도 있다. 가장 좋은 형태의 명상은 꾸준히 정기적으로 하도록 동기 부여를 하는 것이다. 오디오 가이드 앱으로 시작할 수도 있으며, 온라인 영상이 필요한 경우도 있고 실제 오프라인이 가장 잘 맞는 사람도 있다. 유명한 Insight Timer라는 앱은 방대한 명상 가이드 라이브러리와 함께 명상 지침을 제공한다. 다운로드는 무료이며 업그레이드된 구성 요소 및 특정 클래스를 구매할 수도 있다. Insight Timer에는 동기 부여 요소가 있다. 일단 로그인하면 주변과 전 세계에서 현재 명상중인 사람들을 볼 수 있다. Headspace 역시 여러분을 유익한 명상 가이드로 친절히 안내하는 또 다른 앱이다. 매해 구독료는 96달러이며, 학습 스타일이 잘 맞는지 확인할 수 있는 10일간의 무료 체험판이 있다.

보다 더 깊은 세계로 뛰어들 준비가 되었다면 Ziva 명상법을 시도해 보자. 초월 명상의 보다 접근하기 쉽고 비용이 저렴한 형태이다. 초월 명상은 1950년대에 마하리시 마헤시 요기(Maharishi Mahesh Yogi)에 의해 미국에 들어왔으며 1960년대 비틀즈를 비롯한 유명 인사들이 명상을 시작하면서 널리 알려졌다. 초월 명상은 베다 명상(Vedic meditation)이라고 하는 평신도들을 위해 번역된 승려들의 고대 힌두 의식이다. 만트라(mantra) 사용이 포함되며 보통 하루 2회 15-20분간 시행된다.[13] 초월 명상은 막대한 수업비용(대부분 수업비용이 약 1000달러 이상 소요됨)으로 많은 비판을 받았지만 높은 비용은 접근을 제한하고 인지된 가치를 더하기 위한 노력의 일환으로 마하리시 마헤시 요기에서 시작된 목적성 있는 전통으로 보인다. Ziva는 이 관행을 세속화하고 온라인 및 오프라인 수업 모두 바쁜 현대인들에게 맞추었다. Ziva는 현재의 스트레스를 없애기 위해 궁극적으로 마음 챙김을 통해 여러분을 움직이게 하며, 과거의 스트레스를 없애기 위해 명상을 하게 하고, 최종적으로는 여러분의 미래를 위한 목표를 세우기 위해 명상을 하게 한다는 점에서 특이점이 있다. 온라인 프로그램에는 15개의 강의, 추가 세션 및 웨비나와 페이스북 지원 그룹이 포함되어 있으며 6개월 뒤 종료된다. Ziva는 비용이 드는 편인데 (그럼에도 불구하고 전통 초월 명상보다는 싸지만) 온라인 코스가 399달러부터 시작한다.

기도 모든 영적 교단은 기도를 한다. 기도를 하면 스트레스가 경감되는 것으로 나타났다.[14] 몇몇 연구에서는 알 수 없는 기전으로 심지어 긍정적인 영향을 받는다는 결과를 얻었다.[15] 우리는 편안함과 평화를 찾는 사람들이 명상요법 대신 혹은 함께 기도를 활용할 것을 강력히 권한다.

신경 민첩성(Neural agility) 이 오디오 다운로드는 RevitaMind 시리즈의 일부이며 본질적으로 수동적인 과정이라는 점에서 명상(능동적 참여가 필요)과 다르다. 이는 보다 능동적으로 스트레스 관리를 하기 어려운 경우 가장 적합하다. 그저 헤드셋을 쓰고 약 30분 가량의 여러 오디오클립 중 하나를 골라 들으며 휴식하면 된다. 뇌파 동조(brain entrainment)라고 불리는 이 과학은 특정한 오디오비트를 사용하여 뇌파를 동기화하는데, 이는 기분과 기억력 향상과 관련이 있

는 세타 뇌파 범위에 대한 조정을 촉진한다.[16]

동적 신경 재활시스템 (DYNAMIC NEURAL RETRAINING SYSTEM, DNRS) 또 다른 고려할만한 프로그램은 독성 물질 노출로 인해 만성 질환을 앓은 뒤 스스로를 치료한 숙련된 치료사 에니 호퍼(Annie Hopper)가 설계한 DNRS이다. 외상성 뇌 손상이 증상의 근본 원인이라는 것을 깨달은 뒤 그녀는 신경가소성을 바탕으로 치료적 신경 재구성법을 확립하였다. 호퍼는 매우 다양한 유형의 아주 실제적인 뇌 외상이 변연계(편도체를 포함하며 스트레스 반응을 제어한다)가 재프로그래밍되도록 한다고 가정한다. 즉 초기 위협이 지나갔음에도 불구하고 변연계는 과민반응을 유지하고 비위협적인 자극에 과민반응하게 된다. 장기간 과민 상태가 유지되면 결국 면역 체계가 고갈되어 만성적이면서 종종 쇠약해지는 질병으로 이어진다.[17] DNRS는 변연계 재활에 초점을 맞추어 인체가 스스로를 치유할 수 있도록 한다. 호퍼는 여러 가지 화학 물질이나 곰팡이와 같은 독성 물질에 노출되어 고통 받는 많은 사람들과 만성피로증후군, 부신피로, 자율신경기능장애, 섬유근통, 라임병 및 기타 여러 만성 염증성 질환을 가진 사람을 성공적으로 치료하는 데 도움을 주었다. DNRS 프로그램은 3형 알츠하이머병이나 이를 유발할 수 있는 병리적 상태의 치료에 특히 도움이 될 수 있다.[18]

호퍼는 기능 의학 연구소의 패트릭 핸어웨이(Patrick Hanaway)를 비롯한 많은 유명 의사와 협력하였으며, 현재 캘거리대학에서 연구를 수행 중이다. 그녀의 저서 《Wired for Healing》에서 프로그램에 대한 보다 자세한 정보를 얻을 수 있다. 치료법에 대해 더 알고 싶다면 Dynamic Neural Retraining System 웹사이트에 접속해 보자.

하트매스(HEARTMATH) 데이터를 좋아하고 즉각적 피드백에 동기 부여가 된다면 하트매스가 스트레스를 해소되어 가는 상황을 측정하는 적절한 도구가 될 수 있다. 하트매스는 심박변이도(HRV)에 근거한 것으로 높은 HRV는 스트레스 감소, 회복력 증가, 스트레스 및 환경의 요구에 효과적으로 적응하는 능력의 향상과 관련이 있다. HRV가 높을수록 생물학적 노화가 감소하고 전반적인 건강 상태, 특히 심리적, 심장기능 및 신진대사와 신기능이 개선되며 암 생존률이 향상된다.[19] HRV가 높은 사람들은 실행 능력, 주의력, 지각, 작업 기억, 및 인지 유연성을 포함한 더 나은 인지능력을 갖고 있다.[20]

하트매스는 유선 또는 블루투스 귓불 클립을 사용하여 실시간 데이터를 휴대폰이나 태블릿의 앱으로 전송한다. 여러분의 HRV와 일관성(coherence) 값을 볼 수 있다. 일관성이란 심리적, 생리적 과정이 정렬되는 과학적으로 측정 가능한 상태를 말한다. 일관성은 HRV 추적 기록기에서 부드러운 사인파의 형태로 표시된다. 이는 심장과 뇌 사이의 동기화를 의미하며, 신경계의 두 갈래를 증가된 부교감(완화) 활성화에 맞추고 HRV, 혈압, 호흡 사이의 조화로운 균형을 나타낸다.[21] 목표는 높은 HRV 그리고 일관성을 달성하는 것이다. 이 앱은 실시간 코칭 팁은 물론 수치 향상을 위한 명상 안내를 제공한다. 앱 제작사는 스트레스 수준을 관찰하기 위한 수단으로 하루에 3~5회 사용하도록 권장한다. 이 정보는 일상에서 식이나 운동에 관한 결정을 하여야 할 때 도움이 될 수 있다. 예를 들면 하트매스가 높은 부조화값을 보이면 격렬한 운동을 하기에 적절한 때가 아니라는 뜻이 될 수 있다.

기공과 태극권 기공과 태극권은 서로 다르지만 모두 에너지를 정련하는 데 사용되는 명상운동으로 고대 중국 수행법이다. 기공은 중국인들이 묘사한 기(氣), 즉 생명의 본질을 증진하는 다양한 수행법을 포함한 더 오래되고 넓은 용어이다. 기공과 태극권 모두 서거나 앉은 자세의 명상 등 다양한 종류의 느린 명상 동작을 사용한다. 두 가지 모두 호흡, 정신 및 신체를 조절하며 전통 동양의학 원리를 기반으로 삼는다.[22] 요가 또한 운동의 효과도 있는 강한 명상적 요소를 가진 또 다른 훌륭한 스트레스 해소제이다. (제13장에 요가에 대한 더욱 자세한 설명이 있다.)

기공과 태극권은 중국에서 널리 행해지고 있으며 미국을 비롯한 전 세계에서도 더욱 널리 알려지고 있다. 두 수행법 모두 심폐기능, 골밀도, 균형감각(낙상 감소), 수면, 스스로 느끼는 삶의 질 개선을 포함하여 건강에 많은 긍정적 결과를 가져오는 것으로 밝혀졌다.[23] 또한 두 가지 모두 우울증, 스트레스, 불안, 기분장애 같은 정신적 증상도 개선하는 것으로 드러났다.[24] 가장 중요한 점은 면역 기능과 염증 수치가 기공 및 태극권 모두에서 개선되었다는 것이다.[25]

둘 중 어느 것이든 검증된 강사에게 지도 받는 것이 가장 좋은 방법이다. 강의는 주로 날씨가 좋을 때 미국 전역의 수많은 야외에서 시행된다.

여러분과 잘 맞는 것 같은 여러 스트레스 해소 방법을 경험해 보고 찾아보자. 여러 방법이 여러분에게 미치는 영향을 기록해 보자. 일상 스케줄 속에 스트레스 감소법을 가능한 한 자주, 가급적 매일 넣도록 하자. 스트레스 감소법의 효과는 정기적으로 시행하면 스스로 유지할 수 있게 된다. 이러한 집중적인 테크닉 이외에도 스트레스를 줄이기 위해 우리 모두가 일상생활에서 활용할 수 있는 많은 전략이 있다.

- **나 스스로를 돌본다.** 여러분은 소중하다. 스스로를 돌볼 수 있는 시간을 주자. 인지기능저하는 아주 긴 시간에 걸친 병리적 과정을 거친다. 이미 인지기능이 걱정되는 단계일지라도 오늘부터 바로 스트레스 경감법을 시작한다면 일상 스트레스에 대한 대처가 달라지면서 장기적인 신경 보호를 가능케 하는 탄력성을 얻을 수 있다.

- **과로하지 않는다.** 여러분의 한계를 인지하고 현실적인 목표를 세우자. 모든 사회적 모임, 업무의 기회, 가정사에 반드시 응할 필요는 없다. 여러분의 능력치나 목표에 맞지 않는 기회는 거절하도록 한다.

- **리스트를 활용한다.** 우리는 매일 처리해야 할 많은 일이 있다. 하루를 시작할 때 현실적인 해야 할 일 목록을 쓰고 처리하면서 지워 나가도록 하자. 이 간단한 방법으로도 성취감을 얻게 하고 이로 인해 보다 집중하고 더 많은 성취를 얻도록 하여 스트레스를 줄일 수 있게 된다.

- **로그아웃한다.** 우리 대부분이 유선 전화로 전화를 걸거나 실제 편지로 연락을 주고받았을 때를 기억할 만큼 나이가 있다. 우리에게 주어졌던 그 엄청난 자유를 생각해 보라! 우리는 심부름을 하고, 집안일을 하고, 비교적 큰 방해 없이 일과를 수행했다. 오늘날 폭발적 기술의 발전으로 24시간, 일주일 내내 핸드폰, 문자메시지, 음성 메일, 팩스, 이메일, 페이스북, 트위터, 인스타그램을 통해 연결되어 있기를 요구받는다. 끊임없이

연락 받고 모든 사람의 요구에 응답하는 것은 에너지를 소모하여 스트레스, 불안, 심지어 우울증까지 유발한다.[26] 가장 중요한 부분은 현재 당면한 작업에 집중할 수 없다는 점이다. 세상과 거리를 두는 시간을 만들자. 당신이 없어도 세상은 잘 돌아갈 것이다. 정신적 이득이 와이파이와 전자파의 감소보다 훨씬 크다.

■ **멀티태스킹은 포기하자.** 동시에 여러 작업을 수행하는 것은 우리의 원시 유전자에 각인되어 있지 않은 기술이다. 과학적으로 우리의 집중력 네트워크는 한 번에 하나의 인지 기술에 집중할 때 가장 잘 작동한다. 지속적으로 여러 자극에 반응하면 쉽게 지치고 인지기능에 부정적 영향을 미치며 스트레스를 쉽게 느끼게 된다.[27] 한 번에 한 가지 일에 집중하면 현재에 온전해지고 마음을 기울일 수 있게 된다. 또한 몽상, 창의성, 문제 해결에 대한 단서를 제공하기도 한다. 한 번에 한 가지 일에만 집중하여 그 일을 보다 충실히 하도록 하자.

■ **운동한다.** 위에서 언급한 운동의 모든 이점에 더하여 주기적인 운동은 최고의 스트레스 해소법이다. 격한 감정이 들 때 활기 넘치는 산책은 종종 명료하고 차분한 느낌을 준다.

■ **적절한 수면을 취한다.** 인생의 작은 스트레스 요인들을 좋은 수면을 취했을 때 훨씬 대처하기 쉬워진다는 것을 눈치챈 적이 있는가? 적절한 수면은 기분과 스트레스에 대한 대처 능력을 개선한다는 것은 과학적으로 뚜렷하게 밝혀진 바 있다.[28]

■ **도움을 청한다.** 상황에 따른 혹은 만성적인 스트레스가 이전에 즐겼던 활동을 즐기거나 정상적 식사, 적절한 수면 혹은 단

순히 행복을 느끼는 데에도 영향을 미친다면 도움을 줄 수 있
는 전문가에게 도움을 요청해야 할 때이다. 도움을 요청하는
것은 약하다는 표현이 아니라 도리어 강하다는 신호이다. 전문
가는 스트레스를 느끼는 다른 신체적 원인을 배제하고 여러분
과 함께 개개인에게 가장 잘 맞는 스트레스 대처법을 찾아내
도록 할 것이다.

제16장

뇌 자극: 업사이징

삶은 끊임없이 가르침을 준다. 그러므로 배움을 멈추지 마라

—에밀리 바라

과학자들은 이전에 뇌가 한번 기능을 잃어버리면 다시 되돌릴 수 없다고 생각했다. 그러나 신경가소성 분야에 대한 연구의 폭발적인 증가는 이것이 사실이 아님을 증명한다. 우리의 뇌는 사회적, 정신적 자극에 반응하여 충격이나 외상으로 인한 치유 과정에서 우리의 삶 전반에 걸쳐 새로운 뉴런을 계속 성장시킨다.[1] 2000년 노벨 생리의학상은 바다민달팽이를 사용하여 학습과 기억의 분자 메커니즘을 연구한 과학자에게 돌아갔다. 이는 정상적인 뇌 기능을 이해하는 데 중요한 발견이었지만 이 과정의 장애가 어떻게 신경질환으로 이어질 수 있는지 이해하는 데도 역시 중요한 발견이었다.[2] 게다가 이 연구는 학습이 문자 그대로 뇌 구조를 바꾼다는 개념에 반박할 수 없는 근거를 제공했다.[3]

우리의 뇌는 일생 동안, 심지어 노년기에도 변한다.[4] 뇌가 성장하고 적응하는 능력을 뇌 가소성이라고 한다.[5] 우리는 운동을 하면 근육이 강해진다는 것을 잘 알고 있다. 운동을 중단하면 근육은 위축된다. 뇌가 근육은 아니지만 같은 원리가 적용된다. 뇌를 바꾸면 성장할 수 있는 기회를 얻을 수 있다. 매일의 생각, 습관, 동작 등은 우리가 이 과정을 알고 있든 없든 간에 우리의 뇌를 형성하고 재결합할 수 있다. 이 과정은 능동적 및 수동적으로 일어날 수 있다. 만일 우리가 사회적으로 고립된 자극이 없는 삶을 산다면 우리의 뇌는 시간이 지남에 따라 위축될 것이다. 반대로, 풍부한 사회적 교류와 자극이 있는 삶은 우리의 뇌를 보호할 수 있다.[6] 질병이나 외상성 손상으로 신경퇴화가 발생한 후에도 지속적으로 뇌를 치유하고 강화할 수 있다는 근거가 있다.[7] 여러분은 여러분 운명의 주인이자 뇌의 선장이다.

나만의 동료를 만들자. 사회적 교류의 끈끈함과 폭은 여러분이 얼마나 잘 늙고 심지어 얼마나 오래 살 수 있는지 결정하는 데 큰 역할을 한다. 연구에 따르면 사회적 유대감이 강한 사람들은 사회적 네트워크가 약한 사람들보다 사망 확률이 50% 낮았다.[8] 사회적 유대는 식이 조절과 운동 그리고 수면과 같은 요소만큼 건강한 노화에 중요하다.[9] 또한 기혼자, 가족 구성원과의 유대 및 지원, 친구와의 교류, 커뮤니티 참여, 유급 근로 등은 치매에 걸릴 확률을 46% 낮춘다.[10]

사회적 유대는 주관적인 경험이라는 것에 주목할 가치가 있다. 친구나 가족이 거의 없는 경우에도 완벽한 만족을 느낄 수 있는 반면 훨씬 더 넓은 사회적 지지를 받는 경우에도 여전히 외로움을 느낄 수 있다. 여러분의 경험에 색을 입히는 것은 여러분이 그것을 어떻게 받아들이느냐에 따라 달라진다.

- **외로움이나 고립감 같은 감정을 생각해보자.** 아프거나 경제적 어려움에 처하거나 아니면 그저 가볍게 나들이를 가고 싶을 때 연락할 수 있는 사람이 있는가? 그렇지 않다면 사회적 네트워크를 넓히는 데 시간과 에너지를 쓰고 싶을 수 있다. "함께 할 동료"를 만드는 능력은 가족의 크기나 지리적 가까움과는 아무런 상관이 없다. 여러분이 외동이거나 아이가 없거나 가족과 멀리 떨어져 살더라도 이를 한탄할 필요는 없다. 친구, 동료, 이웃과 같은 여러분 삶 속의 사람들 누구나 "함께 하는 동료"가 될 수 있다.

- **매일 만나게 되는 사람과 관계를 맺는다.** 이것이 친구가 되는 과정이다. 다른 사람이 먼저 다가오기를 기다리지 말자. 먼저 다가가자. 질문을 던지자. 그들의 삶에 관심을 갖자. 호의를 베풀자. 독서 동호회나 운동모임에 참여하자. 사회적 대의를 위한 자원봉사를 해보자. 함께 공유하는 목표나 흥미는 더 끈끈한 관계의 기초를 놓아준다.

- **소셜 미디어를 통한 관계보다 실제 만남을 우선시한다.** 미국인은 하루 평균 11시간을 전자기기 화면을 보는 데 할애한다는 통계가 있다.[11] 소셜 미디어에 시간을 소비할수록 사회적 삶은 쇠퇴하고 더욱 외로움을 느끼게 된다. 사회적 유대를 맺는 데 중요한 역할을 하는 "사랑의 호르몬"인 신경펩타이드 옥시토신은 실제 인간관계 과정에서 분비된다.[12] 스트레스 호르몬인 코티솔은 사회적 관계를 가질 때 감소한다.[13] 우리의 뇌는 실제

만남에서 문자메시지나 이메일을 통한 의사소통으로는 느낄 수 없는 긍정적인 영향을 받게 된다.[14] 사람 간의 상호관계는 나이가 들면서 더욱 중요해진다. 풍부한 사회적 삶은 인지기능 저하에 대해 유의한 보호 작용을 제공한다.[15]

- **건강한 삶을 만들어주는 관계를 만든다.** 우리 주변에는 누구나 늦은 밤저녁 약속이나 디저트, 칵테일 모임을 좋아하는 친구가 있다. 이들 중 그 어느 것도 새로운 건강한 삶에 도움이 되지는 않는다. 하지만, 다른 방식의 만남을 제안하는 데 주저하지 말자. 모닝커피, 건강한 음식 교실, 하이킹과 같은 모임을 제안해보자. 이러한 활동은 기존 친구 모임이 더 건강해지도록 하거나 자연스럽게 새로운 목표를 공유하는 친구 집단이 형성되도록 한다. 새롭고 건강한 생활 방식을 쉽게 공유할 수 있는 사람들과 함께하는 것이 중요하다.

- **같은 생각을 가진 사람들과의 동행을 고려하자.** 자립 생활 및 주택 소유와 관련된 모든 작업을 수행할 능력이 떨어지면 자연스럽게 가족과 함께 살거나 생활 보조 시설로 이전하고 싶은 유혹이 생긴다. 물론 이들 중 어떤 것도 잘못된 선택은 아니다. 그러나 점점 더 많은 고령층이 자산을 아끼고 모으기 위해 함께 살기를 선택하고 있다. 치즈케이크 대신 유기농 야채를 먹는 건강식과 함께하는 TV 쇼 골든걸스(The Golden Girls)를 상상해 보라! 마음이 잘 맞는 친구들과 함께 사는 것은 또한 많은 사회적 이득을 얻을 수 있고 기능적 독립성을 확장할 수 있다.

삶의 목표를 찾는다. 여러분의 삶은 여기에 좌우될 수 있다. 삶의 목적이 전반적인 건강과 사망률 모두를 결정하는 중요한 요소라는 것이 한 연구를 통해 밝혀졌다. 이는 우리의 삶 전반에 걸친 명백한 사실이며 모든 연령대에 동일한 영향을 끼친다. 열정, 전반적인 가치와 동기 부여를 갖는 것은 나이가 들수록 더욱 중요하다. 은퇴 후 일상생활을 보낼 수 있는 조직을 찾는 성인은 더 큰 목적의식을 가지면 가장 큰 혜택을 얻을 수 있다.

　강한 목적의식을 가진 고령층은 목적의식이 약한 고령층과 같은 신체적 뇌 변화를 보이더라도 인지기능 검사에서 더 높은 점수를 받았다는 연구 근거가 있다.[16] 여러분의 가슴을 뛰게 할 의지, 그 자체가 강력한 신경보호효과를 제공한다. 그것이 지역 사회에서의 봉사활동이든, 시를 쓰는 것이든, 젊은 사람에 대한 멘토링이든 지금 바로 시작하라. 특히 인생 후반기의 열정은 여러분의 건강 수명과 뇌에 도움을 준다.

배움을 멈추지 말자. 교육량이 인지기능저하의 예측 인자로 부상하고 있다. 고학력층은 치매에 걸릴 확률이 낮은 것으로 드러났다.[17] 이는 인지보유력(cognitive reserve)이라는 개념과 관련이 있다. 인지보유력이란 교육을 더 많이 받을수록 노화와 함께 발생하는 뇌 변화에 대한 회복력이 보다 뛰어나다는 개념이다.[18] 그렇다면 저학력층에게는 희망이 없다는 말인가? 절대 그렇지 않다! 모든 사람이 삶의 모든 단계에서 학습을 통해 인지기능에 긍정적 효과를 얻을 수 있음을 시사하는 근거가 있다.[19]

　인지보유력을 키우려다 보면, 현재 사고방식의 재구성이 필요할 수도 있다. 새로운 기술을 도입하는 것과 같은 어려운 작업에 직면했을 때, 특히 나이가 들어감에 따라 이를 전문가(또는 젊은 사람)에게 맡기고 싶은 유혹을 매우 자주 받게 된다. 더 이상은 안 된다. 이런 일상에서의 도전을 신경망을 확장하고 인지보유력을 강화할 수 있는 기회로 삼도록 하자. 이는 그저 현재를 보존(또는 더욱 나쁜 쪽으로 축소)하는 사고방식과는 반대로 나이가 들어감에 따라 성장하는 사고방식을 형성하는 것의 일부이다. 인지보유력을 확장하는 방법을 적극적으로 찾도록 하자.

- **강의를 듣자.** 대다수의 고령층이 중등 교육 이후의 교육을 받을 수 있는 기회를 갖지 못했을 수 있지만 지금도 결코 늦지 않았다. 인생 후반기에 대학 교육을 받는 것이 오히려 더 이득일 수도 있다. 고령층은 보통 SAT나 입학 논술 시험을 그다지 신경 쓰지 않는다. 60%의 대학은 나이가 많은 학생들에게 수업료 면제 혜택을 제공한다(역자 주: 미국의 현황). 많은 커뮤니티 칼리지가 고령층에 맞춘 특별 강의를 편성한다. 이러한 강의는 수업료가 있을 수 있지만 대개 감면 혜택이 있다. 또한 고등 교육에 등록하면 세금 혜택을 받을 수도 있다. 수업료를 내지 않고 강의를 들을 수 있거나 과제 제출 및 시험으로 인한 스트레스로부터 자유로운 혜택을 얻을 수 있는 강의를 찾아 볼 수도 있다. 교육을 지속적으로 받을 수 있는 많은 온라인 강의도 있다. 또한 많은 지역 도서관과 시니어 커뮤니티 센터에서도 학습과 교육의 기회를 찾아볼 수 있다. 인생 후반부의 교육은 전반부 교육의 격차를 줄이고 인지보유력을 형성하는 데 도움을 줄 수 있다.[20]

- **외국어를 배운다.** 일생 동안 2가지 언어를 구사하는 것은 인지보유력을 향상시키고 치매 발병을 4~5년가량 늦출 수 있다. 구사할 수 있는 언어의 수가 많으면 부가적인 신경보호효과를 가져올 수 있다.[22] 그러나 이러한 결과는 복합적으로 교육과 문화의 차이가 다양한 결론에 영향을 미칠 수 있음을 시사한다.[23] 그럼에도 불구하고 2가지 언어를 구사하는 고령층이 뇌의 실행 기능 영역과 언어 처리 영역에 더 많은 회백질을 가지고 있음이 뇌 영상 연구를 통해 지속적으로 밝혀지고 있다.[24] 인생 후반부에 다른 언어를 배우는 것은 신경보호효과가 있음이 드러나고 있다. 1주일간 집중적으로 게일어를 학습하게 한 결과 모든 연령층에서 주의 전환에 대한 유의한 인지 개선이 있었으나 1주간 5시간 이상 학습한 참가자에게만 그러한 경향이 발견되었다.[25] 11세와 70세의 IQ검사를 통한 지능 검사 연구에 따르면 성인기에 제2언어를 배우더라도 인지 능력이 현저히 개선되었음이 밝혀졌다.[26] 외국으로 여행을 가기 전에 그 나라의 새로운 언어를 배우는 것은 특히 즐겁고 의미가 있는 일이다. 많은 사람들은 그저 새로운 언어와 문화에 몰입하기만 하는 것만으로도 학습 능력이 향상된다. 일대일 혹은 그룹 강의가 광범위하게 가능하며 (언어의 종류에 따라 다름) 온라인 강의도 점점 더 인기를 얻고 있다.[27] 또한 여러 인지 개선법을 함께 병행하는 것이 매우 효과가 좋다는 것도 익히 알려져 있다. 파워 워킹을 하며 이어폰을 끼고 언어 학습 앱을 사용하여 스페인어를 배워보면 어떨까? 아주 좋은 방법이다!
- **악기를 배우자.** 어린 시절 악기를 배웠다면 부모님에게 감사를

표하라. 그 경우 나이가 들면서 생기는 인지기능저하의 위험성이 낮다는 연구 결과가 있다.[28] 악기를 배운 햇수도 영향을 미치는데 심지어 40년 전에 배웠더라도 더 오랜 기간 배웠다면 위험성이 더 낮아진다. 7세 이전에 악기를 배울 수 있었던 행운을 얻은 사람은 더 우수한 백질 전도성을 형성하였고 이는 현재의 경험들이 더 잘 쌓일 수 있게 하는 생물학적 베개의 역할을 하였다.[30] 어릴 때 악기를 배울 기회가 없었다고 하더라도 지금부터 배우기 시작한다면 같은 효과를 얻을 수 있다. 유전적 요소를 배제하기 위해 쌍둥이를 대상으로 시행한 비교 연구에 따르면 성인기에 악기를 배운 쪽은 치매 발병이 36% 낮았다는 결과가 있었다.[31] 고령층에게도 음악은 뇌를 자극하고 기억을 향상시킨다는 근거가 있다. 한 연구에서 이전에 음악적 경험이 없는 60세에서 85세의 노인을 대상으로 수개월간 매주 피아노 교습을 시행한 결과 실행 속도의 향상과 언어 유창성이 개선되었다.[32]

악기를 배우고 싶어졌다면 평소 즐기는 음악과 맞는 악기를 고르도록 하자. 훌륭한 강사를 찾는 좋은 방법은 악기를 판매하는 소매점에 가는 것이다. 만년에 음악을 찾는 경향이 늘어나면서 많은 교습소가 노인들을 위한 특별 수업을 시행한다. 그룹 레슨 및 합주는 또한 흥미로운 사회적 활동을 더할 수 있는 기회를 주기 때문에 효과가 더욱 증대된다.

■ **퍼즐놀이를 하자.** 흥미로운 도전으로 뇌를 단련해보자! 최근 연구에 따르면 50세 이상이 스도쿠나 십자말풀이와 같은 도전적 놀이에 참여할수록 두뇌 기능이 향상된다는 보고가 있었

다. 사실 이런 퍼즐 놀이를 한 사람은 자신의 연령보다 10세 정도 어린 뇌 기능을 갖고 있으며 특히 속도와 정확성에서 가장 큰 차이를 보였다.[33]

음악을 듣자. 악기를 연주할 만큼 충분한 준비가 되지 않았더라도 음악을 듣는 것만으로도 어느 정도의 인지기능 개선 효과를 얻을 수 있다. 최근 fMRI를 사용한 연구에 따르면 평소 좋아했던 음악을 지속적으로 들은 치매 환자는 뇌의 여러 영역에 걸친 더 높은 기능적 연결성을 보였다.[34] 음악은 내측 전전두엽피질(자기 참조 과정을 수행하는 뇌 영역으로 알려짐) 및 변연계(감정과 관련이 있는 것으로 알려짐)를 포함한 뇌의 여러 영역을 활성화하는 심부 신경 연결을 자극한다. 이는 음악을 듣는 것이 이전 경험과 관련된 감정을 불러일으키고 마지막으로 특정 음악을 들었던 시기의 기억을 깨우는 이유를 설명하는 근거가 된다. 아주 오래 전부터 익숙한 음악은 본질적으로 잊혀진 기억을 일깨우는 사운드트랙이 될 수 있다.[35]

핀란드의 한 연구에 따르면 클래식 음악은 유전자 발현 프로파일에 긍정적 영향을 미칠 수 있다. 모차르트 바이올린 협주곡 3번을 듣는 것만으로도 도파민 분비와 운반, 시냅스 기능, 학습과 기억에 관여하는 유전자의 활동이 강화되었다.[36] 음악이 신경보호효과를 보이는 기전 중 하나가 호르몬 최적화를 통한 신경 발생 유도이다. 음악을 들으면 코티솔 수치가 감소하고 에스트로겐과 테스토스테론 수치가 향상되는 것으로 밝혀졌다.[37]

TV를 끄고 대신 음악을 듣자. 음악은 운동, 집안일, 업무에까지 긍정적 영향을 미칠 수 있다. 다른 사람과 함께 있거나 청취 환경을 개선하고 싶다면 이어폰이나 헤드폰을 사용할 수 있다. 여러분의 기분과 활동에 맞는 음악을 고르자. 기운을 돋우는 로큰롤 또는 상쾌한 클래식 음악은 운동에 좋다. RockMyRun이나 GYM Radio와 같은 운동에 도움이 되는 음악을 선곡해 주는 앱도 있다. Pzizz는 집중력, 스트레스 해소 및 수면에 도움이 되는 음악을 선곡해 주는 또 다른 앱이다.

춤. 춤이 인지기능 개선에 도움을 준다는 놀랍도록 많은 근거가 있다. 좋아하는 음악을 틀고 그것에 맞춰 춤을 추는 것이 비록 좋은 운동법이긴 하나, 여기서는 그것이 아니라 파트너와 함께 특정 춤을 배우고 추는 것을 말한다. 육체적 운동(그 자체로 신경보호효과가 있다)과 새로운 춤을 배우고 기억하는 인지적 요소와 파트너와 조율하고 신호에 반응하는 사회적 요소가 통합되어 더욱 향상된 신경보호효과가 있을 것으로 생각된다. 혼자서 스텝을 외우기만 해서는 뇌를 자극하기에 충분하지 않다. 파트너에게 반응하며 새로운 신경 경로를 촉진하는 여러분만의 독특함이 있는 예술적 표현을 만드는 참신함이 뇌를 자극한다. 실제로 최근 연구에 따르면 숙련된 볼룸 댄서의 뇌를 초보자의 뇌와 비교한 결과 댄서가 감각 운동 영역에서 신경 활동이 증가하고 신경가소성이 더 높은 수준을 나타내는 기능적 변화가 있었다.[38]

뉴잉글랜드저널오브메디슨(The New England Journal of Medicine)에 발표된 연구에 따르면 수십 년간 노인 집단의 여가 활동을 조사한 결과 춤이 인지기능 또는 신체 활동 중 가장 큰 위험 감소(76%)를 보이는 것으로 나타났다.[39] 고령층을 대상으로 한 또 다른 최근 연구는 기존의 엄격한 운동법과 새로우며 점점 어려운 안무를 추는 도전적인 댄스 프로그램을 6개월간 비교하였다. 춤 집단의 경우 BDNF의 상승과 여러 뇌 영역의 부피 증가가 나타났다.[40] 더 많은 근거가 필요한가? 경도인지장애(MCI)가 있는 60세 이상 고령층을 대조군 또는 주 2회 춤을 배우는 군으로 무작위 배정하였다. 48주 뒤 춤 군에서 다양한 인지평가영역의 유의한 개선이 있었다.[41] 오랜 연인이나 배우자와의 밤 데이트를 새롭게 바꾸어 춤을 준비해 보자. 폭스트롯, 탱고, 룸바를 배우는 것은 재미있을 뿐 아니라 운동 능력, 인지적 도전 그리고 신경가소성을 촉진하는 사회적 유대라는 완벽한 조합을 여러분에게 선사할 수도 있다.

뇌를 훈련하자. 최근 발표된 여러 연구에 따르면 어느 연령대에서나 온라인 두뇌 프로그램을 사용하면 신경가소성 생성을 위한 뇌에 대한 적극적 도전이 가능하다고 한다. Posit Science의 BrainHQ는 그 효과를 뒷받침하는 가장 과학적인 연구를 갖고 있다. 인지기능이 정상인 65세 이상 487명을 대상으로 한 IMPELT연구는 인지 운동이 기억력과 처리 속도에 변화를 줄 수 있는가를 검증한 최초의 대규모 임상시험이었다. 피험자들은 지식 평가를 위해 BrainHQ 레퍼토리에서 선택한 6개의 청각 연습을 40시간 동안 하는 군 또는 교육용 DVD를 40시간 동안 시청하고 퀴즈를 푸는 군에 무작위로 배정되었다. 청각기억과 주의력은 여러 2차 평가 지표와 마찬가지로 뇌 훈련 군에서 유의한 개선을 보였다. 더욱 인상적인 점은 뇌 훈련 참여자들을 시작 전 기준점과 비교한 결과이다. 청각 기억력은 10년 정도 향상되었고 청각 처리 속도는 131% 증가하였으며, 가장 중요한 점은 뇌 훈련이 일상생활에 적용되고 있으며 75%가 긍정적인 효과가 있다고 보고한 점이다.[42]

이 마지막 발견은 전산화된 인지훈련이 일상생활에 도움을 주고 있는가를 이해하는 데 중요하다. 비평가들은 두뇌 게임이 참여자가 오직 훈련된 영역에서만 인지가 개선될 수 있다고 비판한다.[43] 습득된 기술이 실제 일상생활에 영향을 미쳐 인지 저하 회복에 기여하는가를 입증하는 것은 더욱 어렵다. 컴퓨터 훈련에 참가한 IMPACT연구 참가자 4명 중 3명은 쇼핑 목록을 기록하지 않고도 기억하는 것부터 시끄러운 식당에서 대화를 더 명확하게 듣고 더 자주적이고 자신감을 느끼며 더 쉽게 단어를 찾으며 전반적인 자존감 향상까지 많은 개선이 있었음을 보고하였다. 이는 매우 주목할 만한 결과이지만 개입 기간이 8주에 지나지 않음을 고려하면 이 연구가 이러한 방법이 인지 저하의 시작에 영향을 줄 수 있다는 유의한 근거가 되기에는 부족하다.

인지 훈련 효과를 조사하기 위한 가장 대규모 연구 중 하나인 ACTIVE연구는 종단적인 분석을 시행했다. 미국의 각기 다른 6개 지역의 인지 저하(어떤 형태이든)를 보이는 74세에서 84세 사이의 2,800명의 데이터를 대상으로 하였다. 대상자들은 기억 훈련, 추론 훈련, 컴퓨터 게임을 사용한 속도 훈련, 개입이 없는 대조군 총4군에 무작위 배정되었다. 각 개입은 5~6주간 60~75분씩 10회 트레이너의 지도하에 소규모 그룹으로 이루어졌다. 참가자 중 일부는 주기적으로 추수 회기(booster sessions)를 받았다. 참가자들은 연구의 첫 6주간 그리고 1년, 2년, 3년, 5년, 10년 후 인지와 기능 능력을 검사받았다.

사용자의 유용한 시야를 넓히는 데 초점을 맞춘 컴퓨터 게임을 사용한 속도 훈련군에서 가장 극적인 개선이 확인되었다. 컴퓨터 게임 참가자들은 중앙에 자동차와 주변부에 표지판이 나오는 화면을 잠깐 보았다. 그 뒤 차를 정확하게 식별하고 표지판이 어디에 나타났는지를 검사 받았다. 정확도가 올라갈수록 자동차와 표지판의 노출 시간이 짧아지고 방해물의 개수가 늘어나는 등 난이도가 상승하였다. 이 속도 훈련에 참가한 사람들은 대조군에 비해 치매 위험도가 29% 감소했다. 또한 이 훈련으로 얻는 이득은 추수 회기를 받은 참가자들보다 강한 것으로 드러났다. 기억 및 추론 훈련도 치매 위험도를 낮추었으나 통계적 유의성은 없었다.[44]

BrainHQ는 Double Decision이라고 불리는 게임을 가져와 온라인 훈련의 일부로 사용하고 있다. 이는 인지 향상을 위한 여러 가지 속도 훈련 중 하나이다. 다른 집중 훈련 영역에는 주의력, 기억력, 대인 능력, 지능 및 탐색 능력이 있다. 하고 싶은 영역을 고르거나 무작위로 선택할 수 있다. 개발자들은 주당 90분 사용을 권고하고 있다. 대부분 주당 3-4개 영역을 30분씩 하는 것을 목표로 하지만 각 훈련법은 2분 단위로 나누어져 있어 일상생활 중에 쉽게 틈틈이 할 수 있다. 진행 상황을 점검하고 결과를 비슷한 연령대의 다른 사람들과 비교할 수 있다. 결과에 집착하는 등 경쟁적 심리로 스스로에게 스트레스를 주지 않도록 한다. 수면 양, 바이러스, 평소 스트레스 정도, 그 외 수많은 요소가 진행 결과에 영향을 줄 수 있다. 하루 이틀 사이의 점수 변화보다는 그저 즐기면서 시간 경과에 따른 추이를 기록해 보도록 하자. BrainHQ는 진행 상황을 관찰할 수 있는 아주 좋은 도구이다!

다운사이징에 저항하고, 업사이징을 추구하자! 우리는 사회 활동 참가에서부터 열정을 찾는 것, 평생 학습을 추구하는 것, 예술(음악과 춤)을 이용하는 것, 컴퓨터를 사용한 두뇌 훈련까지 여러분의 두

뇌에 도전할 수 있는 다양한 방법을 설명하였다. 이 중 몇 가지를 골라 일상생활에 적용해 보자. 가장 중요한 것은 나이 들어가는 것에 관한 여러분의 인식을 재정의 하는 것이다. 나이가 드는 것을 은퇴나 다운사이징의 시기로 간주하지 말자. 대신 성장의 시기로 삼자. 우리 삶의 대부분은 가족을 돌보고 생계를 꾸리는 등 주어진 의무를 수행하는 데 소비된다. 우리가 책임져야 할 것은 나이가 들어가면서 보통 가벼워진다. 이 시기는 그 전에 하고 싶었으나 할 수 없었던 모든 관심 분야에 집중할 수 있는 더없이 좋은 시기이다. 새로운 사람을 만나고, 새로운 것을 배우고, 음악과 춤을 함께 하며 열정을 가져보도록 하자. 그러면 삶이 풍요로워질 뿐만 아니라 건강하게 지낼 수 있는 시간도 늘어날 수 있다. 이 주제에 대해 더 알고 싶다면 노먼 도이지(Norman Doidge)의《스스로 변하는 뇌(The Brain That Changes Itself)》를 읽어볼 것을 추천한다.

제17장

구강 건강:
모든 치아를! 오직 치아만을!

세상이 뜻대로 된다고 생각될 때마다
치아가 당신의 발목을 잡을 수 있음을 기억하라
―샤론 리

이상하게 들릴지 모르겠지만, 어떤 의미에서는 알츠하이머병을 성공적 사례로 간주할 수 있다. 비록 일시적이긴 하지만 말이다. 알츠하이머병으로 진단되기까지 뇌는 수십 년간 꽤 효과적으로 스스로를 보호하고 있었기 때문이다. 이러한 보호가 없었다면 우리의 뇌는 지속적인 유해인자에 대한 노출로 훨씬 일찍 손상되기 시작했을 것이다. 앞서 언급한 것처럼 유해인자는 당분 섭취로 인한 인슐린 저항성, 장누수, 스타키보트리스(Stachybotrys, 독성이 있는 검은 곰팡이) 또는 푸른곰팡이(Penicillium) 같은 특정 곰팡이로 인한 독소 등 다양하다. 그러나 이미 짐작했겠지만, 인지기능저하와 관련된 유해인자의 최근 가장 중요한 원인 중 하나로 부상하는 것이 바로

입이다. 영양분을 섭취하고 사랑의 말을 속삭이는 입이지만 안타깝
게도 이러한 중요한 기능을 갖는 동시에 입과 입술은 인지기능저하
의 중요한 원인이 될 수 있는 여러 요인을 가지고 있다. 구체적인 요
인은 다음과 같다. (1)수은 아말감[1]; (2)헤르페스 바이러스(구순포진
바이러스[2]); (3)치주염[3]; (4)치은염[4]; (5)근관(이에 대한 잠재적 위험성
은 아직 논란의 여지가 있다); (6)구강 미생물 군집이다.[5] 인지기능저
하 예방과 극복을 위해 이들 요인에 대해 각각 살펴보고, 어떻게 해
결하는 것이 좋을지 살펴보자.

수은 아말감 여기서 언급하고자 하는 것은 약 55%의 수은을 함
유한 구식 은아말감이다. 아말감 하나에서 하루 $10\mu g$의 수은이 혈액
으로 누출된다. 유기수은인 해산물의 수은과 달리 치과 아말감 수
은은 무기수은이다(비록 장내에서 유기수은으로 전환되기도 하지
만). 그러나 유기와 무기수은 모두 결국 인지기능저하에 영향을 미칠
수 있기 때문에 수은 독성을 검사해 보는 것이 중요하다. 치과용 아
말감과 관련된 수은 독성의 어려운 점 중 하나는 아말감마다 누출
되는 수은 양이 다르기 때문에 아말감의 수와 아말감에서 누출되는
수은의 양이 비례하지 않는다는 점이다. 오히려 더욱 관련 깊은 것은
아말감의 표면적이다.

따라서 높은 무기수은 수치를 보이거나, 인지기능저하가 있다면
아말감을 제거하는 것이 좋다. 말처럼 간단하지는 않다. 제거 과정에
서 수은 누출로 인해 수치가 증가할 수도 있으므로 아말감 제거 중
수은 누출 방지 경험이 풍부한 전문 치과의사에게 아말감 제거 시술
을 받는 것이 가장 좋다. 또한 한 번에 한두 개의 아말감만 제거하고
다음 제거 시까지 수개월간의 공백을 둔 뒤 다시 한두 개를 제거하

는 과정을 반복하면 수은 노출이 최소화되고 제거할 때 축적되는 수은을 체외로 배설할 수 있는 시간을 확보할 수 있다.

구순포진 보통 헤르페스 바이러스 1형(Herpes simplex, HSV-1)이 원인이며 간혹 HSV-2가 원인이 되기도 한다. 구순포진은 매우 흔하며 재발 경향을 보이는데, 이는 헤르페스 바이러스가 우리 얼굴의 감각을 지배하는 신경세포 집단인 삼차신경절에 분포하고 있음을 시사한다. 다행히 이는 신경세포에 장기적인 손상을 미치지는 않는 것으로 보인다. 그러나 삼차신경절은 입술과 얼굴로 향하는 분지 하나와 뇌로 향하는 분지 각각으로 나뉘어 있으므로, 바이러스가 뇌에 접근할 수 있는 통로가 될 수 있다. 결국 바이러스는 입술에 도달하기 위해 한쪽 줄기를 "타고 내려갈 수" 있으며 다른 줄기를 따라 "타고 올라가서" 뇌에 도달할 수 있다.

헤르페스 바이러스와 알츠하이머병 간의 중요한 잠재적 관계를 연구해 온 루스 이츠하키(Ruth Itzhaki) 박사는 알츠하이머병 환자에게 헤르페스(herpes) 치료를 고려해야 한다고 지적한다. 대만에서 이와 관련된 매우 흥미로운 연구가 시행되었는데, 헤르페스가 재발했을 때 치료를 받으면 치매 발병률이 80%가량 감소하는 것으로 드러났다. 따라서 헤르페스 발병을 억제하는 것은 치매를 최소화하기 위한 전반적 계획 수립에 도움이 될 수 있으며 이를 위한 여러 가지 방법이 있다.

아시클로버(acyclovir)나 발라시클로버(valacyclovir) 사용은 헤르페스 발병 예방 및 발병 후 치료에 가장 효과적인 방법 중 하나이다. 이 약물은 독성이 거의 없으며 내약성이 우수하므로 몇 달 혹은 몇 년간 지속적으로 복용하는 경우도 있다. 일반적인 복용법은 하루

1-2회 500mg 또는 1000mg씩 경구 투여하는 것이다.

라이신(lysine), 부식산(humic acid) 또는 풀브산(fulvic acid) 같은 비약제성 접근을 선호하는 경우도 있다. 그러나 보완요법은 면역체계를 강화하여 면역체계 자체의 항바이러스효과를 돕는 방법이다. 이외 구두치(Tinospora cordifolia), AHCC(active hexose correlated compound), 프로폴리스, 마누카 꿀, 베르베린(혈당강하효과가 있으며 2형 당뇨에 흔히 사용), 저용량 날트렉손(naltrexone), 티모신 알파, 트랜스퍼 팩터 플라스믹(Transfer Factor PlasMyc) 같은 수많은 면역요법이 있다.

치주염 치주염은 잇몸 함몰과 관련된 치아주위의 염증을 말하며 특히 포르피로모나스 진지발리스(Porphyromonas gingivalis, P. gingivalis), 트레포네마 덴티콜라(Treponema denticola), 퓨조박테리움 뉴클레아툼(Fusobacterium nucleatum), 트리보텔라 인터미디아(Prevotella intermedia) 같은 박테리아에 의해 발생한다. 치아와 잇몸이 건강할 때는 이들 병원성 박테리아가 억제되지만 치아와 잇몸이 튼튼하지 못하면 이 유해균이 방어를 뚫고 침입한다. 그리고 여기서부터 충격적인 사실이다. 이 박테리아는 항상 입안에만 국한하여 존재한다고 생각했지만 놀랍게도 심혈관질환의 죽종(플라크), 증식 암세포, 알츠하이머병 환자의 뇌 같이 여러 수많은 질병에 나타나고 있다. 이 발견은 구강 박테리아가 혈류로 접근하여 혈관세포로 가는 길을 찾아 심혈관질환에 영향을 주며, 장기로 침입하여 암을 유발하고, 뇌로 유입되어 인지기능저하에 기여함을 시사한다. 이러한 발견은 찰스 휘트니(Charles Whitney) 박사가 지적한 것처럼 구강-전신 건강관리라는 전혀 새로운 전문 분야의 필요성을 강하게 시사한다. 즉 알츠하이며병과 전반적인 전신 건강과의 관계 연구의 결론과 마찬가지로 구강 건강과 만성 전신질환과의 관계를 고려해야만 한다는 것이다.

따라서 치아 건강관리는 인지기능저하 예방에 도움을 준다. 성공적 인지기능저하 예방을 위한 최선의 방법을 찾고자 한다면 다음 사항을 시도해 보자.

- 병원성 박테리아(P. gingivalis 등) 검사를 치과의사에게 문의해 보자. 고위험성 박테리아의 유무와 전반적인 구강 내 미생물 군집을 검사할 수 있다.
- 높은 수치의 병원성 박테리아가 검출되었다면 이를 줄이기 위한 덴탈시딘(Dentalcidin) 치약과 구강청결제를 사용하며 치과의사에게 균을 감소시킬 수 있는 방법을 문의한다.
- 구강세척기와 전동칫솔은 전체적인 구강 건강 증진에 도움을 준다.
- 간단하게 오일 풀링을 시도해 볼 수 있다. 코코넛 오일을 10분간 치아 사이로 가글하기만 하면 된다. 충치 유발균 감소에도 도움이 된다.
- 근관이 있으면 만성 감염의 원인이 될 수 있으므로 검사 및 제거 여부에 관해 치과의사와 상담하는 것이 좋다.
- 치은염(흔히 잇몸 출혈이 동반되는 잇몸 염증)이 있고 적절한 치료 후에도 치은염이 지속되는 경우, 구강 호흡이 치은염의 원인일 수 있다.
- 장내 미생물 군집의 최적화에 따른 효과처럼 병원성 박테리아를 줄이는 것 같은 구강 미생물 군집의 최적화는 분명한 이점

이 있다. 이를 위한 스트렙토코쿠스 살리바리우스(Streptococcus salivarius) 같은 구강 프로바이오틱스를 사용할 수 있다.

이러한 방법은 병원성 구강 박테리아를 최소화하고 치주염과 치은염을 줄이며 구강 미생물 군집을 개선하고 충치를 예방하며 치아와 잇몸의 모양을 개선하여, 구강 병원균이 뇌에 접근하는 것을 최소화한다. 이를 통해 인지기능저하를 예방할 수 있다.

제18장

성공하는 길

무언가 이루기에 너무 늦은 때란 없다.

—조지 엘리엇

당신만의 팀을 찾자

1. **나 스스로의 건강 지킴이가 되자.** 이 책을 읽는 것만으로도 뇌 건강에 영향을 미칠 수 있는 여러 요인을 습득할 수 있기 때문에 뇌 건강을 보호하는 데 큰 진전을 이루었다 볼 수 있다. 이로써 여러분은 자기 스스로의 건강 지킴이가 될 수 있다. 인슐린 저항성, 영양 및 호르몬 결핍, 염증, 독소 등을 멀리하는 것의 중요성을 배웠다. 달성해야 할 최적의 바이오마커 목표치를 알고 있으며 건강을 향한 여정에서 이를 관찰하고 조정할 수 있게 되었다.

2. **비슷한 생각을 가진 사람을 찾자.** 인지기능저하 예방을 위해

노력하고 있거나 사소한 인지기능 변화로 걱정하고 있는 사람은 비영리 단체 ApoE4 같은 온라인 지원 커뮤니티를 활용해 볼 수 있다. 이 웹사이트 가입자 대부분은 ApoE4 유전자를 한두 개 가지고 있으며 우리가 개발한 모델을 따르는 개별적 프로토콜을 적극적으로 활용하고 있다. 회원은 모든 연령과 모든 인지기능의 일반인, 학자, 과학자, 의사 및 기타 의료 전문가들로 구성되어 있다. 이들의 공통된 목표는 모두 인지기능 건강에 집중하는 것이다. 이들은 정기적으로 N-of-1 실험을 공유하고 최신 의학 연구를 분석하면서 건강을 향한 여정에서 서로를 돕는다. 많은 회원들이 스스로 건강검진을 신청하고 정기적으로 건강 지표를 관찰하고 조절한다. (직접 검진을 진행하고자 한다면 다음 페이지의 "성공을 위한 도구"를 참조.)

3. **기존 의료전문가의 도움을 받자.** 이상적으로는 여러분과 파트너십을 맺을 지역 의사를 찾는 것은 어려운 일이 아니다. 이미 존중과 신뢰의 관계를 구축한 의사의 도움을 받는 것이 가장 좋다. 어떤 환자들은 《알츠하이머의 종말(The End of Alzheimer's)》을 공유하며 긍정적 반응을 얻고 있다고 한다. 실제로 여러분과 파트너가 될 수 있는 똑똑하고 친절하며 자상한 의사, 의료보조인, 간호사들이 많이 있다. 처음에는 배우자나 친구와 같이 가는 것이 좋다. 여러분을 도와줄 수 있는 사람이 여러분과 함께 있다는 것만으로도 여러분의 간절함이나 요청 사항이 더욱 잘 전달될 것이다. 우리가 권고하는 건강 지표 검사는 기존 의료 전문가들에게는 매우 쉬운 검사법이다.

4. **기능의학 전문가의 도움을 받아보자.** 도움을 요청할 기존 의료

전문가를 찾지 못했다면 기능의학 전문가를 찾아보자. 기능의학 전문가는 환자 중심의 통합과학 의료적 접근으로 질병의 근원을 찾는 데 집중하는 추가 교육 과정을 수료한 각자의 전공 분야에서 면허를 취득한 (의사, 한의사, 전문 간호사 또는 의료 보조인력 등) 의료 전문가이다. 또한 면허를 취득한 영양학자, 영양사, 건강코디, 정신건강전문가 및 다른 사람들도 기능의학 인증을 받을 수 있다. 대증요법 의사의 초진 진료 시간이 7분에서 15분인데 비해 이들 전문가는 일반적으로 한 시간 이상 소요된다. 진료 시간이 길어질수록 더 상세한 병력 청취 및 진료가 가능해져 양질의 치료로 이어진다. 많은 기능의학 전문가들이 헬스 코디나 영양사와 협력하여 치료가이드를 제시한다. 그러나 기능의학 전문가 진료의 단점은 그들이 시행하는 진료내역 대부분에 건강보험 적용이 되지 않는다는 것이다.

5. **아폴로 헬스(Apollo Health, www.apollohealthco.com)를 사용해 보자.** 이 사이트는 환자가 직접 "인지검사(cognoscopy)"를 할 수 있게 해주며 인지기능장애, 뇌 훈련, 인지 평가, 영양 정보 등에 대한 최상의 치료 정보를 제공하는 뇌 건강 커뮤니티이다. 결과에 따라 특별한 관심 분야가 있거나 예방 쪽에 중점을 두는 경우 다른 많은 지원 기능과 더불어 브레드슨(Bredesen) 박사로부터 교육받은 의사와 연결해 주는 구독 서비스에 가입할 수 있다.

성공을 위한 도구

이 접근법의 핵심은 진행 상황을 정량화한 지속적인 데이터 수집이다. 여러분의 인지기능 보존을 위해 지속적으로 건강을 유지할 수 있도록 건강을 향한 여정 동안 데이터를 수집하도록 하자. 실시간 피드백과 주기적인 실험실 검사 및 인지기능 검사를 기반으로 여러분의 선택을 추적 및 수정하자. 아주 기본적인 도구부터 최상급까지 다양한 방법을 열거했다. 이 중 포도당과 케톤 미터 같은 일부 도구는 처음에는 기준점 평가를 위해 중요하지만 점차 과정이 진행될수록 중요도가 감소한다. 목록에 있는 모든 것을 해야 할 필요는 없다. 먼저 핸드북을 읽고 이미 가지고 있는 도구, 초기에 가장 도움이 될 만한 도구, 나중에 해도 괜찮은 도구 및 필요 없는 도구에 대해 신중히 생각해보자. 모든 사람이 각기 다른 단계에서 이 프로그램에 참여한다는 것을 잘 알고 있다. 여러분 중 일부는 핸드북에 설명되어 있는 몇 가지(혹은 아주 많은 개수) 전략을 이미 연습하고 있을 것이다. 아주 훌륭하다! 여러분의 여정을 향상시켜 줄 수 있는 도구에 집중하자. 여정이 진행되면서 다양한 도구의 필요성이 점점 자라날 것임을 주지하자.

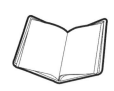 **일지쓰기** 여러 변화를 기록할 수 있는 일지쓰기를 적극 권장한다. 여러분이 새로운 생활 방식을 채택하고 적용하는 속도에 관계없이 여러분(또는 배우자나 보호자)은 임상 시험을 수행하는 과학자가 사용하는 용어인 수석 조사관이 될 필요가 있다. 각각의 과정을 수행하며 수행 전과 후의 차이를 기록하는 것이 좋다. 일지기록은 여러분이 수행하는 다양한 전략 과정의 긍정적, 부정적 효과를 관찰할 수 있을 뿐 아니라 여러분이 어떻게 반응하는지에 영향을 미칠 수 있는 다른 요소를 확인할 수 있게 한다. 일지를 쓰면 진

행 상황을 객관적으로 판단하고 필요에 따라 조정할 수 있다.

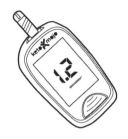

혈당과 케톤 모두 측정 가능한 장치 란셋(한쪽 끝에 작은 스프링식 바늘이 달린 펜 같은 기구)으로 채혈한 혈액 한 방울을 별도의 검사용 스트립에 떨어뜨려 혈중 포도당과 케톤 수치를 측정하는 소형 휴대용 장치이다. 혈당과 케톤(특히 낮은 BHB수치)을 정확하게 측정하는 기기를 사용하는 것이 중요하다. Precision Xtra와 Keto-Mojo 혈당/케톤 측정기기는 모두 우수한 측정 성능을 가지고 있다. Keto-Mojo 검사용 스트립은 상당히 저렴한 편이나 Precision Xtra도 온라인 할인 구매 시 비슷한 가격으로 구입할 수 있다. 혈당/케톤 측정기를 사용하면 초기 관찰 및 적응에 많은 도움이 될 것이다. 초기 이후에는 주기적으로 한 번씩 또는 이상 반응이 느껴질 때만 측정하면 된다. (사용 팁: 혈액 검사에 비해 소변 케톤 스트립은 낮은 수치의 BHB 측정에 정확하지 않다. 호흡 케톤 측정은 다른 종류의 케톤인 아세톤을 측정하나 저항성 녹말 및/또는 알코올과 같은 일부 탄수화물에서 유래된 메탄에 의해 왜곡되어 일관되지 않은 결과가 나올 수 있다.)

혈당 측정에 관한 팁

- 당뇨가 있어 혈당강하제를 복용 중이라면 프로그램 시작 전 담당 주치의의 협조를 얻어 두는 것이 좋다. 케토플렉스 12/3 프로그램은 궁극적으로 혈당강하제의 필요성을 줄이거나 없앨 수 있다. 따라서 담당 주치의로부터 혈당 수치 개선에 따른 약물 복용량 감량에 대한 지도를 받는 것이 좋다.

- 혈당 측정값을 기록하여 변화 과정을 추적 관찰한다. 혈당 측 정은 신체가 음식이나 끼니에 따라 어떻게 반응하는지 관찰할 수 있는 실시간 데이터를 얻을 수 있게 한다.

- 혈당 측정법은 제조사 지침을 따르도록 한다. 혈당 검사 스트 립은 저렴하고 보편적으로 사용 가능하다.

- 아침 커피, 보충제, 약물 복용 이전에 공복혈당을 측정하는 것 이 좋다. 목표는 70에서 90mg/dL사이이다(3.89-5.00mmol/L).

- 수치가 이 사이에 해당된다면 인슐린 감수성이 있는 것이다. 특정 음식에 대한 반응을 보고자 하는 것이 아니라면 매 끼니 마다 식후 측정을 할 필요는 없다. 1-2주간 공복 혈당을 지속 적으로 관찰하여 정상 범위 내에 머무르는지 확인한다. 이따 금 정상 범위를 벗어난다면 식후 측정으로 넘어간다.

- 측정값이 권장 범위보다 높다면 매 식후마다 혈당 체크를 하 여 혈당을 높이는 음식을 판별한다. 그리고 이를 식이에 반영 할 수 있도록 한다.

- 식후 측정은 보통 식후 1시간 및 2시간 후에 시행한다. 지연성 혈당 상승을 보이는 경우도 있기 때문에 첫 번째 측정값이 정 상 범위라 하더라도 두 번째 검사를 하는 것이 좋다.

- 식후 1시간 혈당의 정상 범위는 90-125mg/dL(5.00- 6.94mmol/L) 사이이다. 식후 2시간 혈당 목표치는 90-110mg/ dL(5.00-6.11mmol/L)이다. 일반적인 식사 5시간 후 혈당은 공 복 혈당 수치와 같은 70-90mg/dL(3.89-5.00mmol/L)로 돌아 와야 한다.

- 측정값이 제시된 목표 수치보다 높다면 고혈당을 유발하는 음

식을 찾아내는 것이 도움이 된다. 명백한 용의선상에는 포도당이나 과당, 심지어 과일 같은 "건강한" 단음식이 있을 수 있다. 흰감자, 쌀, 귀리, 파스타 및 빵 같은 녹말 탄수화물이 주된 원인이기도 하다. 고구마조차도 혈당 상승을 유발할 수 있으므로 소량 섭취가 권고된다. 다른 유발 원인으로는 콩과 식물 같은 저항성 전분 및 퀴노아이다. 또한 식사 시 영양소를 과량 섭취하는 것도 고혈당을 유발할 수 있다. 탄수화물 또는 과잉 단백질도 의심해 볼 수 있다.

■ 위 유발 원인을 건강한 지방(올리브, 아보카도, 견과류, 씨앗류〈olives, avocados, nuts, seeds〉)과 녹말이 없는 야채로 다음 식사부터 바꾸어 보자. 식후 혈당 측정을 지속하고 신체 반응을 관찰한다.

■ 모든 사람들은 유전, 건강 상태, 장내 미생물 군집 상태, 스트레스 정도 및 기타 수많은 요인에 따라 같은 음식에도 전혀 다른 혈당 반응을 보인다. 스트레스, 수면 부족, 호르몬 상태 및 기타 여러 외부 요인으로 각자 같은 음식에도 다양한 혈당 반응이 나타날 수 있다. 요인을 분석하고 해결하면 혈당 치료에 도움이 될 것이다.

■ 일단 케톤에 적응하면, 즉 에너지 발생을 위한 주 연소 대상이 포도당에서 지방으로 전환되면, 아침 공복 혈당이 시간 경과에 따라 약간 증가할 수 있다. 이때 케톤을 함께 측정하면 도움이 될 수 있다. 케톤값이 0.5mM 이상일 경우 특히 당화혈색소와 공복 인슐린 수치가 정상 범위에 해당한다면 아침 공복 혈당의 일시적 증가가 큰 영향이 없음을 시사한다.

■ 몇 주간 케톤에 적응이 되었다면 신진대사의 유연성을 유지하도록 1주에 하루는 탄수화물 섭취량을 늘려 포도당 연소 상태로 전환하도록 할 수 있다. 에너지원의 주 연소 대상을 포도당에서 지방으로 전환하는 능력을 대사 유연성이라고 하며 최적의 건강 상태를 나타낸다. 이 케톤증 전환 과정에서 수반되는 인지적 몽롱함이 나타날 수 있다. 이러한 인지기능 변화를 기록하여 변화를 관찰하도록 하며 다음 식사부터 키토제닉(keto-genic) 식단으로 되돌리도록 한다.

■ 운동 후에는 일시적 혈당 상승이 나타날 수 있다. 운동으로 인한 에너지 요구량에 맞추어 간에서 더 많은 포도당을 분비하는 것이다. 이는 보통 특별한 의미가 없으며 빠른 시간 내에 운동 전 혹은 그보다 더 낮은 수치로 내려간다.

케톤 측정에 관한 팁

■ 공복 혈당이 목표 범위인 70-90mg/dL(3.89-5.00mmol/L)이 될 때까지 자가 케톤 생성(장기적 목표인 내인성 케톤증)이 잘 되지 않을 가능성이 있으며 인슐린 저항성 정도에 따라 수 주에서 수개월이 걸릴 수 있다. 이 시기 전 케톤 보충제(코코넛 오일, MCT 오일 또는 케톤 솔트나 에스테르)를 사용하는 것이(외인성 케톤증) 좋은 대체 수단이 될 수 있으며 일시적으로 케톤증이 생길 수 있지만 이 단계에서 케톤 적응이 되지는 않는다.

■ 혈중 케톤 수치를 측정하면 지방을 연소하고 있음을 나타내는 연료 케톤의 주요 공급원으로 포도당과 지방 중 무엇이 주로

연소되고 있는지 판단하는 데 도움이 되는 실시간 데이터를 얻을 수 있다.

- 개발자의 지침을 따르도록 한다. 케톤 검사 스트립은 혈당 스트립에 비해 비싸다. 일단 케톤 적응이 되면 이전과의 차이를 느끼고 정기적인 검사가 필요 없어지게 될 것이다. 달라진 BHB수치와 함께 전혀 다른 인지기능과 기분, 활력을 느낄 수 있을 것이다.

- 공복 혈당이 정상 범위라면 공복 혈당을 측정하면서 공복 케톤을 함께 측정하기를 시작할 수 있다. 손이 빠르다면 한 번 채혈로 모두 측정할 수 있다. 처음엔 어려울 수 있지만 거듭할수록 쉬워질 것이다. 이때 BHB가 다양한 이유로 일반적으로 가장 낮은 수치를 보일 때라는 점에 유의한다. 0.5mM를 초과하는 모든 수치는 공복 검사 범위에 해당한다.

- 인슐린 저항성 치료와 인지기능 개선을 위한 목표는 0.5에서 4.0mM의 케톤 수치를 유지하는 것이다. 증상이 진행된 경우 더 높은 1.0에서 4.0mM 같은 더 높은 목표 범위를 필요로 한다. 위험 징조가 있거나 예방을 목적으로 하는 경우 더 낮은 범위를 목표로 해야 한다. 각자의 반응을 참고로 하여 적절한 목표 범위를 찾으면 된다.

- 금식이 길어지면 BHB 수치는 오히려 상승한다. 글리코겐 저장이 고갈되면 신진대사가 유연한 사람은 대체 연료로 케톤체를 생성하기 시작한다.

- 금식 종료 전 BHB 검사를 하고 싶을 수도 있다. 아침 공복 수치보다 오히려 더 높을 가능성이 높고 심지어 하루 중 최고값

을 보일 수도 있다.

- 운동을 하면 간에서 운동에 따른 요구량을 맞추기 위해 더 많은 혈당을 분비하여 BHB 수치가 일시적으로 떨어질 수 있다. 이는 일시적일 뿐으로 큰 의미는 없다. 운동은 궁극적으로는 회복 후 더 높은 케톤증을 유발한다.

- 뇌 건강을 위한 식품 피라미드(Brain Food Pyramid)에 소개된 대로 적절한 단백질과 많은 건강한 지방과 함께 탄수화물이 적은 식단을 섭취하면 BHB 수치를 하루 중 일정하게 유지하고 증가시키는 데 도움이 된다.

- 식후 BHB 수치가 저하된다면 탄수화물이나 단백질을 과량 섭취하고 건강한 지방을 적게 섭취한다는 것을 시사한다.

- 일부에서는 신진대사의 건강 상태, 단식, 운동 및 식사 일정에 따라 하루가 끝날 무렵 케톤 검사를 시행하는 것이 가장 높은 BHB 수치를 보인다. 이는 세 가지 케토플렉스 12/3전략인 단식, 운동, 식이요법을 모두 시행했기 때문이다.

- 일단 케톤증에 적응이 되고 나면 평소와 다른 허기나 인지기능 및 에너지의 저하 또는 기분의 변화와 같은 이전과 다르게 느껴지는 모든 것들에 대해 주의를 기울이도록 한다. 이는 케톤증을 벗어나 포도당 연소 단계로 되돌아갔다는 단서가 될 수 있다.

- 평소보다 더 배고픔을 느끼게 되었다면 이 역시 체중 감소의 신호가 될 수 있다. 체중을 측정하도록 하자. 너무 많은 체중이 감량되었다면 제8장 "체중을 늘리는 전략"을 참고하자.

- 수면 부족, 스트레스, 질병 같은 다른 요소도 케톤 수치에 영

향을 미칠 수 있다. 케톤증이 갑자기 잘되지 않는다면 재적응을 위해 이 가이드라인의 처음으로 돌아가서 다시 수행하도록 한다. 일단 신체가 지방 연소에 익숙해지면 어렵지 않게 할 수 있을 것이다. 소량의 코코넛 오일이나 MCT를 잠깐 사용하는 것이 도움이 되기도 한다.

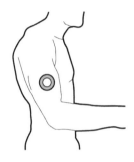

연속 혈당 측정기(Continuous Glucose Monitoring, CGM) 누구나 의미 있는 결과를 얻을 수 있는 측정 기기이다. 최대 14일간 매 1분에서 10분마다 혈당을 측정할 수 있다. 피하에 작은 센서를 삽입하여 (팔에 통증이 적은 패치 형태로 부착) 실시간으로 여러분의 스마트폰이나 스마트워치로 데이터를 전송하여 특정 음식이 혈당에 미치는 영향을 관찰할 수 있게 해 준다. 연속 혈당 측정기는 수면 중에도 혈당을 검사할 수 있어 수면 중 혈당 저하를 알 수 있게 해 준다. 연속 혈당 측정기는 비교적 저렴하지만 의사의 처방 하에 사용 가능하다.

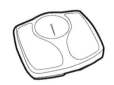

정확한 체중 측정기 비싼 비용을 지불할 필요는 없다. 의료기관에서 사용하는 측정기와 비교하여 측정기가 정확한지 확인만 하면 된다. 항상 동일한 옷(하루 중 거의 같은 시간)을 입고 체중을 측정하도록 하자. 케토플렉스 12/3 생활 방식이면 체중 감량은 매우 쉽다. 목표수치라면 아주 훌륭하다! 그렇지 않다면 (혹은 이미 최적의 체중을 갖고 있다면) "체중을 늘리는 전략"에 체중을 유지하거나 늘리는 방법이 소개되어 있다. BMI 18.5미만인 여성과 19미만인 남성에 해당하는 저체중은 인지기능건강에 부정적 영향을 미칠 수 있다.

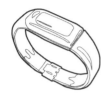

만보계 만보계는 걷는 (또는 달리는) 동작으로 발생하는 모든 걸음을 세어 활동 수준을 측정하는 데 도움이 되는 소형 휴대용 장치이다. 만보계 사용 지침에는 정확도를 위해 기기를 보정하라는 지침이 있다. 평소 가장 많이 걷는 보폭을 유지하며 정확도를 확보한다. 와이파이가 지원되지 않는 저렴한 모델이 운동 중 전자기장 노출을 줄일 수 있으므로 이를 추천한다. 인기 있는 최신 모델을 사용하고 싶은 마음이 들 수도 있는데, 물론 나쁜 선택은 아니지만 소량의 방사선에 노출된다는 사실을 주지해야 한다.

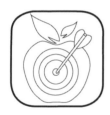

크로노미터(Cronometer) 크로노미터는 대량영양소 비율을 추적하는 기능을 비롯한 여러 유용한 기능을 제공하는 무료 온라인 음식 일기이다. (대량영양소란 단백질, 지방 탄수화물 같이 우리가 많은 양을 필요로 하는 영양소를 말한다.) 사용 지침은 "대량영양소 비율 추적" 항목을 참조한다. 처음 케톤증에 이르고자 할 때 도움이 될 수 있다.

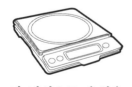

디지털 음식 계량기(Digital Food Scale) 대량영양소 비율을 추적 관찰하기로 마음먹었다면 양질의 음식 계량기가 필요할 수 있다. 옛날 방식으로 음식을 계량하는 것보다 많은 시간을 절약할 수 있다. 대부분 크로노미터에 맞추어 그램과 온스 등 측량 단위를 변경할 수 있다. 또한 용기 무게를 미리 측정할 수 있는 용기 무게 제외 기능이 있어 이후 기계가 자동으로 용기 무게를 감산하여 음식의 무게만을 직접 제공한다.

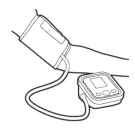

혈압 측정기 가정용 자동 혈압 측정기는 많은 도움이 된다. 고혈압으로 약물을 복용 중이거나 저혈압을 경험한 경우 모두 혈압 측정은 중요하다. 정확한 가정용 혈압 측정기는 저렴하며 보편적으로 사용이 가능하다. 케토플렉스 12/3 생활 방식은 혈압을 낮추어 궁극적으로 혈압약 복용이 필요 없어지게 할 것이다. 케토플렉스 12/3 접근 방식과 함께 혈압강하제를 복용 프로그램을 시작하면 오히려 너무 혈압이 낮아질 수 있다. 어지럼과 피로 같은 증상이 동반될 수 있다. 담당 의사와 약물 감량 시기에 대해 주의 깊게 관찰하고 의논하도록 하자. 이미 저혈압이 있다면 혈압이 더 낮아질 수도 있음에 유의하자. 식단에 적절한 양의 나트륨을 넣는 것이 증상 완화에 도움이 된다.

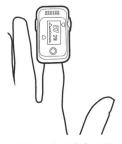

iHEART 맥파속도 측정기 iHEART는 맥박 산소 측정기를 손가락에 끼우기만 하면 동맥 탄력도를 측정하여 데이터를 핸드폰이나 태블릿으로 전송할 수 있게 해 주는 개인용 소형 휴대 심장 모니터링 장치이다(역자 주: 이 제품은 아직 국내 온라인-오프라인에서 모두 구할 수 없다. 대신 맥파전달속도 측정이 가능한 의료기관이 존재하므로 이를 참조하여 활용하자). 이 정보를 활용한 알고리즘을 통해 생물학적 연령을 산출하기도 한다. 케토플렉스 12/3 적용이 심장 건강에 미치는 영향을 관찰하는 좋은 수단이다.

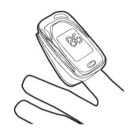

연속산소포화도 측정기 인지기능저하와 밀접한 관련이 있는 야간 산소 불포화도를 초래 가능한 수면 무호흡증(및 기타 조건)을 감별할 수 있는 소형 휴대용 장치이다. 제14장에 보다 자세한 활용방법이 기술되어 있다.

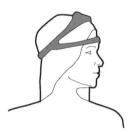

수면 추적 장치 손가락이나 손목에 착용하거나 침대 옆 탁자 또는 침대 시트나 매트리스 아래에 둘 수 있는 수면 추적 장치는 아밀로이드-베타 청소에 도움이 되는 수면의 질과 지속시간에 대한 정보를 제공한다. 수면 추적기는 뇌파를 직접 측정하는 것이 아니라 반대로 입력되는 정보(움직임, 심박수, 호흡)의 조합을 사용하기 때문에 본질적으로 정확도가 떨어지며 수면의 질과 지속시간에 대한 대략적인 평가 목적으로 가장 흔히 사용된다.

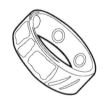

오라링(OURA RING) 데이터 수집을 좋아하는 독자들에게는 오라링이 좋을 것이다. 스타일리쉬한 (남성적이기는 하지만) 반지처럼 보이지만 실제로는 첨단 생리 정량화 장치이다. 수면, 심박수, 심박변이도, 활동량, 체온, 움직임, 호흡 등등을 와이파이를 사용하지 않고 측정한다.

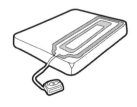

칠리패드(CHILIPAD)와 울러(OOLER) 야간에 집 전체를 냉방할 필요 없이 회복 수면을 할 수 있게 해 주는 매트리스 쿨링 패드 시스템이다. 전자 온도 조절 장비가 침대로부터 최소

18인치 (또는 그 이상) 멀리 설치되어 매트리스 패드 전체에 냉각수를 재순환하여 직접적인 전자기파 노출을 최소화한다. 칠리패드는 1세대가 출시되었으며 올러는 새 모델이 발표되었다. 가격은 비싼 편이다(역자 주: 국내에서는 해외직구를 통해서 구입 가능하다). 비록 구입 단계에서는 비쌀 수 있지만 장기적으로는 비용(과 에너지)을 아낄 수 있다. 아주 온난한 기후에 살고 있거나 냉방이 잘되지 않는 방에 매우 적합하다.

혈액 검사 (역자 주: 원서에서는 국내에서는 허용되지 않은 비의료기관과 환자 간 직접검사를 소개하고 있다. 하지만 국내에서는 적용이 어렵다. 미국과 달리 우리나라는 가까운 의원에서도 기본적인 혈액 검사가 가능하므로 의료기관에 방문하여 진행하는 것을 추천한다.) 현재 시행 중인 여러 전략이 건강에 미치는 영향을 추적 관찰하고자 할 때 매우 유용하다. 제1장의 표 1에 인지기능검사(인지 건강 평가)에 대한 실험실 검사 및 목표수치에 대한 목록이 정리되어 있다. 이 점을 참조하여 검사결과에 대한 판단을 할 수 있겠다.

유전자 검사 (역자 주: 원서에서는 국내에서는 허용되지 않은 비의료기관과 환자 간 직접검사를 소개하고 있다. 하지만 국내에서는 적용이 어렵다. 미국과 달리 우리나라는 가까운 의원급에서도 관련 유전자 검사 시행이 가능하므로 유전자 검사를 시행하는 의료기관에 방문하여 진행하는 것을 추천한다.) 알츠하이머병 위험성을 판단하는 ApoE4 유전자 상태를 포함한 여러 건강 정보를 제공하는 검사를 받아보면 좋겠다.

몬트리올 인지 평가(MONTREAL COGNITIVE ASSESSMENT, MOCA) MoCA는 다양한 전략이 인지기능에 미치는 영향을 평가하고 추적하는 인지 선별 검사이다. 자체 관리가 가능한 버전과 파트너가 간단한 지침을 주어야 하는 버전이 있다. 약 10~12분이 소요되는 이 선별 검사는 학습 효과를 피하기 위해 매번 다른 버전을 사용하여 매월 수시로 반복할 수 있다. MoCA는 극초기의 인지기능 변화를 식별할 정도로 민감하지 않을 수 있음은 참조 바란다.

BRAINHQ BrainHQ는 과학적으로 입증된 방법을 사용하여 인지를 향상시키는 구독 기반 온라인 두뇌 훈련 시스템이다(역자 주: 국내에서도 어플리케이션을 다운 받을 수 있다). 다양한 인지 수준에 도움이 될 수 있도록 디자인되었으며 보다 많은 도전적 게임을 제공하여 인지 수준 향상에 지속적으로 적응한다. BrainHQ는 또한 비슷한 연령대의 다른 사용자와 비교하여 주의력, 뇌 속도, 기억력, 대인 기술, 지능 및 탐색 능력에 대한 최신 인지 평가를 제공한다. 전반적인 인지 기능 수준 추적 관찰 수단으로 사용할 수 있다. (자세한 내용은 제16장을 참조 바란다.)

이 목록이 전부가 아니며 구체적인 전략을 설명하는 각 챕터에서 추가적인 도구를 찾을 수 있다.

PART 3

핸드북 2: 추가 무기

제 19 장

치매 유발 물질: 알츠하이머병 수프에 빠져 있는 우리

제대로 돌아가는 것이 아무것도 없어

(Something is rotten in the state of Denmark)

—윌리엄 셰익스피어, 햄릿

세계에서 치매로 인한 사망률이 가장 높은 곳은 핀란드인데, 그 원인 중 하나로 곰팡이에서 비롯된 진균독소가 지목되고 있다.[1] 따라서 셰익스피어가 말했듯이 핀란드에서 무엇인가 잘못되었을 수 있다. (something is rotten in the state of Finland.) 하지만 이는 비단 핀란드만의 문제가 아니라 전 세계의 문제이며 우리는 이전까지의 역사에서 겪어본 적 없는 독소에 계속 노출되고 있다. 우리는 알츠하이머병의 위험성을 증가시키는 오염된 공기를 흡입하고 있다.[2] 참치나 황새치 같은 수은이 축적된 생선을 섭취하고 있다. 글리포세이트가 쌓인 채소를 먹고 있다. 우리 집에 있는 곰팡이가 생성하는 신경독성 물질에 부비동을 잠식당하고 있다. 벤젠과 톨루엔을 내뿜는 파라핀 양초를 피운다. 살충제와 비소로 오염된 물을 마신다. 심지어 수천 마일 떨어진 곳에서 석탄을 태울 때 뿜어져 나오는 수은도 뒤집어쓴다. 간단히 말하면 우리는 매일 알츠하이머병 부야베스(bouillabaisse, 역자 주: 부야베스는 프랑스 마르세유에서 기원한 프로방스 전통 생선 스튜) 안에 빠져 있는 셈이다. 따라서 지속적인 해독은 매우 중요하며 해독 과정의 붕괴는 인지기능감소의 위험도를 증가시킨다.

우리는 모두 발암 물질(암을 유발하는 화학 물질)에 가까이 노출되어 있다. 브루스 에임스(Bruce Ames) 교수가 발암 물질 검출을 위해 개발한 에임스(Ames)검사 덕분에 우리가 노출되는 음식, 물, 미용 제품 및 기타 물질에서 발암 물질을 검출할 수 있다. 그러나 현재 우리가 매일 노출되고 있는 치매 유발 물질(치매를 유발하는 화학 물질)에 대한 유사 검사는 없다. 이 독성 물질은 금속과 기타 무기 화학 물질, 톨루엔 및 살충제 같은 유기 화학 물질, 곰팡이 같은 살아 있는 유기체에서 생성되는 독소인 생체독소 총 세 가지 분류로 나눌 수 있다.

셀레스트는 60세 여성으로 57세 무렵부터 집중력에 문제가 생겨 업무에 지장이 생겼다. 조직적인 사고에 어려움을 겪으면서 점점 기억을 잃어갔다. 처음에는 막연히 알츠하이머병 가족력 때문 아닐까 했는데, MRI에서 동일 연령대의 1%보다 작은 심하게 위축된 해마를 발견하면서 보다 많은 것이 명확해졌다. 소변에서 두 가지 진균독소(오크라톡신A와 글리오톡신)가 발견되어 3형(독성) 알츠하이머병 진단을 내렸다. 리코드(ReCODE) 프로토콜을 시작했고 증상이 개선되었다. 그녀의 집에서 여러 차례 누수가 발생했을 때 곰팡이에 다시 노출되고 인지기능감퇴가 발생했지만 곰팡이가 제거되면 다시금 인지기능이 좋아졌고 프로토콜 적용을 유지했다. 그러나 신장 결석 발병 뒤, 그녀는 매우 힘든 하루를 보내야만 했다. 결석은 심한 통증을 유발했고 수술이 필요했기 때문에 마취와 마약성 진통제를 처방 받았다. 그 뒤 다시 인지기능저하가 시작되었으며 수주 동안 회복되지 않았다.

셀레스트의 사례는 치매 유발 물질의 중요성을 보여준다. 치매 유발 물질의 영향은 부가적인 경향이 있어 마취제나 재노출 같은 전반적 독성 부담을 증가시키거나 스트레스, 수면 장애, 글루타치온 감소, 간 및 신장 손상 등 지속적인 해독능 감소를 일으켜 인지기능이 감소하게 만든다. 게다가 치매 유발 물질에 대한 노출이 해독 속도를 넘어서면 인지기능 감소는 지속되며 수년간 이어질 수도 있다. 다만 치매 유발 물질에 대한 노출이 줄어들고 해독능이 증강되면 긍정적인 방향으로 움직이며 다시 인지기능 개선이 이루어질 수 있다.

따라서 인지기능저하에 영향을 미치는 독성 물질을 확인한 후 (셀레스트처럼 보통 두 가지 이상에 해당한다.) 이에 대한 노출을 최소화하고 분해 및 배설을 위해 가능한 모든 조치를 취하는 것이 가장 중요하다. 해독 과정에 대한 통찰력을 제공하는 두 권의 훌륭한 책이 있다. 조세프 피조르노(Joseph Pizzorno) 박사의 《독소 해결법(The Toxin Solution)》은 살충제, 수은, 마취제 같은 화학 독성 물질 해결에 가장 유용하며, 네일 나탄(Neil Nathan) 박사의 독소(Toxic)는 셀레스트가 노출되었던 진균독소 같은 생체독소에 대해 가장 잘 소개하고 있다.

따라서 치매 유발 물질에 대한 첫 번째 대처는 "무엇에 노출되었는지를 감별"하는 것이다.

■ 혈액, 소변, 심지어 모발 검사만으로도 간단히 금속 독성 물질

을 확인할 수 있다. (간단 퀴즈: 닭고기, 지하수, 쌀, 그리고 성난 연인들의 공통점은 무엇일까? 답은 비소!) 기억해야 할 한 가지 중요한 주의사항은 해산물에는 무독성 비소가 존재하여 위양성 결과를 초래할 수 있기 때문에 비소 검사를 진행하기 1주 전에는 해산물 섭취를 금해야 한다는 점이다(비소는 해산물의 보호 분자에 묶여 있는데, 그 모습이 알츠하이머병의 아밀로이드를 연상시킨다, 그렇지 않은가?).

수은 같은 금속은 혈액과 소변뿐 아니라 뇌, 간, 뼈 및 장기에도 축적된다. 그래서 많은 의사들이 금속 검출 및 전반적인 부하에 대해 더 정확히 알기 위해 소변 채취 전 결착제 사용을 선호한다.

독성 금속을 검사하는 가장 간단한 방법은 혈액 검사인데, 일반적으로 혈액을 채취하여 수은, 납, 비소, 카드뮴, 철, 구리 및 아연 수치를 측정할 수 있다. 그리고 철, 구리 및 아연은 실제로 적정량이 건강 유지에 필요하지만 과도한 양은 유독할 수 있다.

릴리아나는 사물을 인지하는데 어려움을 겪는 60세 여성이다. PET 스캔 및 척수 검사 후 알츠하이머병으로 진단받았다. 그녀는 일반적으로 알츠하이머병 위험 유전자인 ApoE4가 없었으나 매우 높은 수치의 수은과 비소가 검출된 것으로 밝혀졌다. 또한 검사 결과, 생체독소에 대한 노출도 확인되었다. 세계무역센터 먼지구름(세계무역센터 붕괴 당시 발생한 먼지 구름)에 과량 노출되어 3형(독성) 알츠하이머병이 발병한 것으로 의심되었으며, 이 의심은 그녀가 세계무역센터 먼지구름과 높은 관련성을 지닌 암에 걸렸을 때 비로소 더욱 명확해졌다.

9/11 테러 당시 세계무역센터에서 뿜어져 나온 먼지 구름은 추락한 비행기의 제트 연료에서 컴퓨터와 건물의 금속과 건물 내부의 진균과 박테리아, 단열재에서 나온 석면 및 유리 입자, 연소된 플라스틱에서 나온 다이옥신과 변압기의 PCB(폴리염화바이페닐)까지 수많은 독소로 가득했다. 평생에 걸쳐 노출될 독소의 양이 몇 시간에서 며칠에 걸쳐 집중된 것 같았다. 당시 주변 지역 주민뿐 아니라 최초 대응자에게도 심각한 폐질환, 경우에 따라 암 발병도 있었다. 그러나 유독성 징후는 거기서 그치지 않고 대응자의 15.8%에서 15년 내 인지기능장애가 발병했다.[3] 최초 대응자들보다 노출은 적었지만 그럼에도 불구하고 널리 확산된 먼지 구름이 뉴욕의 많은 시민들에게 장기적으로 어떤 영향을 미칠지 아직 알려진 바는 없지만 여전히 초유의 관심사로 남아 있다.

릴리아나의 경우, 수은과 비소 수치가 높았을 뿐 아니라 진균독소에 노출되었을 가능성도 제기되었다. 금속 중에서도 수은이 알츠하이머병과 가장 크게 연관된다. 그러나 알츠하이머병의 아밀로이드와 그 전구체인 APP(amyloid precursor protein, 아밀로이드 전구체 단백질)는 실제로 금속과의 결합에 특화되어 있기 때문에[4] 우리가 알츠하이머병이라고 부르는 소위 '보호 축소 반응'이 금속 노출에 의해 유발될 수 있다는 가정은 매우 자연스럽다고 볼 수 있다. 또한 납, 카드뮴, 철, 구리 및 준금속인 비소 같은 여러 금속에 노출되면 전반적인 해독 과정이 억제될 수 있다. 알루미늄 역시 알츠하이머병과 관련이 있으며 여전히 논란의 여지는 있지만 알루미늄이 실제로 알츠하이머병의 금속 위험 인자로 밝혀질 가능성도 존재한다.

■ 유기독소 노출 정도는 검사를 통해 확인 가능하다. 글리포세이트가 발암물질일 뿐 아니라 신경독소라는 근거가 갈수록 늘고 있기 때문에 검사 시 이를 포함시켜 알아보는 것이 좋다.[5] 또한 위에서 언급한 것처럼 이러한 모든 유기독소는 전반적인 독성 부담을 가중시켜 글루타치온(주요 세포해독제이자 항산화제)을 감소시키고 신체의 해독능을 방해하여 기존에 방어가 가능했던 많은 독소에 대한 노출이 증가할 수 있다.

이슬라는 회사에서 "멀티태스킹 원더우먼"으로 불리는 50세 임원으로 48세부터 단어 찾기와 언어기능에 어려움을 겪기 시작했다. 증상은 점점 진행되어 PET검사, 아밀로이드 PET스캔, 요추 천자 검사를 받았고, 이 모든 검사 결과 알츠하이머병으로 인한 일차성 진행성 실어증(primary progressive aphasia, PPA)으로 진단되었다. 표준 치매 검사 결과는 음성이었지만, 독성 검사 결과 벤젠, 포름알데히드, 수은이 매우 높은 수치를 보였다. 남편과의 추가 면담에서 그녀가 오랫동안 파라핀 양초를 피우며 일했다는 것을 알 수 있었다. 심지어 연기가 너무 자극적이어서 아내의 직장에 찾아가는 것을 피할 정도였다고 했다.

이슬라의 검사 결과는 파라핀 양초에 매우 강한 독소가 있음을 시사했다. 파라핀 양초는 매우 독성이 강하기 때문에 자주 양초를 켜야 한다면 파라핀보다 밀랍 양초 사용을 사용하길 바란다!

최근 세계보건기구[6]가 제초제인 글리포세이트를 발암물질로 지정했는데, 언젠가는 신경독소로도 지정될 가능성 역시 존재한다. 글리포세이트는 1974년부터 사용되었으며 세 가지 작용기전을 가진다. 첫째 망간, 구리, 아연 같은 금속에 결합하여 이러한 금속을 필요로 하는 효소의 작용 경로를 변화시킨다.[7] 둘째 식물이 주요 아미노산을 만드는데 필요한 쉬키메이트(shikimate) 경로를 차단한다. 이것이 바로 훌륭한 제초제 역할을 하게 하는 방법이지만 불행히도 쉬키메이트는 박테리아에게도 필수적이다! 그렇다, 우리의 장내 미생물 군집으로 신진대사, 합성 그리고 우리를 보호하는데 의존하는 바로 그 박테리아다. 그러므로 당연하게도 이러한 중요한 경로를 차단하면 장내미생물 군집이 손상되어 장내 박테리아에 부정적인 영향을 줄 수 있다. 셋째 글리신 메틸염산염인 글리포세이트(즉, 우리 몸의 아미노산 글리신과 매우 유사하다)가 일부 단백질에서 글리신을 대체하여 정상 기능을 방해하는 것으로 밝혀졌다.[8]

따라서 아직 글리포세이트가 신경독소로 지정될지는 모르지만 이론적, 역학적, 일화적 근거를 조합해보면, 우리가 높은 글리포세이트 수치를 가지고 있지는 않은지 알아야 하며 만일 그렇다면 발암 작용을 억제하기 위해 최소한으로 필요한 해독 과정을 거쳐야 한다고 말해주고 있다.

■ 소변 진균 검사로 생체독소 노출 여부를 확인할 수 있다. 또한 면역체계 반응으로 노출 여부를 알 수 있는데, 생체독소에 노출되면 흔히 C4a, TGF-베타-1, 매트릭스 메탈로프로테아제-9(MMP-9 : matrix metalloproteinase-9), 렙틴(leptin), 혈관내피성장인자(VEGF)와 멜라닌 세포 자극 호르몬(MSH) 감소를 보인다. 또한 시각적 명암 민감도(Visual Constrast Sensitivity, VCS) 검사를 활용할 수도 있다. 회색의 미세한 음영을 얼마나 잘 구분해내는지 평가하는 검사이다. 생체독소 노출이 있으면 음영 구분 능력이 저하된다.

■ 식이 습관과 생활 방식, 생화학 검사, 해독 경로에 대한 유전
자 검사 평가로 해독능 수준을 검사할 수 있다. 만일 여러분
이 적어도 하루에 30그램의 섬유질을 섭취하지 않고 있거나,
땀을 흘리고 난 뒤 무독성 비누를 사용하지 않거나, 여과되었
거나 역삼투성 물을 섭취하지 않거나, 십자화과 식물이나 기
타 해독 식품을 섭취하지 않는다면 (이 핸드북의 첫 번째 섹션
에 언급한 대로) 여러분의 해독능은 최선의 상태가 아닐 가능
성이 높다. 생화학 검사에서는 글루타치온, 호모시스테인, 비
타민 C, 간 기능(GGT, AST, ALT) 및 신장 기능(BUN, 크레
아티닌)을 검사한다. 가능하다면 유전자 검사로 게놈에 글루
타치온 과산화 효소 같은 해독 감소와 관련된 돌연변이가 포
함되어 있는지 살펴볼 수 있다. 이러한 유전자 검사는 특히 3
형 (독성) 알츠하이머병에서 해독능의 감소가 인지저하의 원인
이 되는 경우가 많으므로 특히 ApoE4 음성인 사람들에게 최
적의 치료 계획을 설정하는 데 매우 도움이 된다.

치매 유발 물질 노출에 대한 예방과 치료

치매 유발 물질 노출에 대한 예방과 치료에서 가장 중요한 점은 이
과정이 동적이라는 것이다. 오늘날 치매 유발 물질을 완전히 피하기
란 불가능하므로 노출을 최소화하고 해독 과정을 최적화하는 것이
최선의 방법이다. 우리 몸은 땀, 소변, 호흡, 대변으로 독소를 지속적
으로 배출할 뿐 아니라 생화학적으로 분해하여 지방, 뼈, 뇌 및 기타
장기에 저장하는 등 신체독소 부하를 최소화하기 위한 여러 기전을
가지고 있다는 점을 기억하자. 다만 우리 몸이 대처하기에 한계가 있

으며 이를 넘어서면 알츠하이머병, 루이소체병, 파킨슨병, ALS(흔히 루게릭병이라고 하는 근위축성 측삭경화증) 등과 같은 독소 관련 질환이 발병한다. 당연히 우리가 다양한 치매 유발 물질에 노출될수록 사실상 모든 독소가 그 임계점을 넘게 될 수 있다. 따라서 특정 독소에 대한 노출만 중요한 것이 아니라 모든 독소에 대한 신체 부하도 역시 중요하다.

첫 단계는 치매 유발 물질에 대한 노출을 최소화하는 것이다. 독소는 호흡할 때도 (대기오염, 세계무역센터 먼지 구름, 진균독소, 습기가 많은 건물에서 나오는 염증원) 먹거나 마실 때도 (참치의 수은, 고혈당 유발 음식, 염증성 글루텐, 유제품 등) 혹은 건강미용 제품 사용같이 피부에 직접 접촉할 때도 우리 몸에 침입할 수 있다. 또한 부비동이나 위장관 내부의 진균에 의해 생성되는 진균독소 같이 신체 내에서 발생할 수도 있다. 그리고 치과나 외과 시술 과정에서 흡수될 수도 있으며, 폐경기나 갱년기에 가까워지면 골다공증 전 단계 초입에 접어들면서 분비되는 수은과 같이 부골화 부위에서 분비될 수도 있다.

그러므로 이러한 치매 유발 물질에 대한 노출을 최소화하기 위해 다음 과정을 따라해 보자:

- 고효율 미립자 공기(High Efficiency Particulate Air, HEPA) 필터를 사용하자. 미립자와 유독 가스를 모두 걸러내는 것이 좋다. HEPA필터는 소음이 있을 수 있으므로 외출 시에만 작동하는 것이 좋지만 많은 연구자들이 지속적으로 켜 두는 것이 도움이 된다고 밝히고 있다.

- 흡연과 간접흡연을 피한다.

- 가능한 한 대기오염을 피한다. 여기에는 자동차 배기가스뿐 아니라 지난 몇 년간 빈도수가 매우 증가하여 대기질을 파괴하는 캘리포니아 산불 같은 화재와 관련된 대기오염도 포함된다. 또한 양초 그중에서도 벤젠과 톨루엔 등 수많은 독소를 배출하는 파라핀 양초 연기도 역시 해당된다. 아주 작은(2.5마이크론) 대기 오염 입자가 특히 해로우므로 N95마스크(KF94 마스크) 또는 P100마스크를 꼭 맞게 착용하고 귀 위와 아래에 스트랩을 사용하는 것이 중요하다. 이 노력에 여러분의 뇌가 감사를 표할 것이다.

- 비강에서 미립자를 여과할 수 있으므로 구강 호흡은 가능한 피하는 것이 좋다. 또한 구강 호흡은 치은염의 위험도를 증가시키고 산소 흡수율을 낮추며 비강 호흡처럼 공기를 따뜻하게 하지 못하기 때문에 폐를 자극할 수 있다.

- ERMI 점수[9]가 2점 이상이면 진균 노출을 없애기 위한 리메디에이션(remediation)이 필요하다. 리메디에이션을 결정했다면 과정이 진행되는 동안 집을 비워야 한다.

- 특히 집에 조금이라도 진균이 보인다면 야외에서 더 오래 머무르고 대기오염을 피해야 한다.

- 역삼투압 필터 같은 정수 필터를 사용한다. 필터는 물 주전자 혹은 전체 가정 시스템에 사용할 수 있다. 수돗물에는 세균, 바이러스, 여러 금속, 유기독소, 각종 약물 및 기타 오염물질

이 함유된 경우가 많은데 필터 사용은 이러한 치매 유발 물질 노출을 최소화할 수 있는 좋은 방법이다. 또한 수압파쇄지역의 오염된 물은 피하도록 한다.

- 질 좋은 유기농 과일과 채소를 섭취한다. 특히 환경실무그룹(Environmental Working Group, EWG)의 더티 더즌(Dirty Dozen, 가장 많이 농약에 오염된 딸기, 시금치, 케일, 천도복숭아, 사과, 포도, 복숭아, 체리, 배, 토마토, 셀러리, 감자 등 12가지 과일과 채소)은 더욱 유기농을 고르도록 한다. 그 반대로 클린 피프틴(Clean Fifteen, EWG에서 공개한 아보카도, 스위트콘, 파인애플, 냉동 완두콩, 양파, 파파야, 가지, 아스파라거스, 키위, 양배추, 콜리플라워, 멜론, 브로콜리, 버섯, 허니듀 멜론 등 15가지 안전한 과일과 채소)은 더티 더즌보다 보호 능력이 뛰어나 살충제 노출에 대한 우려가 적으므로 유기농을 반드시 고를 필요는 없다.

- 건강미용 제품의 독소를 피한다. 씽크 더티(Think Dirty)라는 어플리케이션을 사용하면 각 제품에 함유된 독소를 확인할 수 있다(역자 주: 영문 어플리케이션만 존재한다).

- 수은량이 높은 해산물 섭취를 피한다. 수명이 길고 식이섭취량이 많은 참치, 상어, 황새치, 새치, 오랜지러피, 옥돔, 블루피시, 농어, 동갈삼치 등이 여기에 해당된다. 이들 대신 작고 수은량이 적은 SMASH(salmon, mackerel, anchovies, sardines, herring), 즉 연어(양식 제외), 고등어(king mackerel〈동갈삼치〉 제외), 멸치, 정어리, 청어를 섭취하도록 한다.

- 치과 아말감은 무기수은 비중이 높으므로 피하도록 한다. 이미 치과 아말감이 있고 무기수은 수치도 높다면 이를 제거하는 것이 좋다. 제17장에서 언급했듯 제거 과정에서 수은 노출을 최소화할 수 있도록 숙련된 치과의사에게 시술 받는 것이 좋다. 또한 한 번에 모두 시술하는 것이 아니라 한 번에 한두 개씩 몇 달에 걸쳐 반복하여 시술받아야 한다.

- 음식에서 유래되는 치매 유발 물질을 피한다. 참치 같은 생선의 수은, 비유기농 과일 및 채소의 살충제 및 제초제(글리포세이트 포함) 외에도 일부 식품에는 많은 독소가 있다. 예를 들면 일부 닭고기와 쌀의 비소, 일부 육류의 항생제 및 호르몬, 통조림 식품의 비스페놀 A(BPA), 튀기거나 구운 식품의 트랜스 지방, 핫도그 및 기타 가공육의 질산염, 가공 식품의 황산염, 방부제 및 염료 등이 있다. 물론 음식 중 가장 흔한 치매 유발 물질은 설탕, 고과당 시럽 및 기타 탄수화물이다.

- 음식 조리법은 매우 중요하다! 불행히도 조리 과정에서 치매 유발 물질은 매우 흔하게 생성된다. 알츠하이머병의 병리 과정을 촉진하는 RAGE라는 뇌 수용체에 직접 결합하는 최종당화산물(Advanced glycation end products, AGEs), 다환 방향족 탄화수소(polycyclic aromatic hydrocarbons, PAHs), 헤테로사이클릭 아민(heterocyclic amines), 특히 프렌치 프라이와 칩에 많이 함유된 신경독인 아크릴아미드(acrylamide)는 모두 고온 조리 과정에서 생성된다. AGEs와 PAHs는 모두 육류가 검게 탈 때 생성된다. 트랜스 지방은 크리스코(Crisco, 역자주: 미국의

Procter & Gamble Co가 1911년에 처음으로 판매한 쇼트닝의 상품명) 같은 제품에 주로 많다. 식물성 기름으로 조리하면 독성 알데하이드가 만들어진다. 열처리된 기름은 항산화 작용이 떨어지므로 저온 조리에는 올리브 오일 같은 냉압착 오일이 적합하며 고온 조리에는 아보카도 기름, 버터, 기(ghee, 인도식 정제 버터) 등이 좋다. 파트2의 조리법 권고를 참조하자.

- 플라스틱은 비스페놀 A(BPA) 및 기타 내분비 교란물질, 프탈레이트, 다이옥신, 염화비닐, 이염 화 에틸렌, 납 및 카드뮴과 같은 다양한 독소의 공급원이다. 따라서 가능한 유리 같은 다른 저장용기를 사용할 것을 권장한다.

- 기계에서 발행되는 영수증 역시 BPA를 함유하고 있으므로 영수증을 최대한 만지지 않도록 한다.

- 페인트(예: 일부 머그잔 도색) 및 오래된 배관에서 노출되는 납을 피하도록 한다.

두 번째 단계는 해독 과정을 최적화하는 것이다. 좋은 소식은 우리 몸은 대사 과정과 소변, 대변, 호흡 및 땀을 통한 배설 과정으로 지속적으로 해독 작용을 하고 있다는 것이다. 더 좋은 소식은 우리는 이 과정을 여러 방법으로 도울 수 있다는 것이다. 나쁜 소식은 독소에 대한 노출을 줄인 후에도 수년간 장기에 축적된 독소가 누출되어 독소 노출이 지속될 수 있다는 점이다. 그러나 해독과 독소 노출 간의 밸런스가 해독을 쪽으로 향하는 한, 그리고 우리가 높은 수준의 독성에 다시 노출되지 않는다는 가정이 전제된다면 우린 바른 방향으로 나아가고 있다 할 수 있을 것이다.

건강한 수준의 해독을 유지하기 위해 우리 모두가 해야 할 기본적인 사항부터 짚어 보도록 하겠다.

- 하루에 1~4리터의 정수된 물을 마신다.

- 수용성 및 불용성 섬유질을 셀러리나 상추 같은 식품(또는 아보카도, 브뤼셀 새싹, 케일, 다크 초콜릿, 자두 등)으로 섭취한다. 그러나 많은 사람이 유기농 차전자피 또는 곤약 뿌리(예:PGX)로 섭취하는 경우가 많다. 목표는 하루에 30g 이상의 섬유질을 섭취하여(우리 조상은 하루 100~150g을 섭취했다는 점을 기억하자!) 독소 제거에 도움을 주는 것이다.

- 땀! 운동으로 땀을 내든 사우나나 다른 활동을 통해 땀내든 땀 배출은 독소를 제거하며 땀을 낸 뒤 카스틸 같은 무독성 비누로 샤워하면 빠져나간 독소가 다시 재흡수 되는 것을 방지할 수 있다. 핀란드에서 수행된 사우나에 관한 연구에 따르면 매주 수회 사우나를 하면 치매의 위험성이 50% 이상 감소한다고 한다.[10]

- 야외활동을 한다! 특히 거주지의 ERMI 점수가 2점을 넘거나 가스를 배출하는 새 가구가 있거나 기타 휘발성 유기 화합물이 있는 경우 야외활동을 통해 독소 축적보다 해독으로 균형을 맞춘다.

- 장누수가 있다면 (위에서 언급한 바와 같이) 치료 후 식단에 프로바이오틱스(발효 식품 등)와 프리바이오틱스(지카마, 예루

살렘 아티초크 또는 기타 보충제)를 포함시킨다. 아말라키, 비히타키, 하리타키 세 가지로 구성된 아유르베다 처방인 트리팔라로 장을 보강할 수 있는데 장내 미생물 군집을 조절하며 면역을 강화하는 등 여러 작용기전을 갖고 있다.

- N−아세틸시스테인(하루 2회 500mg), 리포소말 글루타치온(하루 2회 250mg), S−아세틸 글루타치온(하루 2회 200−300mg), 설포라판, 십자화과 채소 등을 섭취하여 글루타치온 같은 내인성 해독제가 활성화될 수 있도록 한다.

- 해독에서 가장 중요한 장기인 간(肝)을 보강한다. 밀크씨슬을 복용하는 경우가 많은데, 이와 유사한 간(肝) 보충제가 많이 있다. 간에 도움이 되는 다른 보충제나 식품으로 커큐민(항염증작용과 아밀로이드−베타 흡착작용도 있다), 트루소디옥시콜산(tauroursodeoxycholic acid, TUDCA), 유기농 사과(독소 흡착작용이 있는 펙틴 함유), 호두, 아보카도, 목초란, 정어리, 십자화과 채소, 샐러드 채소, 아티초크, 생선기름(어유) 등이 있다.

- 해독에서 중요한 또 다른 장기인 신장을 보강한다. 신장으로의 혈류를 원활하게 하는 비트 주스(하루 2회 8온스), 블루베리(하루 1컵), 은행 열매(하루 2회 60mg), 고투콜라(하루 2회 100mg), 구연산 마그네슘(하루 500mg)을 섭취한다. 또한 신장에 해로운 질소 함량이 높은 식품(즉 육류를 주식이 아닌 부식으로 한다), 인산염(가공 치즈가 대표적), 소금(구운 콩 및 짠 수프 등) 섭취를 줄인다.

- 마사지는 해독을 촉진하며 림프 순환을 개선할 수 있으므로 권장한다.

- 스트레스를 최소화하며 관리한다. 우리는 3형(독성) 알츠하이머병 환자가 스트레스에 과민하게 반응하여 수면 부족, 바이러스 감염 및 기타 스트레스 요인에 의해 인지기능이 현저히 감소하는 경향이 있는 반면 명상, 회복 운동(마라톤 제외), 사우나 및 호르몬 최적화 등에 매우 긍정적으로 반응하는 것을 관찰한 바 있다.

세 번째 단계는 특정 치매 유발 물질에 대한 표적 치료이다. 이는 그 자체만으로 중요한 분야이므로 검사 결과에 진균독소 노출, 과도한 금속독소, 유기독소(글리포산염, 톨루엔 또는 살충제 등) 징후가 있다면 해독 전문의 진료를 또는 하위 전문 분야인 금속이나 유기독소의 경우 화학독소 전문의, 진균독소 같은 생체독소의 경우 해당 분야 전문의의 진료를 받도록 한다.

해독 과정은 몇 달에서 몇 년이 소요될 수도 있고, 어려울 수도 있으며 지나치게 공격적으로 접근할 경우 오히려 독성을 증가시킬 수 있지만(그러므로 신중한 관리가 필요하다), 치매 유발 물질로 인한 인지기능감소 특히 3형 알츠하이머병이나 알츠하이머병 전 단계인 경우 절대적으로 도움이 될 수 있다.

수은 같은 금속독소가 있는 경우, 일부 전문의는 수은에 DMSA, 납에 EDTA, 기타 여러 금속에 클로렐라 등 금속 이온 봉쇄제를 사용하기도 하며 Nrf2 활성화 치료를 사용하기도 한다.

위의 두 번째 단계에서 언급한 기본적인 해독 과정 역시 함께 지속해야 한다.

> 캐이는 조직화와 작업 완수에 어려움을 겪고 있는 61세 여성이다. 그녀의 실행
> 능은 동일 연령 대비 1%, 전반적인 인지기능점수는 33%로 측정되었다. 그녀의
> ApoE 유전자형은 3/3이었으며, PET 검사에서 피질 위축 소견에 부합하는 측두엽
> 포도당 대사저하 소견이 관찰되었다. 수은 수치는 14mg/L로 높은 값을 보였다. 그
> 녀는 킬레이션(chelation) 치료를 받았으며 7개월 후 많이 호전되었다. 수은 수치
> 는 높은 정상값으로 떨어졌으며 인지기능점수도 실행능은 1%에서 77%로, 전반적
> 인지기능점수는 33%에서 79%로 상승했다.

벤젠이나 톨루엔 같은 유기독소에 의한 화학 독성이 있는 경우, 두 번째 단계의 해독 과정이 꼭 함께 진행되어야 하며 니아신을 사용한 혈관 확장이 도움이 될 수 있으나 반드시 의사의 지시 하에 수행되어야 한다.

이러한 독소가 장내 미생물 군집 전체를 손상시킬 수 있지만, 특히 제초제의 글리포세이트는 미생물 군집에 대한 직접적 독소이므로 해독에는 장을 치료하는 리스토어(Restore, 현재 ION Gut Health라고 함)나 클리어드랍 지올라이트(Cleardrops zeolite) 같은 제품뿐 아니라 프로바이오틱스와 프리바이오틱스도 필요하다.

진균독소 같은 생체독소(트리코테센, 오크라톡신 A, 글리오톡신, 아플라톡신 등)의 경우, 전문의들은 평가 및 치료에 릿지 슈메이커(Ritchie Shoemaker) 박사가 개발한 프로토콜을 응용한다.[11] 슈메이커 프로토콜 사용자 일부에게는 이트라코나졸 또는 암포테리신 B와 같은 항진균제를 추가한다. 진균이 부비동이나 위장관을 침범하여 체내에서 지속적으로 독소를 생성할 수 있기 때문이다(그 예시가 네

일 나탄 박사의 책 《독소》에 실려 있다). 그러나 슈메이커는 이러한
항진균제가 항균 저항을 초래할 수 있으므로 되도록 해독과 프로토
콜의 다른 측면에 초점을 맞추라고 권유하고 있다. 그 요점은 다음과
같이 요약할 수 있다.

■ 대부분의 생체독소 치료 전문가들은 생체독소 질병 치료에 있
어 가장 중요한 요소는 독소의 근원을 제거하는 것이라는 데
동의한다. 당연하겠지만, 지속적인 독소 노출이 있는 한 거의
개선을 보이지 않는다. 위에서 언급하였듯 HEPA 필터를 사용
하면 독소 노출을 줄일 수 있다. 집이나 직장의 ERMI 점수가
2 이상이라면 리메이에이션이 필요할 수 있다. 리메이에이션
동안 집에서 멀리 떨어져 있어야 하며 독성이 있는 검은곰팡
이(스타키보트리스, Stachybotrys)와 그 치매 유발 물질인 트리
코테센과 같이 최악의 요인이 있을 경우, 독성이 적은 다른 집
으로 이사를 해야 할 수도 있다.

　릿지 슈메이커 박사는 《Surviving Mold: Life in the Era of
Dangerous Buildings》이라는 훌륭한 책을 저술하였는데, 진균
관련 질병에 관심이 있는 모든 이에게 진심으로 추천하고 싶
은 책이다.

■ 생체독소를 생성하는 균을 치료하는 것이 다음 단계이다. 심
부 비강 배양에서 종종 박테리아 바이오필름이 나오는데, 이
바이오필름은 마치 박테리아를 항생제로부터 지켜주는 이글
루와 같아서 박테리아 박멸을 어렵게 한다. 바이오필름은 포
도상구균 박테리아인 MARCoNS을 주로 함유하는데, 이것이

여러 항생제에 대한 내성이 있다. 바이오시딘 또는 박트로반 (무피로신) 0.2%, EDTA (에데트산나트륨) 1%, 젠타마이신 3% 로 구성된 BEG스프레이 또는 콜로이드은으로 흔히 치료한다. SinuClenz나 Xlear와 병용하면 작열감을 줄이고 치유에 도움 을 줄 수 있다. 15% 점막 접착성 폴리머 겔을 스프레이에 혼 합하면 보다 좋은 결과를 얻을 수 있다. 진균종은 이트라코나 졸로 치료할 수 있지만 (위에서 언급한대로) 구두치(Tinospora cordifolia)를 통한 면역 강화도 같은 효과가 있음이 밝혀지기 도 하였다.

병원체와 관련된 생체독소를 비활성화하고 배출하는 것이 중요하며 이를 위한 몇 가지 방법이 있다. 정맥 내 글루타치온 은 정신 상태의 빠른 개선과 관련이 있으며 효과는 일시적이 지만 (일반적으로 수 시간 정도 지속) 주 2회 계속 주입을 한 다면 효과를 지속할 수 있다. 글루타치온 증가는 경구 S-아세 틸 글루타치온, 리포소말 글루타치온, N-아세틸시스테인으로 도 달성 가능하다. 다음으로 비강 내 VIP(vasoactive intestinal peptide, 혈관 활성 장 펩티드)는 뇌에 영양을 공급하며 일반적 으로 MARCoNS 배양 결과가 음성일 때 투여한다. 이 과정을 수행하다보면 인지기능개선으로 이어진다.

앞서 언급하였듯, 특정 식품은 해독을 촉진하는데 여기에 는 고수, 십자화과 채소(콜리플라워, 브로콜리, 각종 양배추, 케일, 무, 방울다다기양배추, 순무, 물냉이, 콜라비, 루타바가, 루콜라, 고추냉이, 마카, 라피니, 다이콘, 와사비, 청경채 등), 아보카도, 아티초크, 비트, 민들레, 마늘, 생강, 자몽, 레몬,

올리브 오일, 해초 등이 있다. 독소 제거는 콜레스티라민, 웰콜, 벤토나이트 점토, 숯, 제올라이트(예: 클리어드롭스), 몰약 등에 흡착시키거나 사우나에서 땀을 흘린 후 무독성 비누(예: 카스틸)로 샤워하여 땀과 관련된 독소를 유화 및 제거하거나 여과된 물을 섭취 후 소변을 통해 제거하는 방법으로 이루어진다. 마지막으로 생체독소 관련 질환 환자는 프로토콜에 호르몬 최적화 과정을 프로토콜에 포함시켰을 때 가장 많은 호전을 보이며, 이는 적절한 프로게스테론 수치와 최적의 해독 간의 연관성 때문일 것이다.

- 우리는 치료를 통해 장내 미생물 군집의 최적화뿐 아니라, 부비동, 비강 및 구강 미생물 군집까지 복원하고자 한다. 또한 유산균이나 프로바이오맥스 ENT 또는 기타 다른 부비동 프로바이오틱스를 사용한다. 핵심은 장내 미생물 군집의 최적화이다. 즉 보호 작용이 있는 미생물은 해로운 장내 미생물 군집의 재발을 방지한다. 이 단계가 없으면 MARCoNS가 더 쉽게 재발될 수 있다.

특별히 언급해야 할 치매 유발 물질이 하나 있는데, 바로 마취제이다. 전신마취 후 수술, 특히 마취 시간이 길거나 마취를 여러 번 시행한 뒤, 환자의 인지기능저하가 시작되었다는 이야기는 드물지 않게 들을 수 있다. 전신 마취는 여러 기전을 통해 인지기능저하를 유발할 수 있다. 첫 번째는 글루타치온의 감소와 해독 시스템에 대한 스트레스로 인한 전반적 독성 부하이다(비록 마취제는 신경보호효과가 있기도 하지만).[12] 두 번째는 전신 마취 상태에서 흔히 발생하는 저산소증(산소 부족)과 저혈압(낮은 혈압)이 마취제의 독성을 악화시킨다. 세 번째는 수술 과정에서 발생하는 심한 스트레스이다. 네 번째는 수술 과정에서 항생제 사용으로 장내 미생물 군집 상태가 변하여 장 투과성이 증가하는 것이다. 다섯 번째는 수술 및 전반적인 치유 과정에서 발생하는 염증이다. 따라서 전신 마취가 동반되는 수술 과정은 치매 위험도를 두 배 가량 증가시키는 등 잠재적인 치매 유발 과정에 해당한다.[13]

따라서 전신 마취가 필요하거나 고민 중이라면 다음을 고려하는 것이 좋다.

- 담당 집도의와 충분히 상의한다. 전신마취가 필요한가? 국소 마취로도 가능한가? 마취 시간은 어느 정도로 예상되는가? 놀랍게도 척추마취가 전신마취에 비해 더 우수하지도 않으며, 심지어 치매 발병 위험이 더 높을 수 있다는 점에서 더 나쁜 측면도 있다.[14]

- 담당 마취의와 충분히 상의한다. 전신마취 중 혈압강하는 흔히 발생하며 갑작스러운 혈당강하는 심각한 혈액 순환 저하를 유발할 수 있다. 따라서 마취의는 수술 중 갑작스러운 혈압강하를 막고 최적의 상태를 유지할 수 있도록 한다. 그리고 마취의는 보다 짧은 시간 작용하며 수술 후 빠르게 제거 가능한 마취제를 선택할 수도 있다. 현재 복용 중인 약물을 마취의에게 알리고 상의하도록 한다.

■ 전신마취에 대비하는 방법은 마취제 노출에 대비하여 해독을 최적화하여 장기 손상을 최소화하며 신속하게 제거하는 것이다. 해독 작용이 있는 글루타치온(전구체 N-아세틸시스테인 500mg 하루 2회 복용 또는 리포소말 글루타치온 250mg 하루 2회 복용 또는 S-아세틸 글루타치온 300mg 하루 2회 복용), 밀크씨슬 70mg 하루 3회, 콜린 1g 하루 1회, 메티오닌 1g 하루 1회, 비타민 C(최소 500mg 이상)와 비타민 B가 포함된 고농도 멀티비타민 등의 조합이 좋은 대응법이다. 이 과정은 수술 전 최소 1주, 수술 후 2주간 지속하는 것이 좋다.

■ 수술 전(보통 1주일간) 피해야 할 보충제로는(담당 집도의와 상의하는 것이 좋다) 생선 기름, 아세틸 L 카르니틴, 비타민 E, 마늘, 은행 및 생강이 있는데, 혈액 희석 효과 때문이다. 그리고 세인트존스워트, 발레리안루트 같은 보충제는 마취 효과를 연장시킬 수 있기 때문에 수술 전 며칠 간 피해야 한다. 담당 집도의가 현재 여러분이 복용 중인 보충제와 약물 목록을 숙지하고 있는지 확인하도록 한다. 수술일 며칠 전부터 복용을 중지해야 하며 며칠 뒤부터 복용을 재개할 수 있는지 문의하도록 한다.

■ 더불어 수술 후 몇 주 동안(물론 장이 다시 제 기능을 하는 즉시) 마취제거 식이요법(예: 케토플렉스 12/3)을 시행한다: 소화가 잘 되면서 회복 및 상처 치유에 필요한 추가적인 단백질과 콜라겐을 제공할 수 있는 사골 국물로 시작한다. 그리고 섬유질과 브로콜리 같은 십자화과를 많이 섭취하고 절주하며

하루에 1~4리터의 정수된 물을 마시도록 한다. 대부분의 마취제는 지용성이므로 건강한 지방으로 가벼운 케톤증을 재개하면 해독과 염증 감소를 위한 지방 연소 체제를 유지할 수 있게 된다. 같은 시기에 매주 수회 사우나로 땀을 내고 카스틸 비누로 씻어내는 것도 추천한다.

미생물과 미생물 군집

환자를 죽음에 이르게 할 만큼 충분한 감염성 물질이나
공기가 손톱 밑에 숨겨져 있을 가능성은 거의 없다.
—19세기 "전문가" 들은 의사가 손을 씻지 않으면 감염을 일으켜
산부인과 환자를 죽음에 이르게 할 수도 있다는 데 회의적이었다.

19세기 전문가들이 세균이 질병의 원인이 될 수 있다는 데 회의적이었듯 오늘날 전문가들은 인지기능저하가 회복될 수 있다는 데 회의적이며, 그 근거가 축적되고 있음에도 불구하고 종합적 기능의학 접근이 대증적 단일 요법보다 우수하다는 데도 회의적이다. 최근의 한 흥미로운 실험에서는 연구자들이 생쥐에게 일반적인 효모인 칸다다를 혈관 내 주사 방식으로 주입했다.[1] 익히 알려진 대로 초기 가설은 혈뇌장벽(blood-brain barrier)에 의해 효모가 뇌에 접근하지 못한다는 것이다. 혈뇌장벽은 효모 유기체보다 훨씬 작은 대부분의 단백질과 다른 큰 분자들이 뇌로 접근하지 못하게 차단한다. 그러나 놀랍게도 효모는 그 큰 크기에도 불구하고 뇌로 쉽게 진

입했으며 병리학적으로 알츠하이머병 초기 단계와 유사한 염증 반응을 유발했다. 이는 치료 가능한 감염과 감염에 대한 뇌의 반응을 시사하는 또 다른 실험결과로, 알츠하이머병 발병의 잠재적 원인 중 하나로 생각할 수 있겠다. 더욱이 일부 알츠하이머병 환자의 뇌에서 칸디다균의 존재가 입증되었기 때문에 특히 관련성이 있다.

우리는 인지기능저하를 유발할 수 있는 유기체에 끊임없이 노출되는데, 지난 수십 년간 인간은 우리가 상상했던 것만큼 독립적인 유기체가 아니라는 것이 점점 분명해지고 있다. 오히려 우리는 우리의 내장, 피부, 부비동, 입 및 기타 신체 부위에 서식하고 있는 1,000종 이상의 서로 다른 유기체(박테리아, 바이러스, 파지〈phages〉, 효모, 곰팡이, 스피로헤타, 기생충 등…이런 세상에!)의 일부라고 볼 수 있다. 이들은 우리의 생각, 기분, 자기 보호의식 및 질병 과정에 영향을 미친다.

따라서 우리는 진정한 독립적 개체가 아니라 이 다양한 유기체의 협력체이다. 특히 나이가 들면서 이런 협력 과정이 깨지면 오늘날 우리를 괴롭히는 가장 흔한 질환인 알츠하이머병, 우울증, 염증성장질환, 2형 당뇨 등이 발생하게 되는 것이다.

인지기능저하 또는 인지기능저하의 위험이 있는 사람에서 장내 미생물 군집의 상태, 즉 장에 서식하고 있는 다양한 박테리아 및 기타 미생물의 구성은 매우 중요하다. 인간의 장내 미생물 군집은 염증, 자가면역, 인슐린 저항성, 지질대사, 비만, 영양소 흡수, 아밀로이드 생성, 신경화학(neurochemistry), 수면, 스트레스 반응 및 해독 같은 거의 모든 주요 위험 요인 및 인지기능저하의 촉매제가 되는 중요한 역할을 하기 때문이다. 다양한 예 중 하나를 들어 보면, 박테리아

중 하나인 유산균과 비피도박테리아가 글루탐산염에서 신경전달물질 GABA를 생성해 내는데 관여하고 있으며, 이 비율의 불균형이 알츠하이머병에서 관찰된다.[2] 게다가 장과 뇌는 화학적 및 전기생리적인 방법을 통해 서로 끊임없이 소통한다!

알츠하이머병 환자의 장을 살펴보면, 우리는 무엇을 볼 수 있을까? 비만이나 2형 당뇨 환자와 유사한 미생물 분포를 볼 수 있다.[3] 이 미생물 군집을 "바로잡는다면" 어떻게 될까? 알츠하이머병 모델 생쥐("무츠하이머, Mouzheimer's")의 장내 미생물 군집을 변화시키면 어떤 미생물 군집이 형성되는가에 따라 문제가 개선되거나 악화될 수 있다. 따라서 이런 종류의 실험이 앞으로 매우 유망하다고 볼 수 있겠다.[4] 무츠하이머 생쥐에게 프로바이오틱스를 사용한 또 다른 연구[5]에서는 인지기능저하가 감소하고 염증 매개체가 억제되었으며 정상적인 단백질 처리가 회복되었다. 프로바이오틱스 치료는 장수와 항 알츠하이머의 중요한 기전인 SIRT1 기전을 활성화하는 것으로 밝혀졌다.[6] 또한 장을 치료하고 미생물 군집을 최적화하는 것은 염증에서부터 영양소 흡수, 신경전달물질, 인슐린 저항성에 이르기까지 다양한 요인에 놀라운 영향을 미치므로 전반적인 인지기능저하 치료 프로토콜에 긍정적인 영향을 끼칠 수 있다.

그렇다면 알츠하이머병에서 미생물 군집이 "엉망이 되었다면", 무엇이 엉망이 되었다는 것일까? 제왕 절개(산모의 미생물 군집이 자연 분만 때처럼 태아로 옮겨가지 못하기 때문), 스트레스, 항생제, 알코올, 섬유질 섭취 감소, 정제된 탄수화물 섭취, 노화, 염증 및 기생충 등이 미생물 군집에 악영향을 미칠 수 있는 여러 요인에 해당한다.[7] 반대로 프로바이오틱스, 프리바이오틱스, 장치료, 대변 이식은 모두 미생물 군집에 도움이 될 수 있어 잠재적인 치료법일 가능성이 있다. 그러므로 염증이 있어 항생제를 복용할 때는 미생물 군집이 이로 인해 변화할 수 있음을 인지하고 프로바이오틱스나 프리바이오틱스 등으로 이를 정상 상태로 되돌려야 한다.

실제로 우리의 미생물 군집을 관리하고 "영양하는" 것은 최적의 인지기능 상태를 유지하는 데 필수적이다! 이는 염증을 예방하고 영양소 흡수를 도우며 중요한 대사 물질을 제공할 뿐 아니라 해독에도 도움이 된다.[8] 미생물 군집에 프리바이오틱스를 공급하면 독소 전달 시간과 배설에 영향을 미친다. 만일 장 활동이 느리다면 장을 통한 독소 제거는 그에 상응하여 느려지기 때문에 느린 것보다 장 활동이 빠를수록 원활한 독소 운반(24시간 미만)에 더 좋다. 트리클로산, 살충제, 글리포세이트(대표적 제초제), 가소제(plasticizers), 중금속, 일부 약물(예: 항생제, 프로톤펌프억제제, 합성 에스트로겐) 같은 독소들은 상호 영향을 주며 미생물 군집을 변화시킨다.[9]

미생물 군집의 대사, 면역, 독성 효과와 인지기능저하에 미치는 영향 외에도 장내 미생물은 실제로 자체 아밀로이드를 생성할 수 있으며 이는 우리의 아밀로이드-베타 생산, 분해 및 제거에 영향을 미칠 수 있다.[10] 박테리아에서 유래된 아밀로이드는 실제로 뇌에 축적되어 전반적인 아밀로이드 생성에 영향을 미칠 수 있다고 한다.[11]

그러므로 인지기능저하를 예방하고 되돌리기 위해서는 미생물 군집을 지원하고 최적화하는 것이 분명 필요하다. 일반적으로 우리는 프로바이오틱스, 프리바이오틱스 및 가능하면 미생물 군집을 손상시킬 수 있는 요인을 피하는 방법을 쓸 수 있다. 조금 더 구체적으로 살펴보자. 현재 우리는 주요 인지기능에 영향을 미치는 다양한 유형의 박테리아를 알아내기 시작했다. 이 정보를 이용하여 도움이 될 수 있는 미생물 군집을 "특정"하여, 치료전략의 정확성과 효율성을 높여야 한다. 예를 들면 한 연구에서 뇌유래신경영양인자(brain-derived neurotrophic factor, BDNF)의 증가는 비피더스균(Bifidobacteria)과 연관이 있는 것으로 밝혀졌다.[12] 또 다른 연구에서는 박테리아 종 중 하나인 마이코박테리움 박케(Mycobacterium vaccae)가 스트레스 반응 감소 및 미세아교세포 활성화와 관련이 있었으며 중추신경계에 항염증 반응을 유도하였다.[13] 수많은 박테리아종을 감안하면 신경퇴화에 대한 치료적 신경화학 및 면역학적 효과에 대한 거의 무한한 기회의 장이 열려 있으므로 앞으로의 연구를 계속 지켜봐 주길 바란다!

감염과 인지기능저하

장내 미생물 군집을 구성하는 많은 미생물 외에도 당연히 우리는 다양한 감염원에 노출된다. 수년간 알츠하이머병과 관련된 이러한 감염원에 대한 추측이 제기되었지만 결정적 단서가 부족했다. 그러나 최근 만성 감염과 그로 인한 염증 반응이 인지기능저하로 이어진다는 많은 근거가 축적되면서 추측은 확신[14]으로 변하고 있다. 대조적으로, 폐렴구균성 폐렴이나 요로감염 같은 급성 감염은 이미 인지기능저하를 겪고 있는 사람들에게 흔한 악화 요인이며, 치료를 통해 인지기능이 향상되고 있던 사람들의 호전에 장애가 발생하는 일반적인 원인으로 주목받고 있다.

이론적으로 선천성 면역 체계를 활성화하는 모든 감염은 알츠하이머병과 연관이 있을 수 있으나 특정 유기체의 경우 반복적으로 연관성을 지목 받아왔다. 구순포진을 일으키며 얼굴 감각을 지배하는 주요 신경(삼차 신경이라고 한다)에 서식하는 HSV-1 같은 헤르페스 종 바이러스는 알츠하이머병 위험성에 기여할 수 있는 중요한 역할을 할 가능성이 높다. 실제로 헤르페스 발병을 억제하면 치매 위험성이 감소하는 것으로 알려져 있다.[15] 이를 위한 방법은 여러 가지가 있는데, 몇 가지 방법을 직접 시도해 보고 자신에게 가장 잘 맞는 방법을 찾는 것이 도움이 된다. 라이신을 복용하거나 또는 발라시클로버나 아시클로버를 복용할 수도 있다. 모두 효과적이며 큰 부작용 없이 수년 간 복용하기도 한다. 부식산이나 풀브산을 복용할 수도 있다.

나쁜 치아 상태와 관련이 있는 유기체, 특히 박테리아인 포르피로모나스 진지발리스(P.gingivalis)뿐 아니라 퓨조박테리움 뉴클레아툼(Fusobacterium nucleatum), 트레포네마 덴티콜라(Treponema denticola), 프리보텔라 인터미디아(Prevotella intermedia), 아이케넬라 코로덴스(Eikenella corrodens) 등은 치주염으로 인한 알츠하이머병의 위험성과 관련이 있다.[16] 따라서 치아 상태가 좋지 않은 경우 치과의사와 치료에 대해 논의해 볼 필요가 있다. 스트렙토코쿠스 살리바리우스(Streptococcus salivarius)나 락토바실러스 사케이(Lactobacillus sakei) 같은 유기체를 포함한 구강 프로바이오틱스가 점점 널리 쓰이고 있으며 이들은 치주염 관련 유기체를 최소화하면서 치주염 관련 인지기능저하 위험도를 줄이는 데 공헌한다.

진드기로 매개되는 유기체는 보통 만성 감염 및 인지기능저하와 관련이 있다. 라임병 유기체인 보렐리아 부르그도르페리(Borrelia burgdorferi)와 접촉한 사람의 절반 이상이 바베시아(Babesia), 바르토넬라(Bartonella), 에를리키아(Ehrlichia), 또는 아나플라즈마(Anaplasma)

같은 진드기로 감염되는 다른 유기체와 동시에 감염된다. 바베시아는 보렐리아와 함께 라임병을 일으키는 가장 흔한 유기체이며 적혈구를 감염시키는 기생충이자 말라리아를 일으키는 기생충과 연관이 있다. 바르토넬라, 에를리키아, 아나플라즈마는 모두 진드기에 의해 옮겨지는 박테리아이며 모두 적절한 항생제와 자연요법으로 치료 가능하다. 그러나 이러한 만성 감염은 지속적인 치료와 자세한 후속 검사 없이는 완전 제거가 어렵다.

곰팡이(아스페르길루스 같은 진균 또는 칸디다 같은 효모)는 진균 독소 생성과 직접적인 감염 가능성뿐 아니라 면역 반응을 종종 방해하기 때문에 또 다른 인지기능저하의 원인 중 하나가 된다. 실제로 칸디다는 다른 효모 및 곰팡이[17]와 마찬가지로 알츠하이머병 환자의 뇌에서 발견되었다.[18] 만성 염증 반응 증후군(chronic inflammatory response syndrome, CIRS) 및 3형 알츠하이머병 환자의 독소 생성과 관련된 주요 곰팡이는 스타키보트리스(Stachybotrys, 독성 검은 곰팡이), 푸른곰팡이(Penicillium), 아스페르길루스(Aspergillus), 채토뮴(Chaetomium) 및 왈레미아(Wallemia) 등이다. 이러한 곰팡이에 오염된 물에 침습 당한 건물은 또한 휘발성 유기 화합물, 다양한 박테리아 파편, 포자, 기타 염증성 물질 등으로 가득한 진정 치매 유발 수프와도 같은 공기에 우리가 노출되게 한다.

3형 알츠하이머병 환자는 곰팡이가 생성한 진균독소뿐 아니라 박테리아를 보호하는 이글루와도 같은 바이오필름에도 종종 영향을 받는다. 이러한 바이오필름은 박테리아에 대한 항생제의 효능을 떨어뜨린다. 이러한 바이오필름이 가장 흔하게 발견되는 박테리아는 비인두 깊은 곳에 서식하며 여러 항생제에 저항성을 갖는 포도상구균인 MARCoNS이다. MARCoNS는 BEG 스프레이, 바이오시딘, 또는 콜로이드 은으로 치료 가능하다.

요약하면 우리 몸안에 살고 있는 유기체, 즉 우리의 홀로바이옴 (장, 피부, 부비동 등의 미생물 군집의 총합)과 우리 몸을 침범하고 감염시키는 유기체는 우리의 인지기능, 인지기능감소의 위험성, 인지기능감소의 진행과 관련된 중요한 결정 요소이다. 알츠하이머병과 매우 밀접한 관련이 있는 아밀로이드-베타는 (다른 효과 중에서도) 항균 작용으로 많은 설명이 가능하기 때문에 면역체계, 다양한 미생물, 신경계간의 복잡한 상호작용에 대한 고려와 치료가 최선의 치료 결과를 도출하는 데 중요하다.

제 21 장

도움이 되는 건강기능식품

환자에게 도움이 되는 것 또는 경력에 도움이 되는 것에 동기부여가 된다.
—R. F. LOEB

결과를 보지 못했기 때문에 새로운 치료법을 믿지 않는 사람은 단순히
정보가 부족한 것이다. 그런데 결과를 보고도 믿지 않는 사람이 "전문가"이다.
—R. F. LOEB

최근 한 메일에서:

69세인 제 아내는 약 1년 전부터 기억력 감퇴 증상을 보였고 알츠하이머병으로
진단받았습니다. 우리는 이 소식을 듣고 큰 충격을 받았습니다. 몇 년 전 아내의 누
이가 알츠하이머병으로 사망했고, 그녀의 어머니 역시 알츠하이머병으로 돌아가셨
기 때문에 가족력이 있다고 할 수 있습니다. 담당의는 아리셉트 복용을 권했지만 호
전은 없었고 인지기능은 줄어들기만 했습니다.

제 아내는 간단한 대화조차 할 수 없게 되어 "제대로 된 사람"이라 할 수 없게 되
었고 이는 제게 큰 슬픔이었습니다.

당신이 내 아들에게 브레드슨 프로토콜(Bredesen Protocol)을 알려준 뒤 아들
이 10월에 내게 전화를 걸었습니다. 사실 저는 매우 회의적이었고 "그 내용이 사실

이라기엔 지나치게 이상적"으로 들렸습니다.

2018년 11월 우리는 데보라 칸트렐(Deborah Cantrel) 박사를 만나 혈액검사, MRI, ApoE 검사를 시행했습니다. ApoE는 3/4였습니다. 비타민, 프로바이오틱스, 강황, 설하면역제 등을 처방 받았습니다. 1월부터 복용을 시작했고, 그녀는 95%나 호전을 보였습니다!!!! 내 아내를 아는 모든 사람들은 그녀가 얼마나 안 좋았는지 직접 보았고 지금 그녀를 다시 보면서 이렇게 묻고 있습니다. "알츠하이머병이 나은 거에요?" 제 답은 간단합니다. "비타민과 기타 건강기능식품을 복용했더니 그녀의 삶이 180도 바뀌었어요."

저희에게 칸트렐 박사와 치료법을 소개해 주시어 제 아내가 자신의 삶을 되찾을 수 있게 되어서 저와 제 아내, 제 아들, 제 손자들이 당신에게 얼마나 깊이 감사하고 있는지 모릅니다.

일부 사람들의 주장처럼 인지기능저하에 대한 건강기능식품 적용은 정말 "무가치한" 것일까?[1] 글쎄, 일단 이름 그대로 건강기능식품은 약이 아닌 일종의 보충 "식품"일 뿐이다. 많은 환자들이 프로토콜의 다른 부분들은 무시하고 건강기능식품 관련 권장 사항만을 따라 하고는 하는데, 이 경우 대다수가 개선을 보이지 못한다. 이 프로토콜의 전체적인 요점은 뇌의 생화학 신호를 알츠하이머병의 시냅토클라스틱 신호(synaptoclastic signaling)에서 정상적인 시냅토블라스틱 신호(synaptoblastic signal)로 전환시키기 위한 모든 방법을 동원하는 것이다. 따라서 여기서 중요한 것은 건강기능식품이 효과가 있는지 여부가 아니다. 각 개인에 영향을 미치는 특정 요소를 고려하여 인지기능저하를 예방하고 반전시키는데 필요한 신경화학적 변화를 이끌어내기 위해 우리가 동원할 수 있는 방법이 무엇인지가 중요한 것이다. 알츠하이머병은 매우 심각한 질병이기 때문에 응급 상황으로 이어질 수 있는 모든 경우의 수를 막아야 하며, 전체 프로토콜의 일부인 환자별 개인 맞춤형 고품질 건강기능식품의 효과는 시간이 지날수록 효과가 점점 입증되고 있다. 더군다나 수술을 앞두고 있거나 여행 또는 소진 등의 이유로 건강기능식품 복용을 중단하였을 때 몇 주 후 분명한 인지기능감소가 나타났던 수많은 예시를 우리는 목격하였다. 이러한 관찰 결과는 건강기능식품이 개인에게 최적화된 프로토콜의 일부로써 실제로 중요한 역할을 가지고 있음을 시사한다.

인지기능 감소의 근본 원인은 매우 다양하며 사람마다 다르기 때문에 필요한 건강기능식품의 종류 역시 그에 따라 매우 다양하며 개인차가 존재한다. 예를 들면 인지기능저하 치료를 하고자 하는 의사로서 인슐린 저항성을 평가하고 치료하는 데, 실패하면 차선의 치료를 시행한다. 전신 염증을 평가하고 치료하는 데, 실패하면 차선의 치료를 시행한다. 장관 과투과성(장누수)을 평가하고 치료하는 데, 실패하면 차선의 치료를 시행한다. 알츠하이머병과 연관된 병원체(헤르페스 또는 포르피로모나스 진지발리스)를 평가하고 치료하는 데, 실패하면 차선의 치료를 시행한다. 화학독소 노출을 평가하고 치료하는 데, 실패하면 차선의 치료를 시행한다. 수면무호흡증과 기타 산소 저하증의 원인을 평가하고 치료하는 데, 실패하면 차선의 치료를 시행한다. 비정상 미생물 군집을 평가하고 치료하는 데, 실패하면 차선의 치료를 시행한다. 호르몬 결핍을 평가하고 치료하는 데, 실패하면 차선의 치료를 시행한다. 영양 결핍을 평가하고 치료하는 데, 실패하면 차선의 치료를 시행한다. 혈관질환을 평가하고 치료하는 데, 실패하면 차선의 치료를 시행한다. 메틸화 결함을 평가하고 치료하는 데,

실패하면 차선의 치료를 시행한다. 즉 건강기능식품은 위와 같은 주요 인지기능저하의 기여 인자에 대한 차선적 접근을 가능하도록 해주기 때문에 전체 의료 과정 속에서 중요한 부분을 차지할 수 있다.

그러면 지금부터 생화학적 목표 수치를 검사해 본 뒤, 그 결과를 토대로 사용해 볼 수 있는 다양한 건강기능식품을 하나하나 살펴보도록 하자. 인지기능 향상을 위해 우리는 무엇을 달성하고자 하는가? 동일한 생화학적 목표가 식이나 생활습관 변화만으로도 달성되는 경우가 많다는 점을 주지하길 바라며, 실제로 가능하면 건강기능식품 섭취를 최소화하는 방향이 바람직하다. 여러분이 생화학적 목표에 도달할 수 있는 가장 자연스러운 방법이 있다면, 그것을 수행하는 것이 가장 좋다. 예를 들면, 김치나 소금에 절인 양배추와 같은 발효 식품을 통해 프로바이오틱스를 섭취하여 미생물 군집을 보강하거나, 프로바이오틱스 캡슐을 복용할 수도 있는데 둘 중 무엇을 선택할지는 여러분에게 달려있다. 이 경우 새로운 보충제는 이로운 효과가 있는 특정 종류의 박테리아, 발효 식품의 박테리아보다 소화과정에서 더 잘 생존하는 박테리아 그리고 특정 군집을 제공하기 때문에 발효 식품과 프로바이오틱스 캡슐은 실제로 상호 보완적이다. 그러나 음식만으로 필요한 영양소가 공급되지 않기도 한다. 예를 들면 채식주의자는 비타민 B_{12} 결핍이 자주 발생하여 알츠하이머병의 중요한 위험 인자인 호모시스테인이 상승하기 때문에 이런 경우에는 건강기능식품이 필요하게 된다.

이러한 점을 염두해 두고 시냅스 지원을 하는 데, 도움이 될 수 있는 건강기능식품의 목표가 무엇이 되어야 할지 생각해보자. 지금부터 이러한 문제를 해결할 수 있는 주요 질문에 대해 살펴보겠다.

■ 어떻게 하면 호모시스테인을 낮출 수 있을까?

최적의 호모시스테인 수치는 7μmol 미만이며 이를 위해서는 비타민 B₁₂(메틸코발라민, S-아데노실코발라민 그리고/또는 하이드록소코발라민으로)가 1일 1mg, 엽산이 1일 0.8mg(일부는 15mg까지 사용하기도 한다), 피리독살-5-인산(P5P)이 필요하다(150mg이상의 고용량 피리독신은 신경손상을 일으켜 발 저림을 유발하여 보행을 어렵게 할 수 있기 때문에 주의가 필요하다). 높은 호모시스테인 수치가 지속되면 트리메틸글리신 500mg(최대 3g)을 추가한다. 적절한 콜린도 도움이 되며 식이요법(예: 달걀노른자, 간) 또는 시티콜린, GPC콜린, 레시틴 보충제를 통해 보충이 가능하다.

■ 어떻게 하면 전신 염증을 줄일 수 있을까?

이 책의 첫 번째 파트에 설명된 케토플렉스 12/3 식이요법을 따르는 대부분의 경우, 식단의 항염증 효과로 인해 전신염증이 예방 가능하다. 그러나 hs-CRP가 0.9mg/dL 이상인 경우, 염증 제어가 필요하므로 보충요법이 중요하다. 세 단계로 생각하자: (1)장누수, 만성감염, 대사증후군 또는 기타 원인 등 염증의 원인을 파악한다. (2)특정 염증해소인자를 활용하여 염증을 해소하거나(SPM Active라는 제품은 찰스 세한〈Charles Serhan〉 교수의 연구결과를 토대로 메타제닉스에서 생산한다.

하루 2~4캡슐 1개월 복용으로 지속되는 염증을 해소할 수 있다. ※역자 주: 국내에서는 해외구매대행을 통해 구할 수 있다), DHA나 EPA 등으로 오메가-3 지방산을 총 1~3g 섭취할 수 있다. (3)하루 1g의 커큐민 및/또는 하루 1g의 오메가-3 1g 및/또는 하루 1~3g의 생강 및/또는 보스웰리아 300~500mg 하루 2회 및/또는 고양이발톱(Uncaria tomentosa) 하루 250~350mg(고양이발톱은 아밀로이드-베타 감소 같은 부가 효능이 있다) 등으로 추가 염증을 예방한다. 가능하다면 위, 신장 손상을 일으킬 수 있는 아스피린과 간 독성이 있는 아세트아미노펜은 피한다.

■ 인슐린 감수성은 어떻게 획득할까?

염증과 마찬가지로 핸드북의 첫 번째 파트에 기술된 식이요법과 생활습관을 따르하면 대부분의 경우 인슐린 저항성이 완화되고 인슐린 감수성이 조성된다. 그러나 시중에서 쉽게 구할 수 있는 몇 가지 매우 효과적인 화합물로 이 목표에 대한 보충이 가능하다. (1)베르베린 500mg 하루 3회 복용은 혈당 조절에 매우 효과적이다. (2)아연 피콜린산(또는 다른 형태의 아연)은 인슐린 분비와 작용을 향상시킨다.

전 세계적으로 10억 명 가량이 아연 결핍을 앓고 있으며 이 중 많은 수가 위 역류 또는 속쓰림을 유발하는 GERD에 PPI(프로톤 펌프 억제제)를 복용하고 있다. 아연 피콜린산은 하루 20~50mg 정도의 복용량이 권장된다. (3)매일 계피 1/4티스푼을 복용한다. (4)크로뮴 피콜린산 500μg 하루 2회 복용한다. (5)알파 리포산(또는 가급적이면 R-리포산)은 여러 작용기전 중 보호 효소 글리옥살라아제 증가와 항산화 효과를 통해 AGEs를 감소하게 하며 일반적으로 하루에

100~500mg 용량으로 복용한다. (6)비터 레몬과 알로에 베라는 모두 당화혈색소(HbA1c)에 적절한 효과가 있어 이에 대한 건강기능식품으로 사용된다. (7)위에 언급했다시피 고섬유 식이 또는 건강기능식품은 혈당 조절 능력을 개선한다.

■ 케톤증은 어떻게 달성할 것인가?

인슐린 감수성과 마찬가지로 케토플렉스 12/3 식이요법, 운동, 양질의 수면, 스트레스 회피 등으로 케톤증은 충분히 달성 가능하다. 이러한 과정을 통해 만들어 내는 내인성 케톤증이 가장 바람직하다. 그러나 일부에서는 충분한 정도의 케톤증이 유도되지 않을 수도 있다(최소 0.5mM BHB, 바람직하게는 1.0~4.0mM BHB). 이 경우 1티스푼~1테이블스푼의 MCT오일을 하루 3회 사용하면 도움이 된다. 하지만 설사를 유발할 수 있으므로 1티스푼부터 시작하여 몇 주에 걸쳐 점차 증량한다.

케톤염 또는 케톤 에스테르를 사용하여도 같은 수준의 케톤증을 획득할 수도 있다.

■ 신경영양신호(neurotrophic signal)를 어떻게 증강할 수 있을까?

신경영양인자(neurotrophin)는 뉴런의 특정 수용체에 결합하여 뉴런을 지원하는 성장인자이다. 예를 들어 뇌유래 신경 영양 인자(BDNF)는 운동을 통해 증가하며, 항알츠하이머병 효과를 발휘한다.

마찬가지로 신경 성장 인자(NGF)는 기억 형성에 중요한 뇌의 콜린성 뉴런을 지원한다.

운동과 케톤뿐 아니라 뉴로팩터(NeuroFactor)라는 커피추출물 (whole coffee fruit extract, WCFE)도 BDNF를 증가하게 하며 아침 또는 저녁에 100mg 또는 200mg 복용 시 가장 효과적인 것으로 알려져 있다(역자 주: 해외구매대행을 통해 구입 가능하다).

또 다른 방법은 BDNF 수용체와 결합하여 신호를 증강하는 7,8-디하이드록시플라본을 복용하는 것이다. 적정 용량은 밝혀지지 않았으나 하루 1회 25mg으로 3일간 복용 후 하루 2회 1주일간 복용, 그 뒤 하루 3회 복용하는 것이 권장된다.

프테로스틸벤(pterostilbene) 하루 50mg 복용은 BDNF와 도파민 증가를 유도한다. 리튬 오로테이트 5~10mg 하루 2회 복용은 여러 효과가 있지만 그중에서도 BDNF 증가 효과가 있다.

아세틸-L-카르니틴(acetyl- L- carnitine)은 지방산을 에너지로 사용하기 위해 미토콘드리아로 수송하며 NGF를 증가시키는 것으로 밝혀졌다. 일반적인 복용량은 하루 1~3회 500~1000mg이다(역자 주: 국내에서는 전문의약품으로 의사처방을 통해 복용이 가능하다).

야마부시타케라고도 하는 노루궁뎅이버섯(Hericium erinaceus)은 NGF 증가, 항염증 작용, 경도인지장애 환자의 인지기능 개선 등의 효과가 있는 것으로 밝혀졌다.[2] 그리고 하루 3회 250~500mg 용량으로 식사와 함께 복용하는 것이 일반적이다. 이 버섯으로 차를 제조하기도 한다.

이러한 보충제와 약초 외에도 비강 내 영양 인자 사용은 엄청난 잠재력이 있으며 추후 몇 년 안에 이들에 대한 접근성이 개선되기를 기대해본다. 인슐린 및 NGF 같은 일부 물질의 경우 비강 내 투여 시 우수한 뇌 침투성이 있는 반면 네트린-1(APP자체에 결합) 같은 경우는 그렇지 않다. 그러나 침투성이 떨어지는 사람들의 경우, 침투력이 좋은 작은 활성 조각(펩티드) 사용으로 충분한데, 장시간 작용형 인슐린이나 NGF, 네트린-1 활성 조각 또는 기타 다른 낮은 침투성 물질을 사용할 때는 의료지원을 받아야 한다. 이러한 인슐린, NGF, BDNF, ADNP, 네트린-1, GDNF는 뉴런에 강한 신호를 보내고 지원하는 효과가 있어 생존, 돌기(신경 돌기라고 한다)의 성장, 시냅스 형성 및 유지 향상에 기여한다. 하지만 우리는 이러한 제품을 사용할 때 전체 시스템에 과부하가 걸리지 않는 수준을 유지해야 한다. 고농도 인슐린 사용을 하다보면 오히려 인슐린 저항성이 약화되듯 과도하면 오히려 유해할 수 있다.

■ 집중력과 주의력은 어떻게 향상 시킬까?

인지기능저하가 있는 사람들의 흔한 호소 중 하나가 집중력을 유지하기 어려워 쉽게 산만해진다는 것이다. 집중력과 주의력은 기억 형성의 첫 단계이다. 우리는 중요하지 않은 세부사항을 우선적으로 잊어버리기 때문에 새로운 정보에 집중하며 중요성을 배분하는 것이 중요하다.

카페인은 집중력과 주의력 향상에 도움이 된다고 익히 알려져 있다. 판토텐산 100~200mg도 도움이 되며 효과가 비록 즉각적이긴 하지만 늦은 시간에는 피하는 것이 좋다. 고투콜라 100~500mg 하루 1~2회 복용도 효과가 좋다. 타우린은 불안 해소와 집중력 향상의 두 가지 효과가 있으며 하루 500~2000mg 복용한다. 레몬밤 300-600mg 복용도 불안 진정과 집중력 향상에 도움이 된다. 페퍼민트향을 맡는 것도 좋은데 집중력, 정신적 명료함 개선의 효과가 있다. 아세틸-L-카르니틴 500mg도 집중력을 높여준다.

■ 기억력은 어떻게 개선할까?

기억은 뇌의 본질적인 기능이자 복잡하면서도 진정 놀라운 속성이며 다양한 다른 변수에 영향을 받는다. 학습과 기억은 집중력과 주의력, 신경전달물질(특히 아세틸콜린, 글루탐산염, 양성 피드백 보상을 위한 도파민), 영양인자(예: NGF, BDNF), 사이클릭 AMP 신호, 기억과 관련된 단백질 생성을 위한 DNA 판독, 시냅스 형성과 강화, 호르몬, 영양, 유전의 영향을 받는다. 이 모든 과정(이미 기저에 있는 유전을 제외하고)은 다양한 건강기능식품 및 약초를 사용하여 변화시킬 수 있다.

앞서 언급한 대로 집중력과 주의력은 카페인부터 티아닌, 타우린, 판토텐산, 아세틸-L-카르니틴, 레몬밤(야간 숙면, 운동, 케톤증, 인슐린 스파이크 회피 등은 굳이 언급하지 않아도 될 것이다) 같은 다양한 요소를 활용하면 향상될 수 있다. 시티콜린 250~500mg 하루 2회, GPC 콜린(500~1200mg), 포스파티딜콜린(400~1500mg) 하루 3회, 후퍼진 A(50~200mg 하루 2회), 바코파 몬니에리(250mg 식사와 함께), 센트로페녹신 500~1000mg, DMAE(디메틸아미노에탄올) 50~200mg, 사프론 25~30mg 하루 1회, 마카(제조사는 안데스이며 타 유사 상품에 주의한다) 0.5~5g 하루 1회 등은 아세틸콜린 증가를 유도한다. 도파민은 티로신, 페닐아민 같은 전구체, 피리독신과 같은 보조인자, 벨벳콩(Mucuna pruriens)에서 추출되는 레보도파 같은 전구체, 셀레길린이나 귀리짚 추출물(800~1600mg 하루 1회) 같은 도파민 분해 억제제로 상승을 유도할 수 있다.

콜린성 그리고 글루탐산염성 신호는 라세탐이라는 기능성 식품군으로 강화할 수 있다. 여기에는 피라세탐(250~1500mg 하루 3회), 아니라세탐(375-750mg 하루 2회), 옥시라세탐(250-500mg 하루 3회), 페닐피라세탐(100mg 하루 2회) 등이 있다. 어떤 종류의 라세탐이든 사용할 때엔 에너지 보충을 위해 크레아틴 200~5000mg 하루 1회를 병용하기도 한다. 샹카푸스피 100~400mg도 라세탐과 유사한 효능을 가진다.

신경영양인자는 그중에서도 아세틸-L-카르니틴, Hericium erinaceus(노루궁뎅이버섯), 모든 커피콩 추출물, 프테로스틸벤, 7,8-디하이드록시플라본 등을 활용하면 상승한다.

사이클릭 AMP 신호는 카페인(50~100mg)과 L-테아닌(200mg, 카페인 단독 사용 시 심박수 상승을 최소화하기 위해 종종 병용), 포스콜린(150~250mg 하루 1회), 루테올린을 함유한 아티초크 추출물 500mg 등으로 향상될 수 있다. 시냅스 형성은 DHA(docosahexaenoic acid, 즉 오메가-3 지방산) 1g 하루 1회와 시티콜린 250~500mg 하루 2회 병용으로 보강할 수 있다.

트레온산 마그네슘 2g(마그네슘 144mg 함유)은 저녁 1회 복용 또는 667mg씩 하루 3회 복용하며 시냅스 형성에 도움이 되는데, 포스파티딜세린을 하루 100~300mg을 복용해도 같은 효과가 있다. 학습과 기억 형성에 중요한 비타민인 티아민(비타민 B₁) 결핍이 있을 때

벤포티아민 100~300mg 하루 2회 복용이 기억 형성에 도움이 될 수 있다.

■ 미토콘드리아 기능을 어떻게 지원할 수 있을까?

미토콘드리아는 우리 세포의 "배터리"이며 이들의 손상은 신경퇴화에 중요한 부분을 차지한다. 미토콘드리아는 그들 자신의 DNA 손상 또는 정상적 전환반응 실패 또는 세포막이나 세포구성요소의 손상으로 인해 손상된다. 우리가 자는 밤에 활성화되어 손상된 세포를 제거하는 데 도움을 주는 오토파지처럼 손상된 미토콘드리아를 분해하여 새 것을 생성하도록 촉진하는 미토파지는 최적의 신경기능에 도움을 준다.

코엔자임 Q(CoQ) 또는 그 환원 형태인 유비퀴놀은 보통 90~200mg의 용량으로 사용된다. PQQ(피롤로퀴놀린 퀴논)는 미토콘드리아 수를 증가시키는데 사용되며 10~20mg의 용량으로 사용한다. NAD+(니코틴아미드 아데닌 디뉴클레오티드)는 미토콘드리아의 중요한 에너지원이며, 또한 SIRT1를 활성화하여 인지기능 지원에 필요한 시냅토블라스틱 신호를 증강시킨다. 니코틴아미드 리보사이드 200~300mg/일 복용은 NAD+를 증가시킨다. SIRT1을 활성화하는 대체 기전은 레스베라트롤 150~500mg을 복용하는 것이다.

미토콘드리아 보호 방법은 일반적으로 R-리포산 100mg, 비타민 C 1~4g, 토코페롤 및 토코트리에놀 혼합물 400IU 등이며, 에너지 보강법은 아세틸-L-카르니틴 500mg, 위와 같은 용량의 유비퀴놀과 니코틴아미드 리보사이드, 크레아틴 200~5000mg/일 등이다.

■ 부신을 어떻게 지원할 수 있을까?

스트레스 최소화를 다룬 챕터에서는 스트레스를 줄이고 피하며 관리하는 가장 좋은 방법을 안내했다. 그러나 추가적인 부신 기능 보조가 도움이 되는 경우가 많으며, 이러한 목적으로는 홍경천 300~600mg(로사빈 1%, 2% 사용 시 150~300mg으로 감량)과 오미자 1~3g을 하루 3회 식사와 함께 그리고 홀리 바질 200~600mg 하루 3회를 병용하는 방법이 흔히 사용된다. 감초(글리시리진 제거) 0.5~5g/일 병용도 흔히 사용된다.

프레그네놀론이나 DHEA농도가 낮은 경우 하루 10~25mg의 저용량으로 시작하면 본래의 부신 기능을 회복하는 데 도움이 된다.

■ 해독 기능을 개선하려면 어떻게 할까?

제19장을 참고하라.

■ 장을 치료하려면 어떻게 해야 할까?

사골국으로 장을 치료하는 것에 대해서는 제9장에서 이미 다뤘다. L-글루타민, 양배추 주스(L-글루타민 함유), ProButyrate, 글리시리진산을 제거한 감초, 슬리퍼리 엘름, 트리팔라, 갈탄 등 이 목적으로 사용되는 여러 건강기능식품이 있다.

장 치료에는 한두 달 정도가 소요되며 치유 후 중단하거나 간헐적으로 복용할 수 있다.

■ 미생물 군집을 최적화려면 어떻게 해야 할까?

앞서 언급한 것처럼 장내 미생물은 1,000종이 넘으며(피부, 부비동, 질에 서식하는 미생물 같은 다른 홀로바이옴은 잠시 무시하자) 알츠하이머병 및 2형 당뇨와 관련된 일반적인 패턴은 밝혀졌으나 자세한 사항은 아직 알려지지 않다.

그러므로 현재 우리가 할 수 있는 최선의 방안은 유산균이나 비피더스균 종류를 공급하고 히카마나 돼지감자에 있는 프로바이오틱스로 이들 균을 영양하는 것이다.

제20장에서 언급했다시피 음식은 프로바이오틱스와 프리바이오틱스를 위한 가장 좋은 선택이다. 그러나 건강기능식품으로도 보충이 가능하다.

헬리코박터균이나 클로스트리듐 디피실리균 같은 장내 감염이 있는 경우, 흔히 사카로미세스 보울라디(Saccharomyces boulardi) 250~500mg을 하루 2~4회 복용한다. 항생제 복용으로 장내 미생물이 손상되었다면 항생제 중단 후 프로바이오틱스를 재투여하기 전에 스포어바이오틱스(살아있는 프로바이오틱스가 아닌 포자에서 유래)를 복용하는 것도 도움이 된다.

병원성이 강한 박테리아를 일부 파괴하고 미생물 군집에 친화적인 종을 선택적으로 배양하기 위한 방법으로 세균성 약물 저항 펌프를 억제하는 골든실(goldenseal)을 사용하기도 한다.

제9장과 제20장에서 언급했듯 우리의 미생물 군집은 영양이 필요하며 고섬유질 식단이나 저항성 전분 또는 유기농 차전자피나 곤약 뿌리 같은 프로바이오틱스 보충제로 공급할 수 있다.

■ 면역 기능을 어떻게 향상시킬 수 있을까?

아밀로이드-베타와 연관된 알츠하이머병은 선천성 면역 체계 반응의 일부이며 스피로헤타, 구강 박테리아, 헤르페스 바이러스, 진균 같은 많은 수의 병원체가 알츠하이머병 환자의 뇌에서 발견되고 있다. 따라서 면역 기능 향상은 관련된 아밀로이드-베타 생성과 함께 선천성 면역 체계의 만성적 활성화에 대한 전반적인 필요성을 줄이기 위한 하나의 전략이 될 수 있다. 수 세기 동안 아유르베다 의사들이 사용해 온 조합은 알마키(500~1000mg 하루 2회), 구두치 (Tinospora, 300mg 하루 3회), 아슈와간다(500mg 식사와 함께)이다. 또한 비타민 A, D와 아연 같은 기본적인 영양요소 보충도 면역 체계를 향상시킨다.

부식산과 풀브산은 면역 자극 효과가 있으며 헤르페스 바이러스나 거대세포 바이러스 또는 라임병 같은 만성 감염 같은 만성 바이러스 감염증에 흔히 사용된다.

AHCC(active hexose correlated compound, 활성 식물성 다당류 관련 화합물, 버섯 추출물, 일반적으로 하루 3~6g 복용), 아베마르, 황기, 베타-1,6-글루칸, 감초, 블랙 엘더베리, 에키나시아, 올리브잎, 프로폴리스, 오레가노 등 다양한 종류의 약초와 건강기능식품으로 면역 기능을 북돋을 수 있다.

■ 비타민 D를 최적화하려면 어떻게 해야 할까?

적정 비타민 D 수치에 대해서는 아직 논란이 있다. 비타민 D 수치는 건강 변수에 대한 기질적 영향을 시사하기 보다는 그저 야외에서 머무는 시간을 반영할 뿐이라는 의견이 있는 반면, 비타민 D는 수백 가지 유전자의 전사를 매개하여 신경 가소성, 면역 체계, 종양 형성, 심혈관질환 및 칼슘 조절 같은 중요한 과정에 영향을 준다는 의견도 있다.

적정 비타민 D 농도에 도달하기 위해서는 "백의 규칙(hundreds rule)"을 적용하면 쉽다. 목표 수치에서 현재 수치를 뺀 뒤 거기에 100을 곱한 것이 대략적인 복용 필요량이 된다. 예를 들면 여러분의 목표값이 60이고 (그리고 나는 50~80ng/ml를 목표 값으로 권고한다) 현재 수치는 25라면 (매우 전형적인 값이다) 60−25=35이므로 3500IU 비타민 D를 권고한다는 뜻이 된다. 칼슘을 이동시켜 동맥벽에 침착되지 않도록 비타민 K_2를 최소 100mcg이상 함께 복용하며, 최적의 흡수를 위해 비타민 D와 K를 좋은 지방(예: 아보카도 또는 견과류)과 함께 섭취하는 것을 잊지 않도록 한다. 전반적인 비타민 D 용량은 독성을 갖지 않도록 10000IU 이하로, 혈청 농도는 100ng/ml 이하로 유지하도록 하며 최소한 어느 정도는 햇빛 노출을 통해 얻도록 하자!

■ 뇌혈류를 어떻게 개선할 수 있을까?

치매로 사망한 환자의 뇌를 검사해 보면 가장 흔한 경우는 알츠하이머병이고 두 번째가 혈관성 치매이다. 또한 혈관 질환은 알츠하이머병에서 흔하며 5형 알츠하이머병에서 두드러진다. 따라서 뇌혈류 개선은 매우 도움이 되며 이를 보조할 수 있는 여러 가지 제품이

있다. 아루굴라, 비트 뿌리 추출물, Neo40 1정 1일 1~2회, L-아르
기닌 3~6g 1일 1~3회, ProArgi-9 1스쿱(L-아르기닌 5g)을 매일 물
에 녹여서, 소나무 껍질 추출물 (파크노제놀) 최대 100mg 하루 3회
복용 등으로 혈관 확장을 유도하는 산화질소의 증가를 유도할 수 있
으므로 이 중 어떤 것이든 사용해도 무방하다. 또 다른 방법은 은
행 40~120mg 하루 3회, 나토키나아제 100mg 하루 1~3회, 빈포세
틴 5~20mg 하루 3회, 하이데르진 1~3mg 하루 3회 등이 있다. 마지
막으로 인지기능저하에 혈관 인자의 영향이 있는 경우 완전 채식 또
는 채식 위주 식단과 EWOT(exercise with oxygen therapy, 산소치료
법 운동)를 고려해볼 수 있다.

■ 신경보호효과는 어떻게 달성할 수 있을까?

불행히도 "항산화제"라는 용어는 "보호제"와 혼동되어 왔는데,
사실 지나친 항산화 작용은 항염증작용 같은 세포의 활동을 방해할
수 있다. 따라서 최대한의 항산화 작용보다 적정 수준의 항산화 작
용이 목표가 된다. 여기에는 비타민 E(혼합 토코페롤과 토코트리놀
400IU), 매일 비타민 C 1~4g, 채소에 있는 여러 보호성 식물성 영양
소(제4장~제12장에서 언급) 및 글루타치온(주요 항산화제, 해독제이
자 세포 보호제)을 통한 세포막 보호가 기본이 된다. 미토콘드리아
를 타깃으로 한 항산화제인 미토퀴놀은 퇴행신경질환에 대한 잠재적
용도로 개발되었다.[3] TUDCA(tauroursodeoxycholic acid, 투르소디옥
시콜산) 역시 신경 보호제로써의 잠재성을 보였으며,[4] 일반적으로 하
루 300~1000mg의 용량으로 사용한다.

　글루타치온 개선을 위한 여러 방법이 있다. N-아세틸시스테인(500~600mg 하루 1~3회)은 글루타치온 전구체이다. 글루타치온 자체로는 흡수율이 떨어지기 때문에 리포소말 글루타치온 250mg 하루 2회 복용 또는 S-아세틸글루타치온 100mg 하루 2회 복용이나 흡입 또는 정맥주사 글루타치온 형태로 사용한다.

　이러한 방법 외에도 신경보호작용이 있는 수십 가지 방법과 수백 가지 화합물이 있으므로 지속적인 염증이나 영양 손실, 독소 노출, 혈관 손상 또는 외상 과거력이 있는 경우 등 여러분에게 가장 적합한 신경 보호법은 이러한 신경손상을 일으킨 하위 유형에 따라 달라질 것이다. 비타민 D는 커큐민, 오메가-3 지방산 등과 마찬가지로 훌륭한 항염증제이며 염증의 최소화는 신경보호에 있어서 필수적이다. 에스트라디올은 또 다른 신경보호제이며 프레그네놀론이나 DHEA 같은 보호성 신경 스테로이드는 시중에서 쉽게 구할 수 있다.

　앞서 언급한 신경영양인자는 가장 강력한 신경보호제 중 하나이다. 사실 케톤의 보호 효과 중 하나는 BDNF의 상향 조절을 통한 것이다. 단, 최적의 효과를 위해 염증을 최소화하고 글루탐산염이 GABA와 균형을 이루도록 해야 한다.

제22장

문제 해결법:
처음에 성공하지 못했다면

멈춤 신호는 문제가 아니라, 안내자이다.

—로버트 슐러

이 편지를 보고 아침에 잠에서 깼다:

2018년 1월 알츠하이머병 진단을 받은 제 아내가 리코드(ReCODE) 프로토콜을 시작한 이후 얼마나 놀라운 성과를 거두었는지 말씀드리고자 편지를 쓰게 되었습니다. 오늘 저는 당신에게 그녀가 계속해서 큰 호전을 보이고 있음을 말씀드리고 싶습니다. 이 프로토콜이 그녀를 구했습니다. 나는 아내를 되찾았고 우리 자녀와 손자들도 어머니와 할머니를 되찾게 되었습니다.

그리고 이것을 보고는 밤새 잠을 못 이루었다:

> 우리의 모든 노력에도 불구하고 내 남편이 어떠한 호전 반응도 보이지 않아 저는 매우 낙심한 상태입니다.

프로토콜 적용이 제대로 되고 있는지 어떻게 알 수 있을까? 올바른 방향으로 가고 있는지 어떻게 알 수 있을까? 보통 모든 검사결과가 나오고 프로토콜을 시작하는데 몇 주가 걸리며, 개인 맞춤형 프로그램의 다양한 부분을 최적화하는데 몇 달이 소요된다. 알츠하이머병의 근본적인 퇴행 과정은 진단 전 10년 또는 심지어 20년 가량도 진행되고 있었을 수 있기 때문에 이 과정에 상당 시간이 소요되는 것은 자연스러운 일이다. 이 모든 과정이 완료되고 사람들은 보통 3~6개월 사이 개선 여부에 주목한다. 짧게는 4일부터 1년이 넘는 기간에 이르는 개선 소요 시간을 관찰한 바 있으나 통상 3~6개월이 일반적이다.

> 벳시는 79세 여성으로 66세 때 자궁적출술 과정에서 마취를 시행한 뒤 기억력 감퇴가 발생했다. 74세에 알츠하이머병으로 진단받고 아리셉트 복용을 시작했으나 효과가 없고 도리어 공격적 성향을 보여 중단했다. 당뇨 치료를 위한 상당 수준의 생활습관 교정요법 후에도 그녀의 치매 증상은 75세 경부터 발생한 오후 4시경부터 매우 혼란스러워하며 동요하는 일몰 증후군을 포함하여 계속 진행되었다. 결국 그녀는 어머니와 함께 돌아갈 것이라며(수십 년 전에 어머니는 이미 사망하셨다) 여행 가방을 챙기는 모습을 보이기도 했다. 이는 웨스 영버그 박사가 검사 및 평가 후 종합 브레드슨 프로토콜을 의뢰하기까지 3년 간 지속되었다. 지극히 낮은 인지기능 점수에도 불구하고(MoCA 0/30, MMSE 1/30), 매우 높은 호모시스테인 수치 15와 진단되지 않은 자가면역상태 치료를 위해 특정 영양보충제를 투여하기 시작하면서 극적인 반전을 보였다. 가장 큰 개선은 리튬 오로테이트 10mg/일을 추가한 뒤

부터였다. 최근 3년간 글을 읽지 못했지만 그 뒤로 TV 글자와 신문의 헤드라인 그리고 도로 표지판을 읽을 수 있게 되었다. 이 새로운 방법을 적용한 지 불과 한 달만에 일몰증후군은 그녀의 어머니에 대해 일주일에 이따금씩 한두 번 정도 말하는 정도로 호전되었다. 이 중요한 성취를 통해 이전에 그다지 생각하지 않았던 프로토콜의 세부영역에 대해 다시금 살펴 볼 수 있었다.

호전 반응이 떨어질 때 가장 흔한 원인은 순응도 부족(과정을 제대로 수행하지 못하는 것)이다.

잠시 쉬어 보자.

프로그램의 다양한 부분을 수행하기란 쉽지 않으며 실제로 우리는 프로그램을 간소화하려고 노력하고 있지만 불행히도 알츠하이머병의 근본적인 질병 프로세스 자체가 아주 복잡하다. 희망적인 것은 증상 개선을 위해 반드시 모든 과정을 따라야 할 필요는 없다는 것인데, 그보다 더 중요한 것은 올바른 방향으로 가기 위해서는 어느정도 임계점을 넘을 때까지 이 과정을 수행해야 한다는 것이다. 임계점이 어느 정도인지를 측정하기란 불가능하기 때문에 개선이 보일 때까지 계속 이 과정을 수정해 가면 된다.

두 번째로 흔한 원인은 감염, 장누수 또는 독소 노출 같은 정확한 유발 원인의 파악 및 목표화에 실패한 것이다.

그러므로 초기 검사 후 몇 주 정도 만에 포기하지 말고, 전문의 또는 건강 코치와 협력하면서 계속해서 치료에 대한 반응을 최적화하고 조정해 봐야 한다. 지금까지 언급한 순응도 부족과 유발 원인 파악 실패 외에도 최적의 증상 개선을 위해 검토해 보아야 할 몇 가지 핵심 사항이 더 있다:

■ **케톤 수치를 검사하면서,**
  이 수치가 1.0에서 4.0 사이에 해당하는지
  확인하고 있는가?

이 수치가 최적의 효능이 발휘되는 범위이다. 이 수치가 0.2~0.5 낮아지면(밀리몰라 베타−하이드록시뷰티레이트, mM BHB로 측정) 보통 증상 개선이 잘 되지 않는다.

그러한 경우 MCT 오일이나 케톤염 또는 에스테르 사용이 필요할 수 있다. 고구마 같은 음식을 사용하여 일주일에 한 번은 케톤증 유지를 중단할 수도 있지만, 일단 이 범위의 케톤증을 달성했을 때 개선 가능성이 가장 높다.

■ **BrainHQ나 MoCA 점수가 일정한지?**
  악화되었는지? 또는 개선되었는지?

대부분의 사람에서 기억력 향상이나 토론 참여 또는 더 나은 조직능력 같은 주관적인 기능의 개선은 MoCA나 BrainHQ 또는 CNS Vital Signs 등의 높은 점수와 관련성을 보이는 것으로 알려져 있다. 즉 서로 비례하는 경향이 있는 것이다. 그러나 사람들은 때때로 실제로 그들이 얼마나 개선되었는지 잘 깨닫지 못하기 때문에 실제 점수로 보여주는 것이 도움이 된다.

알츠하이머병은 본래 끊임없이 쇠퇴를 향해 가는 질병이기 때문에 약간의 개선이나 안정성을 확인하는 것만으로도 올바른 방향으로 가고 있다는 것을 알 수 있다.

■ 수면무호흡증을 감별하였는가?
  야간에도 산소포화도가 떨어지지 않았는가?

잘 알아채지 못하지만, 가장 흔하고 보편적인 인지기능저하 유발 요소가 수면 무호흡증이다. 야간에 일정 시간 호흡이 멈추면 산소 농도는 감소한다. 보통 이러한 증상이 비만하고 코를 고는 남성에게 발생한다고 생각하지만, 남성과 여성 모두에서 그리고 모든 체중에서 코콜이 여부와 상관없이 야간 산소 저하가 발생할 수 있음이 밝혀지면서(수면무호흡증 여부와 관계없이) 여러분의 인지기능이 "정상"이라 할지라도 이것이 인지기능저하에 영향을 미칠 수 있는지 확인할 필요가 있다. 방법은 매우 쉽다. 의원에서 며칠 밤 동안 산소포화도를 측정할 수 있는 측정기를 대여하거나 구입하면 된다. 야간 산소포화도가 94 이하로 저하되지 않고 96에서 98을 유지하면 정상이다. 또한 시간당 5개 미만의 무호흡(5 미만의 AHI(apnea-hypopnea index, 무호흡-저호흡 지수))이 있는지 확인해야 하는데, 사실 0이 이상적이다.

■ 장을 치료하고 프로바이오틱스나 프리바이오틱스를
  (식품이나 건강기능식품으로) 복용하고 있는가?

희망적인 것은 장을 치유하고 미생물 군집을 개선하는 것이 비교적 쉬운 일이라는 것이고, 이것은 영양에서부터 면역, 해독, 기분 개선 등 여러 면에서 도움이 될 것이라는 점이다. 하지만, 대부분의 의사들이 장 상태를 확인하지 않기 때문에 이는 간과되고 있으며, 그렇게 하다 보면 인지기능개선이 어려워지게 되므로 반드시 이를 확인해야 한다. 목표는 장누수가 없고, 미생물 군집 붕괴(비정상적인 미생물 군집)가 없는 상태를 만드는 것이다.

■ **일주일에 최소 네 번 운동을 하는가?**
　유산소운동과 근력운동 모두 하고 있는가?

제13장에서 언급했듯, 운동은 뇌를 지지하는 BDNF 증가부터 인슐린 감수성 향상과 혈관건강 개선까지 다양한 기전을 통해 인지기능을 개선시킨다. 운동을 최소한으로 하거나 전혀 하지 않는 경우 점차 늘려가는 것이 좋다. 트레이너를 찾아보고, 여러분과 잘 맞는지 확인해 보자. 적어도 일주일에 4회, 1회 당 최소 45분간 운동을 하는 것이 도움이 된다.

■ **진행 상황을 관리해줄 수 있는 건강 코치가 있는가?**
　(또는 배우자나 같은 역할을 해줄 수 있는 사람이 있는가?)

켄이라는 한 환자가 "난 도미나트릭스(역자 주: 변태적인 성행위를 선호하는 남성을 채찍으로 때리면서 쾌락을 주는 여성)가 필요해!"라고 했다. 나는 그에게 뭔가 적절치 않은 말이라고 이야긴 했지만, 그가 말하고자 하는 바는 이해했다. 어떤 사람에게는 당근 또는 인센티브가 필요하고 어떤 사람에게는 채찍이나 처벌이 있을 때 더욱 우수한 성과를 내기 때문에 그 성향과 선호도를 잘 아는 것이 도움이 된다. 개인 건강 코치를 선호하는 사람이 있는가 하면 그룹 코칭을 선호하는 경우도 있다. 대면 코칭을 좋아하는 사람도 있고 원격 진료를 통한 코칭을 좋아하기도 한다. 배우자가 코칭하는 것을 선호하는 사람도 있다. 무엇이든 가장 잘 맞는 것을 택하자. 한편 켄은 웨이트 트레이너에게 한 번씩 건강 코칭을 받으며 매우 잘 지내고 있다.

■ 이 접근방법에 대해 잘 알고 있는 전문의와 치료하고 있는가?

이 점은 매우 중요한데, 만약 여러분의 담당 전문의가 올바른 검사를 내리지 않거나 인지기능저하에 영향을 미치는 결정적 요인을 다루지 않고, 지나치게 비관적인 의견을 개진할 경우 더욱 그러하다. 플라세보 효과에 대해서는 익히 알려져 있지만 노시보 효과에 대해서는 잘 알려져 있지 않다. 이는 부정적인 기대를 갖고 있을 때 나타나는 건강에 대한 부정적 영향으로, 의사나 권위자가 "치료가 어렵다"는 말을 했을 때 흔히 나타난다.

■ 케토플렉스 12/3 식이요법 (또는 다른 유사 식이요법)을 하고 있는가?

케톤증, 오토파지, 인슐린 감수성, 영양 공급, 미토콘드리아 보강, 면역 향상, 해독 등 이 식이요법의 서로 다른 효과들은 모두 인지기능을 향상시키고 인지기능감소를 막기 위해 고안되었기 때문에 만일 아직 이 식이요법을 하고 있지 않다면 인지기능 향상의 기회를 놓치고 있는 것일 수도 있다.

■ 생화학적 지표를 조절하고 있는가?

hs-CRP 〈 0.9, 공복 인슐린 3.0~5.0, HbA1c 4.0~5.3, 비타민 D 50~80이 유지되고 있는가? 호르몬과 영양은 적절한가? 호모시스테인은 7 이하인가? 비타민 B_{12}는 500~1500인가? RBC Mg 〉 5.2인가? 이러한 대사 지표를 최적화하는 것이 인지기능저하에 대항하는 데 필요한 시냅토블라스틱 신호를 획득하는 데 매우 중요하기 때문에 만일 이 중 어느 하나라도 적정 수치가 아니라면 올바른 범위 내에 도달하게 하는 것이 매우 중요하다.

■ 위 지표가 모두 적정값이라면 WCFE 사용을
　시도해 보았는가?

WCFE는 커피추출물(whole coffee fruit extract)로 BDNF(brain-derived neurotrophic factor, 뇌유래신경영양인자, 뉴런을 보조한다)를 유의하게 증가시킨다. 대사 상태가 정상이고 장 치료가 완료되었으며 염증이 해소되었다면 시냅스를 재건해야 하는데, 여기에 BDNF가 결정적 요소이다(비타민 D, 에스트라디올, 테스토스테론, 갑상선호르몬, 시티콜린, DHA 등과 함께). 또한 에머리대학교의 케키앙 예(Keqiang Ye) 박사는 BDNF수용체에 결합하여 유사한 효과를 내는 7,8-디하이드록시플라본이라는 화합물을 발견하기도 했으므로 참고하길 바란다.

■ 모든 병원균을 탐지하여 치료했는가?

보렐리아, 바베시아, 바르토넬라 또는 기타 병원균에 만성적으로 감염되었다면 가능한 한 항생제 사용 없이 치료해야 한다(혹은 항생제를 사용한다면 인지기능 상태를 주의 깊게 관찰해야 하며, 인지기능저하가 발생한다면 비항생제 요법으로 접근해야 한다). 병원균은 혈액, 부비동, 구강(예: 치주염과 함께), 장, 뇌, 피부 또는 기타 내장 기관에 분포할 수 있다. 병원균을 파괴하는 것 외에도 이러한 다양한 부위에 가장 잘 맞는 미생물 군집을 복원하는 것이 최고의 인지기능 회복을 위해 중요하다.

■ 독소(메탈로톡신, 유기독소, 생체독소)를 확인하고 치료했는가? 해독 속도를 최적화했는가?

최근 태어나는 신생아의 제대혈에서는 수백 가지의 독소가 검출된다. 이는 우리가 역사상 그 어느 때보다 많은 독소에 노출되어 있음을 시사한다. 이는 인지기능저하에 기여한다. 좋은 소식은 우리가 이러한 독소, 즉 수은 같은 금속, 톨루엔이나 포름알데하이드 같은 유기독소, 트리코테센 같은 생체독소를 검출해 내고 제거할 수 있다는 것이다. 한 가지 중요한 팁은 지나치게 공격적인 해독은 증상을 악화시킬 수 있으므로 해독 속도를 조절하기 위해 의사, 가급적이면 해독 전문의의 지도에 따르는 것이 좋다는 것이다. 최근 해독에 관한 아주 훌륭한 책이 발간되었는데, 조세프 피조르노(Joseph Pizzorno) 박사의 독소 해결법(The Toxin Solution)은 벤젠, 불소, 비스페놀

A(BPA), 프탈레이트 같은 화학독소에 대해 주로 다루고 있고, 네일 나탄(Neil Nathan) 박사의 독소(Toxic)는 진균에 의해 생성되는 트리코테센 같은 생체독소를 주로 다루고 있다.

■ 진균독소가 있었다면 콜레스티라민(또는 웰콜, 점토, 목탄, 제올라이트 같은 결합제)로 치료해 보았는가? 비강 내 VIP(vasoactive intestinal peptide, 혈관 활성 장 펩티드)가 있는가? MARCoNS는 제거되었는가? C4a는 정상으로 회복되었는가? MMP-9은 정상으로 회복되었는가?

진균독소에 노출되었다면 (소변 샘플로 검사 가능), 추가 노출을 줄이고 독소를 배설하는 것이 인지기능을 보호하는 데 중요하다. 이 진균에 의해 생성된 독소는 뇌에 직접적 손상을 입힐 뿐 아니라 알츠하이머병에서 여러분이 가장 피하고 싶은 면역체계의 쇠퇴를 야기한다.

■ 글루타치온 수치는 이상적인가?

글루타치온은 위대한 부모와도 같다. 수많은 적으로부터 우리를 보호한다. 이는 해독에 있어 필수적이고, 핵심적인 항산화제이다. 이렇기 때문에 여러분은 진심으로 글루타치온 수치가 최적의 수준을 유지하기를 바랄 것이다. 사실 낮은 글루타치온 수치는 만성 독소 노출 상황에서 흔히 볼 수 있는데 말 그대로 정화 메커니즘을 위해 그 자체를 소진하고 있기 때문이다. 그러므로 글루타치온이 최소 814 마이크로몰라에 해당하는 250mcg/Ml 이상이 되도록 유지해야 한다. 글루타치온은 전구체인 NAC(N-아세틸시스테인)을 복용하거나 리포 소말 글루타치온, S-아세틸 글루타치온 또는 비강내 글루타치온 복용함으로써 증가시킬 수 있으며, 독성이 심할 경우 정맥 글루타치온이나 흡입형 글루타치온을 사용한다. 이 외에도 제19장에 언급한 것처럼 설포라판, 디인돌리메탄, 아스코브산염 등이 해독을 돕는 기여인자가 될 수 있다.

■ 뇌 자극(brain stimulation) 과정이 포함되어 있는가?

이상적인 결과를 얻을 수 있는 지는 종종 뇌 자극 과정이 프로그램에 포함되어 있는지와 관련되는데, 여기에는 Vielight 같은 빛 자극, 초점 제거 레이저 자극, MeRT(magnetic e-resonant therapy, 자기장공명요법) 같은 자기장 자극 또는 기타 다른 형태의 뇌 자극 형태 등이 있다. 물론 뇌 훈련 역시 뇌 자극 방법 중 하나이지만, 생화학 검사 결과가 정상이라면 전체 프로토콜에서 이러한 물리적 방법 중 하나를 선택하여 시행하는 것이 보완적 선택이 될 수 있다.

■ 줄기세포 치료를 고려해 봐도 될까?

만일 모든 문제를 해결했고 최적화했는데 개선이 이루어지지 않거나 정체기에 이른 경우, 줄기세포 치료를 고려해 볼 수 있다. 줄기세포 분야에는 사기꾼이 많다는 점에 주의하자. 하지만 알츠하이머병에 대한 줄기세포 실험이 진행 중이며 댈러스, 파나마, 뉴욕 그 외

몇몇 지역에 이에 관련된 좋은 기관이 있다.

만일 우리 모두가 이 핸드북에 정리된 지침을 적용하기로 하고, 가능한 한 빨리 시작하여 최적화를 지속하고 여기에 기술된 문제 해결 방식을 사용한다면 치매와 관련된 전 세계적인 부담을 줄일 수 있을 것이다. 우리는 꼭 알츠하이머병을 희귀질환으로 만들어야 한다. 그리고 우리는 현 세대에게 알츠하이머병의 실질적인 종식을 가져다주어야만 한다.

21세기 의학의 승리

> 나는 그녀가 처녀이기도 전부터 알고 있었죠.
> —오스카 레반트, 도리스 데이를 언급하며

여러분은 도리스 데이를 기억 못할 수도 있지만 그녀는 1950년대
와 1960년대에 "세계에서 가장 나이 많은 처녀"라고 불릴 정도
로 건전한 이미지를 보여준 유명 배우이자 가수였다. 매혹적인 피아
니스트 오스카 레반트는 그런 이미지가 있기도 전부터 그녀를 알고
있었으므로 "처녀이기도 전부터" 알고 있다고 한 것이다.

무슨 말인가 할 수도 있지만 이것이 내가 의학에 대해 느끼는 감
정이다. 그렇다, 이상하게 보이겠지만 나는 건강과 관련된 일을 하기
전부터 의학을 알고 있었다! 실제로 무엇이 질병을 일으키는지 의학
이 접근하기 전부터 말이다. 믿기 힘들지만 의사들은 그들 자신과 환
자들에게 건강에 끔찍하게 좋지 않은 행위를 해왔고 심지어는 슬프

게도, 그들 중 많은 수가 아직도 이를 행하고 있다. 의사들은 흡연을 할 뿐 아니라 담배를 팔기 위해 텔레비전 광고를 실제로 하였다! 그들은 보통 운동을 잘하지 않으며 점점 뚱뚱해졌고 이른 나이에 심혈관질환이 발병했다. 종종 잘못된 영양 습관을 갖고 있으며 환자들에게 영양은 질병치료에 중요하지 않다고 말했다. 분별력 있는 판단이 필요함에도 불구하고 종종 수면을 적게 취했다. 치료하고자 하는 질병을 유발하는 바로 그 과정에 대한 검사와 평가를 무시했다. 그들은 효과가 떨어지는 약물로 만성 복합 질환을 치료했다. 그리고 대다수가 환자에게 필요한 것보다는 병원 수익에 도움이 되는 것 또는 영업 담당자가 요구하는 것에 더욱 집중하였다.

내가 의학을 배울 당시 우리는 말기 의학(end-stage medicine)에 대해 공부하고, 연습하며 가르쳤다. 암 전이, 심부전, 치매의 징후를 배우고 찾아내고자 했는데, 그 징후를 우리가 감별하고 치료하고자 했을 때는 이미 여러 해가 지나 있을 때가 많았다.

이 모든 것을 돌이켜 보면 그것이 얼마나 나쁜 상황이었는지 기억하기조차 싫을 정도이다. 마치 수년간 명상 강사로 있으면서 수련생들에게 끊임없이 소리치는 것과 같았다. 한마디로 말이 안 되는 것이었다. 무엇보다도 최악은 이러한 낡은 관행이 새로운 의사들에게도 대물림되었다는 것이다. 한 교육자는 "우리는 의대생에게 거짓말을 하고 있다는 것을 잘 알지만, 그들은 우리의 거짓말을 믿고 있기 때문에 우리는 계속 그들에게 거짓을 말해야 한다"라고 했다. 발전적인 접근법은 아닌 것이 확실했다!

나는 사회적 격변기였던 1960년대에 자랐다. 대통령이 아이스크림 한 스쿱을 더 먹었는가는 뉴스거리가 되지 않던 때였다. 풀뿌리 운동이 사회 구조, 음악, 예술, 전쟁을 바꾸고 있던 시기였다. 우리는 건강에 대한 근본적인 변화 즉 우리가 건강에 대해 생각하고, 배우고, 실행하고, 혜택을 받는 모든 방식에 변화를 일으키기 위해 지금 그러한 움직임이 필요하다.

다행스럽게도 일부 관행에는 변화의 조짐이 보이기 시작했다. 실제 21세기 의학은 대증적 단일 요법보다 프로그램화된 치료법을 사용하여 질병의 원인과 원인 제공자에 초점을 맞추어 기존 20세기 의학과는 다른 패러다임 변화를 보여주고 있다. 이러한 변화는 인지기능저하, 2형 당뇨, 고혈압, 류마티스관절염, 루푸스, 우울증, 장 누수, 자폐증 및 기타 만성 질환에 그 어느 때보다 우수한 결과를 보이고 있다. 그러나 우리 모두에게 좋지 않은 소식은 이러한 변화가 마지못해 받아들여지는 측면이 있다는 것이다. 개선된 결과에도 불구하고 의과대학들은 이 21세기 의학을 가르치는 것을 거부하고 있다. 따라서 대부분의 의사들은 여전히 질병 프로세스의 기초가 되는 생리학을 무시하는 인-앤-아웃, 처방전 패드 의학을 하고 있다. 이러한 관행으로 인해 진행 중인 의료 혁명은 비록 상대적으로 알려지지 않았고 지금까지 거의 논의된 바 없지만 아마 역사상 가장 격렬한 혁명이 될 것이며, 우리의 관행을 현대화하고 최적화할 때까지, 의학과 기술이 완벽하게 통합될 때까지, 의학과 건강이 하나가 될 때까지 그리고 의사와 환자(실제로 우리 모두)가 전 세계 건강을 책임질 때까지 만성 질환자 수십억 명의 생명을 앗아갈 것이다.

20세기에 소아마비, 매독, 한센병이 사실상 종식되었듯 21세기에는 알츠하이머병, 파킨슨병, 루이소체치매, 다발경화증, 자폐증, 조현병, 류마티스관절염, 루푸스, 궤양성 대장염 및 기타 복합 만성 질환의 재앙이 사실상 종식을 맞이할 것이다. 진단되지 않은 만성 병원균, 지금까지 발견되지 않은 독소들, 비생리적 식품 공급, 면역 체계 손상, 만성 스트레스가 많은 생활 환경 그리고 전반적으로 거의 우리 종족 모두가 우리의 진화적으로 설계된 능력을 크게 벗어나는 생명체를 추구하려고 한 헛된 시도 등의 치명적 조합으로 급격하게 증가한 이 질병은 역사 속에 "20세기 질병"으로 기록될 것이다.

그러므로 로드맵은 명확하다. 개개의 사람들이 무엇을 찾아야 하는지, 어떻게 기여 인자를 식별하는지, 개개의 사람들을 어떻게 다루어야 하는지 알고 있다. 이제 우리는 그것을 제정하고, 완성하고, 확장해야 한다. 인지기능을 바로잡는 것은 치아를 교정하는 것만큼 일상이 될 것이다.

내 딸이 올해 결혼했는데, 나는 그녀가 성장한 세상, 즉 이메일, 소셜 네트워크, 트위터, 스마트폰, 검색 엔진, e커머스, 클라우드 저장소의 세상을 생각하지 않을 수 없었다. 내가 자랐던 세상과 너무도 다른 세상이다. 그녀는 다행히도 우리 세대처럼 알츠하이머병이 재앙이 아닌 세상에서 자녀를 키울 것이다.

우리 모두는 각자가 고유한 하나의 실험 대상이다. 여러분의 실험이 부디 성공적이고 성취감이 넘치며 즐겁고 오래 지속되기를 기원한다.

감사의 글

먼저 그리고 무엇보다도 언제나 환자의 생명을 돕고자 노력하는 내 아내 Aida 그리고 내 딸들 Tara와 Tess에게 감사한다. Julie Gregory 와 Aida에게 그들이 이 책을 위해 보여준 헌신적인 노력에 감사한다. Phyllis와 Jim Easton, Diana Merriam와 Evanthea 재단의 알츠하이머 병을 앓고 있는 사람들을 위해 변화를 만들겠다는 그들의 헌신에 감사를 표한다. 또한 Katherine Gehl, Jessica Lewin, Wright Robinson, Dr. Patrick Soon-Shiong, Douglas Rosenberg, Beryl Buck, Dagmar 와 David Dolby, Stephen D. Bechtel Jr., Gayle Brown, Lucinda Watson, Tom Marshall과 Joseph Drown 재단, Bill Justice, Dave Mitchell, Josh Berman, Marcus Blackmore, Hideo Yamada, 그리고 Jeffrey Lipton에게도 감사드린다.

　　Stanley Prusiner, Mark Wrighton (Chancellor), Roger Sperry, Robert Collins, Robert Fishman, Roger Simon, Vishwanath Lingappa, William Schwartz, Kenneth McCarty Jr., J. Richard Baringer, Neil Raskin, Robert Layzer, Seymour Benzer, Erkki Ruoslahti, Lee Hood, Mike Merzenich 교수로부터 귀중한 가르침을 받았음에 감사드린다.

또한 의학과 의료에 혁명을 일으키고 있는 기능의학의 선구자들 Jeffrey Bland, David Perlmutter, Mark Hyman, Dean Ornish, Ritchie Shoemaker, Neil Nathan, Joseph Pizzorno, Ann Hathaway, Kathleen Toups, Deborah Gordon, Jeralyn Brossfield, Kristine Burke, Ilene Naomi Rusk, Jill Carnahan, Sara Gottfried, David Jones, Patrick Hanaway, Terry Wahls, Stephen Gundry, Ari Vojdani, Prudence Hall, Tom O'Bryan, Chris Kresser, Mary Kay Ross, Edwin Amos, Susan Sklar, Mary Ackerley, Sunjya Schweig, Sharon Hausman—Cohen, Nate Bergman, Kim Clawson Rosenstein, Wes Youngberg, Craig Tanio, Dave Jenkins, Miki Okuno, Ari Vojdani, Elroy Vojdani, Chris Shade 박사, Amylee Amos, Aarti Batavia, Tess Bredesen 헬스 코치, 그리고 이 책에 언급된 프로토콜에 초점을 맞춘 과정에 참여하고 기여한 10개국 및 미국 전역의 1500여명 이상의 의사, 그리고 인지기능저하를 가진 많은 사람들을 훈련과 헌신으로 돕고 있는 Kristin, Deborah, Edna, Lucy, Frank, Edward에게 감사드린다. 또한 Lance Kelly, Sho Okada, Bill Lipa, Scott Grant, Ryan Morishige, Ekta Agrawal, Jane Connelly, Lucy Kim, Melissa Manning, Gahren Markarian, Apollo Health 팀의 리코드(ReCODE) 알고리즘, 코딩, 리포트 작업 노고에 감사드리며 Darrin Peterson과 LifeSeasons 팀, Taka Kondo와 Yamada Bee 팀, Hideyuki Tokigawa 와 그의 다큐멘터리 팀에게도 감사드린다.

　이 책에 설명된 모든 것은 지난 30년간 함께 일해 온 뛰어난 실험실 구성원과 동료가 없었다면 불가능했을 것이다. 흥미로운 토론, 수많은 화이트보드 세션, 헤아릴 수 없이 많은 실험 시간, 실험을 반복할 수 있는 인내, 인류의 건강과 지식을 높이기 위한 드러나지 않은 수많은 헌신으로 나는 Shahrooz Rabizadeh, Patrick Mehlen, Varghese John, Rammohan Rao, Patricia Spilman, Jesus Campagna, Rowena Abulencia, Kayvan Niazi, Litao Zhong, Alexei Kurakin, Darci Kane, Karen Poksay, Clare Peters-Libeu, Veena Theendakara, Veronica Galvan, Molly Susag, Alex Matalis, 그리고 다른 모든 Bredesen Laboratory의 과거와 현재 멤버와 Buck Institute for Research on Aging, UCSF, the Sanford Burnham Prebys Medical Discovery Institute, UCLA의 다른 동료들에게 깊은 감사를 표한다.

Shahrooz Rabizadeh, Patrick Mehlen, Michael Ellerby, David Greenberg, John Reed, Guy Salvesen, Tuck Finch, Nuria Assa-Munt, Kim과 Rob Rosenstein, Eric Tore과 Carol Adolfson, Akane Yamaguchi, Judy와 Paul Bernstein, Beverly와 Roldan Boorman, Sandy와 Harlan Kleiman, Philip Bredesen과 Andrea Conte, Deborah Freeman, Peter Logan, Sandi와 Bill Nicholson, Mary McEachron, Douglas Green에게 오랜 세월에 걸친 우정과 많은 조언에 감사한다.

마지막으로 이 책을 위해 작업해 준 훌륭한 팀, 작성과 편집의 Corey Powell과 Robin Dennis, 그림을 담당한 Joe LeMonnier, 원고 리뷰의 Deirdre Moynihan, 작가 대리를 맡아준 John Maas 와 Celeste Fine of ParkFine, 편집자 Caroline Sutton, 발행인 Megan Newman, Penguin Random House의 Avery Books 에게 감사드린다.

endofalzheimersprogram.com에서 이 책의 모든 참고문헌을 열람할 수 있다.

The End of Alzheimer's Program

알츠하이머병 종식을 위한 프로그램
―인지기능을 향상, 회복시킬 수 있는 최초의 프로토콜―

2022년 6월 29일 1판1쇄 발행

지은이   데일 브레드슨
옮긴이   권승원 이지은 이한결

발행인   최봉규
발행처   청홍(지상사)
출판등록 1999년 1월 27일 제2017-000074호

주소   서울 용산구 효창원로64길 6(효창동) 일진빌딩 2층
우편번호   04317
전화번호   02)3453-6111 팩시밀리   02)3452-1440
홈페이지   www.cheonghong.com
이메일   jhj-9020@hanmail.net

한국어판 출판권 ⓒ 청홍(지상사), 2022
ISBN   979-11-91136-11-1   03510

공복 최고의 약

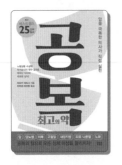

- 아오키 아츠시 / 이주관 이진원

저자는 생활습관병 환자의 치료를 통해 얻은 경험과 지식을 바탕으로 다음과 같은 고민을 하게 되었다. "어떤 식사를 해야 가장 무리 없이, 스트레스를 받지 않으며 질병을 멀리할 수 있을까?" 그 결과, 도달한 답이 '공복'의 힘을 활용하는 방법이었다.

값 14,800원 국판(148*210) 208쪽
ISBN978-89-90116-00-0 2019/11 발행

60대와 70대 마음과 몸을 가다듬는 법

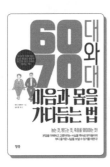

- 와다 히데키(和田秀樹) / 김소영

옛날과 달리 70대의 대부분은 아직 인지 기능이 정상이며 걷는 데 문제도 없다. 바꿔 말하면 자립한 생활을 보낼 수 있는 마지막 무대라고도 할 수 있다. 따라서 자신을 똑바로 마주보고 가족과의 관계를 포함하여 80세 이후의 무대를 어떤 식으로 설계할 것인지 생각해야 하는 때다.

값 15,000원 국판(148*210) 251쪽
ISBN979-11-91136-03-6 2021/04 발행

70세가 노화의 갈림길

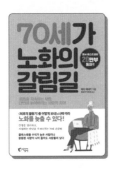

- 와다 히데키 / 정승욱 이주관

여성에게는 90대까지 사는 것이 당연한 시대로 접어들었다. 아마도 앞으로 의학적 진보가 계속될 것이니, 100세 시대는 꿈같은 이야기가 아닐 것이다. 그런데 일상생활에 불편함 없이 건강한 삶을 누릴 수 있는 건강 수명은 전혀 다르다. 건강 수명은 평균 수명의 연장을 따라잡지 못하고 있다.

값 14,000원 국판변형(140*200) 200쪽
ISBN978-89-6502-000-4 2022/06 발행

요로 선생님 병원에 가다

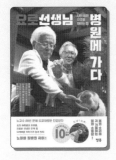

- **요로 다케시 | 나카가와 케이이치 / 최화연**

현대 의료를 어떻게 생각하느냐는 질문을 몇 번인가 받으면서, 그 근본을 짚어보고 싶다는 마음이 한동안 있었으나 어쩐지 귀찮아졌다. 바탕에는 통계에 관한 관점이 깔려있다. 사회 전반에서도 그렇지만 현대의학에서는 통계가 우선된다. 통계는 숫자이며 숫자는 추상적이다.

값 15,000원 국판(148*210) 200쪽
ISBN979-11-91136-10-4 2022/01 발행

안압 리셋

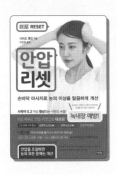

- **시미즈 롯칸 / 이진원**

몸을 혹사시킨 결과 '늘 피로하다' '이곳저곳에 통증이 있다'라고 한다면 납득할 수 있을 것이다. 그런데 실제로는 그 반대이다. 몸의 운동량이 줄었는데, '컨디션이 좋지 않다' '통증과 결림이 있다', '몸이 개운하지 않다' … 역설적으로 들리겠지만, 우리의 몸…

값 13,700원 국판(148*210) 144쪽
ISBN979-11-91136-09-8 2022/01 발행

먹어도 살이 찌지 않고 면역력이 생기는 식사법

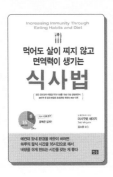

- **이시구로 세이지 / 김소영**

비타민C는 면역력에서 가장 중요한 작용을 한다고 해도 과언이 아니다. 면역의 중심인 림프구는 혈액 속에서 비타민C의 농도가 가장 높아서 활동을 하려면 비타민C가 반드시 필요하다. 비타민C는 림프구의 증식 및 운동에도 크게 관여한다는 사실이 나타나 있다.

값 14,800원 사륙판(128*118) 240쪽
ISBN979-11-91136-05-0 2021/06 발행

하이브리드의학

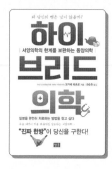

- 오카베 테츠로(岡部哲郎) / 권승원

이 책은 "서양의학의 한계"를 테마로 서양의학이 가지고 있는 약점과 문제점, 동양의학이 아니면 할 수 없는 점을 중심으로 질병을 완치할 수 있는 방법이라면, 무엇이든 찾아 받아 들여야만 한다고 생각한다. 의학을 동서로 나누어 보는 시대는 끝났다. 말 그대로. 콤비네이션. 하이브리드.

값 14,000원 사륙판(128*118) 194쪽
ISBN979-11-91136-02-9 2021/01 발행

혈관을 단련시키면 건강해진다

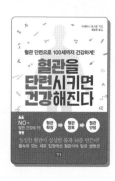

- 이케타니 토시로 / 권승원

이 책은 단순히 '어떤 운동, 어떤 음식이 혈관 건강에 좋다'를 이야기하지 않는다. 동양의학의 고유 개념인 '미병'에서 출발하여 다른 뭔가 이상한 신체의 불편감이 있다면 혈관이 쇠약해지고 있는 사인임을 인지하길 바란다고 적고 있다. 또한 관리법이 총망라되어 있다.

값 13,700원 사륙판(128*188) 228쪽
ISBN978-89-90116-82-6 2018/06 발행

의사에게 의지하지 않아도 암은 사라진다

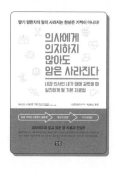

- 우쓰미 사토루 / 이주관 박유미

암을 극복한 수많은 환자를 진찰해 본 결과 내가 음식보다 중요시하게 된 것은 자신의 정신이며, 자립성 혹은 자신의 중심축이다. 그리고 왜 암에 걸렸는가 하는 관계성을 이해하는 것이다. 자신의 마음속에 숨어 있는 것이 무엇인지, 그것을 먼저 이해할 필요가 있다.

값 15,300원 국판(148*210) 256쪽
ISBN978-89-90116-88-8 2019/02 발행

플로차트 한약치료

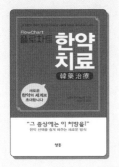

- **니미 마사노리 / 권승원**

이 책은 저자의 의도가 단순하다. 일단 실제 임상에서 정말로 한약을 사용할 수 있게 하기 위한 입문서다. 그래서 한의학 이론도 한의학 용어도 일절 사용하지 않았다. 서양의학 치료로 난관에 부딪힌 상황을 한약으로 한번쯤 타개해 보자는 식의 사고방식이다.

값 17,700원 사륙변형판(112*184) 240쪽
ISBN978-89-90116-77-2 2017/08 발행

플로차트 한약치료2

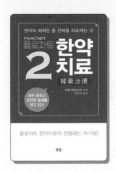

- **니미 마사노리 / 권승원**

기본 처방에 해당되는 것을 사용하면 될 것을 더 좋은 처방이 없는지 고민한다. 선후배들이 그런 일로 일상 진료에 고통을 받는 것을 자주 목격했다. 2권은 바로 매우 흔하고, 당연한 증례를 담고 있다. 1권을 통해 당연한 상황에 바로 낼 수 있는 처방이 제시되었다.

값 23,000원 사륙변형판(120*188) 256쪽
ISBN 978-89-90116-87-1 2019/02 발행

경락경혈經絡經穴 14경＋四經

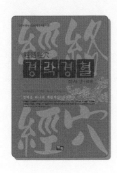

- **주춘차이 / 정창현 백유상**

경락은 우리 몸을 거미줄처럼 엮어 기혈의 흐름을 조절해 주고 있는데, 우주 변화의 신비가 그 속에 축약되어 있고 실제적이면서 철학적인 체계를 갖고 있음은 최근 여러 보도를 통해 확인된 바이며 실제로 일반인이 일상생활 속에서 쉽게 행할 수 있는 질병치료의 수단이 되어 왔다.

값 22,000원 사륙배판변형(240*170) 332쪽
ISBN978-89-90116-26-0 2005/10 발행

한의학 입문

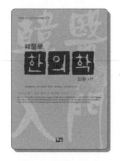

- **주춘차이 / 정창현 백유상 장우창**

한의학만큼 오랜 역사 속에서 자신의 전통을 유지하면서 지금까지 현실에 실용적으로 쓰이고 있는 학문 분야는 많지 않다. 지난 수천 년의 시간 속에서도 원형의 모습을 고스란히 간직하면서 동시에 치열한 임상 치료의 과정 중에서 새로운 기술을 창발 또는 외부로부터 받아들였다.

값 22,000원 사륙배판변형(240*170) 352쪽
ISBN978-89-90116-26-0 2007/2 발행

한의학 교실

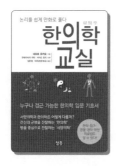

- **네모토 유키오 / 장은정 이주관**

한의학의 기본 개념에는 기와 음양론 오행설이 있다. 기라는 말은 기운 기력 끈기 등과 같이 인간의 마음 상태나 건강 상태를 나타내는 여러 가지 말에 사용되고 있다. 행동에도 기가 관련되어 있다. 무언가를 하려면 일단 하고 싶은 기분이 들어야한다.

값 16,500원 신국판(153*224) 256쪽
ISBN978-89-90116-95-6 2019/9 발행

영양제 처방을 말하다

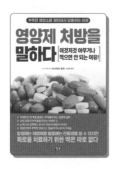

- **미야자와 겐지 / 김민정**

인간은 종속영양생물이며, 영양이 없이는 살아갈 수 없다. 그렇기 때문에 영양소가 과부족인 원인을 밝혀내다 보면 어느 곳의 대사회로가 멈춰 있는지 찾아낼 수 있다. 영양소에 대한 정보를 충분히 활용하여 멈춰 있는 회로를 다각도에서 접근하여 개선하는 것에 있다.

값 14,000원 국판(148*210) 208쪽
ISBN978-89-90116-05-5 2020/02 발행

무릎 통증은 뜸을 뜨면 사라진다!

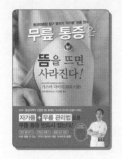

- **가스야 다이치 / 이주관 이진원**

뜸을 뜨면 그 열기가 아픈 무릎을 따뜻하게 하고, 점점 통증을 가라앉게 해 준다. 무릎 주변의 혈자리에 뜸을 뜬 사람들은 대부분 이와 비슷한 느낌을 털어놓는다. 밤에 뜸을 뜨면 잠들 때까지 온기가 지속되어 숙면할 수 있을 뿐 아니라, 다음날 아침에도 몸이 가볍게 느껴진다.

값 13,300원 신국변형판(153*210) 128쪽
ISBN978-89-90116-04-8 2020/04 발행

침구진수鍼灸眞髓

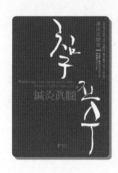

- **시로타 분시 / 이주관**

이 책은 선생이 환자 혹은 제자들과 나눈 대화와 그들에게 한 설명까지 모두 실어 침구치료술은 물론 말 한 마디 한 마디에 담겨 있는 사와다 침구법의 치병원리까지 상세히 알 수 있다. 마치 사와다 선생 곁에서 그 침구치료법을 직접 보고 듣는 듯한 생생한 느낌을 받을 수 있을 것이다.

값 23,000원 크라운판(170*240) 240쪽
ISBN978-89-6502-151-3 2012/09 발행

뜸의 권유 :1회의 뜸으로 몸이 좋아진다

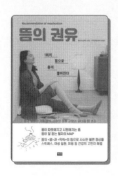

- **뜸을 보급하는 모임 / 이주관(한의사) 오승민**

자연환경과 체질에 안성맞춤인 것이 바로 작은 자극으로도 몸을 은근하게 데우는 뜸이다. 한군데에 열기를 가하여 효율적으로 온몸에 열을 순환시켜 몸안에서부터 증상을 개선한다. 뜸이 오래도록 사랑을 받아온 이유는 그만큼 효과가 확실하기 때문이다.

값 14,900원 신국판(153*225) 134쪽
ISBN979-11-91136-04-3 2021/05 발행

치매 걸린 뇌도 좋아지는 두뇌 체조

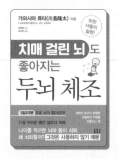

- 가와시마 류타 / 오시연

이 책을 집어 든 여러분도 '어쩔 수 없는 일'이라고 받아들이는 한편으로 해가 갈수록 심해지는 이 현상을 그냥 둬도 될지 불안해 할 것이다. 요즘 가장 두려운 병은 암보다 치매라고 한다. 치매, 또는 인지증(認知症)이라고 불리는 이 병은 뇌세포가 죽거나 활동이 둔화하여 발생한다.

값 12,800원 신국판변형(153*210) 120쪽
ISBN978-89-90116-84-0 2018/11 발행

치매 걸린 뇌도 좋아지는 두뇌 체조 드릴drill

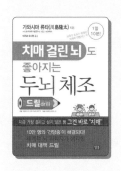

- 가와시마 류타 / 이주관 오시연

너무 어려운 문제에도 활발하게 반응하지 않는다. 단순한 숫자나 기호를 이용하여 적당히 어려운 계산과 암기 문제를 최대한 빨리 푸는 것이 뇌를 가장 활성화한다. 나이를 먹는다는 것은 '나'라는 역사를 쌓아가는 행위이며 본래 인간으로서의 발달과 성장을 촉진하는 것이다.

값 12,800원 신국판변형(153*210) 128쪽
ISBN978-89-90116-97-0 2019/10 발행

영양소의 힘

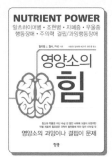

- 윌리엄 J. 월시, PhD / 서효원 임재환 배은주 권찬영

알츠하이머병은 아직도 잘 이해되지 않고 일반적으로 불치병으로 간주되고 있다. 알츠하이머병은 수천만 명의 세계인에게 영향을 미치는 진행성이고 치명적인 뇌질환이다. 첫 번째 징후는 후각이 감소하고 짧은 기억을 유지할 수 없다는 것이다. 뇌세포의 지속적인 파괴가 진행되면서…

값 33,000원 신국판(153*225) 368쪽
ISBN979-11-91136-08-1 2021/08 발행